新版

「あの世」からの帰還

臨死体験の医学的研究

Recollections of Death

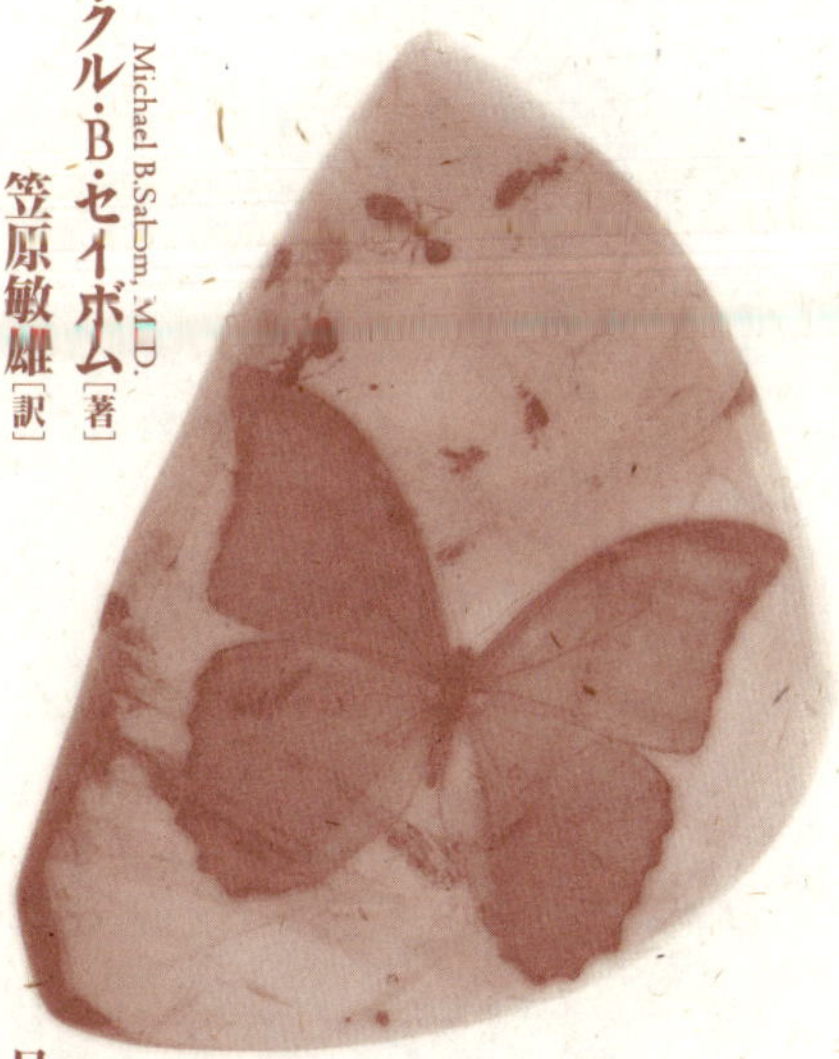

Michael B.Sabom, M.D.
マイクル・B・セイボム［著］
笠原敏雄［訳］

日本教文社

日本版初版への序文

臨死体験の研究は、欧米では一八九二年にスイスの地質学者アルベルト・ハイム教授によって先鞭がつけられたとされています。アルプスを登攀《とうはん》中に転落し、その最中に臨死体験をした経験から、同じ登山クラブに属する会員に対するアンケート調査等により、さまざまな事例を集めてスイス登山クラブの年報に発表したわけです。その後、アメリカ心霊研究協会のヒスロップ（一九一八）、イタリアの医師ボッツァーノ（一九二三）、イギリスの物理学者バレット（一九二六）の研究が互いに無関係に発表され、一九七〇年代中頃までは、ごくわずかの例外を除いて研究は途絶えました。

臨死体験の昨今の流行は、一九七五年にエリザベス・キューブラー＝ロス（『死ぬ瞬間』、中公文庫刊）とレイモンド・ムーディ（『かいまみた死後の世界』、評論社刊）というふたりの医師があいついで著書を出版したことがきっかけになっています。ところがこれに対して、キリスト教会と医学界はかなりの反撥《はんぱつ》を示しました。教会の立場からしますと、信者でなければ天国に行けるはずがないという教義があるのに、教会に通っていない者までが臨死体験の中で天国に行ったと言い、逆に熱心な信者でもそういう体験をしない者があるのは不都合だというわけです。モーリス・ローリングスという医師は、そのような立場から、逆に地獄の体験の例を集めようとしたのですが、これが予想に反してかなり少なかったのです（『死の扉の彼方』、第三文明社刊）。

一方、医学界からの反撥は、死の定義ができなくなるという理由からでした。一九六八年頃にハーバード大学で決められた死の定義により死んだと判定された者が生き返り、その間にあった臨死体験を語るという例があるわけで、そうなると、どの時点で死と判定するべきかわからなくなるわけです。そのため臨死体験を否定しようと強硬な態度を示す医師が少なからず出現しました。臓器移植を考えると、この問題は深刻です。その遺体が生き返るかどうかは「死」の時点ではわからず、遺体が腐るまで待つしかなくなるからです。本書に紹介されている実例は、心臓が止まってから蘇生するまでの時間が比較的短いものが多いようですが、キューブラー＝ロスの持っている事例の中には、「死」後一二時間もたってから生き返ったという例があるようですし、デンバーの聖ロカ病院の心臓病専門医F・スクーンメイカーの研究によれば、三〇分から三時間続いた「脳死」の中で臨死体験をしている例が少なくとも五五例ほどあり、そのうちの三〇例は、神経科の専門医が12チャンネルの脳波計で脳波を測定したものだそうです。

今アメリカでは、日本とは逆に、脳死は必ずしも死にあらずとして死を再定義しようとする動きがあります。それほど臨死体験は、アメリカの医師に無視できない状況になってきているのです。しかし日本では、このような研究が行なわれたという話すら聞いておりません。私は仏教の研究者でもありますが、日本の古典、たとえば『今昔物語』、『宇治拾遺物語』、『扶桑略記』、『日本往生極楽記』等を見ますと、臨死体験そっくりの体験が平安時代頃からたくさん記録されていますし、日本で臨死体験について講演したあとに聴衆から臨死体験を何度か聞いたことがある経験から推《お》して、昔も今も、このような体験が日本にもかなりあることは確実だと思っています。

アメリカでは、このような研究をしようと思えば、新聞に広告を出したり、紹介状なしで病院を訪ねたりしてもできますが、本書の訳者の笠原敏雄氏も言われていましたが、日本ではそのような方法は役立たず、なかなか研究も難しい状況です。私も天理大学に在籍していた時、天理病院で実例を集めようとしましたができませんでした。

日本は不思議な国です。明治以前には「霊」の存在を当然のこととしてきたのに、今では（お盆の「迎え火」など形骸化された風習としては昔のなごりが残っているものの）、過去の欧米に追従して、この種の現象を真面目に考えようとしない風潮が、特に科学者の間に強くあります。アメリカでは、否定的なものにしても、最初から一流の研究者が一流の医学雑誌で論じていますし、アメリカ心理学会でも既に一九七七年から、毎年ではないにせよこの種のシンポジウムが行なわれております。日本でも、個人的に話した範囲では、ある心身医学の大家をはじめ、臨死体験に関心を示す科学者も少なくないという印象を受けているのですが、なぜ科学の世界でこのような問題が取り上げられないのでしょうか。

現在、この方面の研究が実際に行なわれているのは、アメリカ以外にも、スウェーデン、イギリス、フランス、イタリアなどがあります。欧米諸国はこの方面で、ある意味ではむしろ昔の日本に近づきつつあるのに、逆に日本は、過去の欧米水準から一歩も進もうとしないのは、まことに皮肉というほかありません。

一九六三年にノーベル医学生理学賞を受賞したオーストラリアの大脳生理学者エクルス教授が大阪大学で講演された時、インタビューしたことがありましたが、教授の話だと、心の働きは脳では説明できないという証拠を実験的に発見したと言っているのに、日本人の聴衆はそのことを全く無視したようだったとのことです。このような発見は、臨死体験の本質ばかりでなく、人間の成り立ちを考えるうえでも重要なのに、なぜ無視する態度を取ったのでしょうか。

日本でも、知人の心臓病専門医セイボム博士の執筆した本書の出版を契機として、この種の現象が、医師や心理学者の間で真剣に取り上げられる日がいつか必ず来ると信じています。私はその日を今から待ち望んでおります。

一九八六年四月七日

国際臨死体験研究会創立メンバー
ハワイ大学助教授・哲学博士
（現、『臨死研究雑誌』編集顧問、京都大学大学院人間・環境学研究科教授）
別華　薫（Carl B. Becker）

新版「あの世」からの帰還——臨死体験の医学的研究

目次

▼CONTENTS

第4章　超俗型臨死体験

謝辞

本研究および本書の執筆に際し、数多くの方々のご協力を得た。この紙上を借りて感謝する次第である。フロリダ大学およびアトランタ復員軍人医療センターの医師および看護婦の方々は、臨死状態から蘇った患者を紹介してくださった。ケネス・リング博士、レイモンド・ムーディ・ジュニア博士、ジョン・オーデット氏は、限りないご協力と励ましの言葉を惜しまれなかった。モッキングバード出版のジョン・イーグル氏には、本書の出版をお勧めいただいた。弟のスティーヴ・セイボムは、本書の草稿に目を通しいろいろと助言してくれた。ハーパー・アンド・ロー社のジェニー・フラッグさんには、本書の編集にご協力いただいたし、ラニ・ショーさんには原稿のタイプ打ちをお引き受けいただいた。また、サラ・クルージガーさんは、この方面の研究を私に紹介してくださったうえ、当初は研究をともにしてくださった。それればかりか、本研究に際して多大なるご援助をたまわり、本書に紹介している患者数名の面接も担当していただいた。最後に、臨死体験に関する討論を通じて私を啓発し続け、本書の草稿を練ってくれたばかりか、本研究を継続し本書を上梓するよう絶えず励ましてくれた妻ダイアナに、この紙面を借りて深く感謝するものである。

いずれにせよ人間の死に関して、苦しみつつ終焉を迎えるという一般の認識にそぐわぬ奇妙な事実がある。死の瀬戸際まで行った人間が蘇り、その時点で体験した内容を語る時、苦痛はもちろんのこと、絶望すらなかったというのである。それどころか、このような状況で起こるとは考えにくい穏やかな、安らかな気持にひたったとすら主張する。人間が死に直面する時には、これまでの常識からは相当にかけ離れた事象が、おそらくは薬理学的な仕組みによって起こるようである。この点については、今後、さまざまなことがわかってくるかもしれない。……たぶんわれわれの知らないことが、今起こっているのであろう。

スローン＝ケタリング癌研究所
ルイス・トーマス

『ニューイングランド医学雑誌』一九七七年六月号所収

はしがき

有史以来、死の淵を見てきた人間によってさまざまな体験が語られてきた。まばゆいばかりの光、美しい景色、この世を去って久しい身内の霊などが、いわゆる臨終の幻の中に現われるのである。死の床にある者にお別れを言うため、最期の言葉を聞くために親族が集まっている。ところが死に瀕している人間が奇跡的に助かった場合、自分の肉体が宙に浮きあがり、その後に「戻って」来たのを思い出すことがある。

現在、このような死の淵から生還して来る者は、過去のいかなる時代よりもその数を増やしてきている。医学技術の最近の進歩のおかげで、停止した心臓の拍動や呼吸を再開させることも、血圧を維持することも可能になってきた。そのおかげで、少し以前なら確実に死亡したような患者であっても、現在では、完全に蘇生して生き存《ながら》えることができるのである。このような患者は、その間の自分の体験を記憶しており、私たちもそうした話に耳を傾けるようになっている。著名な心臓学者ジョージ・E・バーチ博士*は次のように述べている。「もし死を一連の出来事ないし過程と考えるとすれば、心停止を数分間続けた後に蘇生した患者は、確かにこの過程の深淵を身をもって体験

*チューレン大学医学部教授。元アメリカ心臓病学会会長。『アメリカ心臓学雑誌』編集長。

し、心霊的に見聞きしてきた事柄を想起したのであろう。……効果的な心蘇生法が導入されたおかげで……医師は、死や死の過程にまつわる心霊体験を探求できるという、かけがえのない立場に置かれているのである。(1)」

この五年ほどの間、心臓病患者の診療にあたりながら私は、死の深みをのぞいてきた人間の体験をかなりの数研究してきた。心臓発作をはじめ生死にかかわる状態に陥った患者の中には、意識不明でしかも臨死状態にあった時間帯に「起こった」一連の驚くべき出来事を想起して語る者が少なくなかった。そうした中には、このような体験を、特別にあの世をかいま見せてもらった結果だと考える者もあった。

本書では、臨死体験の本態と意味とを探求するつもりである。本書の目的は、臨死体験についてこれまで書かれている事柄をただ繰り返したり、単に新しい事例を紹介したりすることではなく、この体験の内容やこうした体験をする者、さらにはこういった体験が起こる臨床的状況について新しい角度から眺めた結果得られた観察事実を紹介することである。こうした観察結果をもとに私は、これまで科学雑誌や一般雑誌で紹介されてきた臨死体験のさまざまな解釈を再検討するつもりである。本書で語られる、死に直面した人間の体験談には、それによって新しい意味がつけ加えられるはずである。

本研究を行なう中で、病室や診察室で見聞きした事柄は実にさまざまであったが、そのおかげで私は、人間の本性や人の死に行く過程、あるいは実地医療に関する私自身の基本的な考え方を、多少なりとも考え直さざるをえなかった。生命の真髄およびその意味に触れるこうした問題を探究している時私は、畏敬の念を覚え、その魅力にとりつかれた。本書をお読みいただき、そのような感動をいささかなりとも味わっていただければ、本書を執筆した目的は達せられるというものである。

一九八一年三月　ジョージア州ディケイターにて

マイクル・B・セイボム

新版 「あの世」からの帰還——臨死体験の医学的研究

第1章　事の始まり

一九七〇年七月、フロリダ大学で私はインターンとなった。最初の晩は、本院の病棟を担当し、救急センター勤務を命ぜられた別のインターンの補佐役を受け持った。夕方頃には、三人の患者の病歴を取り、入院が必要かどうか診察したり、点滴を再開したり、胸部痛を訴える患者の心電図を取ったりという、お決まりの仕事に追われた。夜もふけると、当直室のベッドに横になって医学雑誌の最新号に目を通していたが、間もなく寝入ってしまった。そして午前三時一五分、「コード99、一階の救急センター……コード99、一階の救急センター」という「緊急」連絡に起こされ、私は階段を駆けおりた。

こうして、その後何回となく繰り返される儀式が始まった。おわかりかもしれないが、「コード99」とは、「仮死状態」にある患者を意味する略号である。これは、状態の急変した患者の病室に急行するよう医師や看護婦に連絡する場合よく用いられる。この略号は要するに、患者が臨死状態にあることを示しているのである。

その後しばらく、医師としての研修に必要なお決まりの仕事に心を奪われ、死がいかなるものかあまり深く考えるだけの余裕はなかった。医師として私は、人間を生かし続けるよう教育されていた。生を停止した者の運命に心を巡らすのは、私の仕事ではなかったのである。その頃、お前は死をどう考えているかと問われたなら、死とともに人間は消滅し、この世から消えてなくなると答えたことであろう。私は、定期的に教会へ通う家族のもとで育てられたが、宗教の教えと科学の教えをいつも分けて考えようとしていた。当時の私からすると、キリスト教徒が死後の世界を信ずることは、この世で正しい行ないを続け、死に対する不安を和らげるうえでは有効だが、こうした教えは主観的かつ非科学的なものにすぎなかった。

非科学的な態度こそ私の最も嫌うところであった。何年もの間、医学的修業を積んだおかげで、実験室で正確な観察や研究を行ない科学的な手法を用いさえすれば、未解決のさまざまな問題は、すべてとは言えないまでも大半が結局は解決されるはずだという確信を抱いていた。したがって、説明不能な現象などは存在せず、あるのは、解明される時を待つ「科学的事実」だけであり、適切な科学的研究を行ないさえすれば、その解は必ずや見つかるはずだ、と信じて疑わなかったのである。

科学の講座を受講したことのある学生なら誰でも知っているように、科学的研究法とは、「データ」という客観的観察事実を系統的に収集することである。しかし、厳密かつ公正な立場に立って収集され提出されたデータ以外、広く認められる科学知識の仲間入りはできない。医学では、このようなデータに基づく知識を実際の臨床に応用することで、診断や治療面での進歩があったと言っても過言ではない。また、病気の経過に関する既知の科学的データを相当効率よく身につけ応用できる医師であれば、そうした病気にかかった患者を治癒に導くことができるのである。

医学生の頃から私は、病気の診断や治療に関する、このような科学的方法を心から信奉していた。その結果私は、測定可能な生理学的データを収集、利用する領域に特に引かれるようになった。そのため研修医時代も後半に入ると、心臓病学を専攻した。心臓病学は、生理学的データを記録、解釈し、心臓の疾患や障害の治療にそれを応用するという、きわめて技術的色彩の濃い分野である。現代の心臓病専門医が駆使している道具をもってすれば、心臓の病気はパズルのようなものである。心室や心房の内圧の測定値や、それをもとに心臓の機能を割り出す公式、心臓病を解剖学的レベルからとらえる特殊なレントゲン技術などからできあがっているパズルなのである。また私は、いかなる自然現象についてであれ確実なことを言うためには、まず、それに関連したデータを集積し、しかるのちにそこから結論や推論を引き出すという、科学者一般が取る考え方を受け入れるようになっていた。

一九七六年、ゲインズビルにあるフロリダ大学で私は、心臓病専門医としての業務を開始した。心臓病の臨床に必要な細かい知識や技術の習得に夢中になり、次第にこの方面の研究をしたいと思うようになってきた。ちょうどその頃、妻とともに私は、地元のメソジスト教会に通うようになった。その年の春のある日曜の朝、同じ大学で精神医学ソーシャルワーカーをしているサラ・クルージガーが、自分の関心を引いた本を成人日曜学校の席で紹介した。レイモンド・ムーディの『かいまみた死後の世界』[1]〔邦訳、評論社〕という本で、死に直面した人間が語ったという不思議な体験が書かれていた。それを聞いた出席者たちの間に、強い関心の渦が巻き起こった。しかし私自身には、それほどの関心は起こらなかった。科学に凝り固まっている私の心には、死後の霊やら何やらといった「現実離れ」した話を真面目に考える余裕はなかった。その日、日曜学校に出席している医師はひとりだけだったので、私は最後に意見を求められた。その時私は、一番無難な言い方として、「そういうことがあるとは私には思えません」と答えたのである。

その週末、サラから電話があった。教会の会衆にムーディの本を紹介してほしいという申し出を受けたので、医学の専門家として共同発表者になってほしいというのである。私は、ムーディの話など信じていないことを再三伝えたが、こういう話題には必ず医学的な質問が出るので、一緒にやってもらえればありがたい、とサラは強く迫った。そこで仕方なく私は、あまり気乗りがしないまま承諾することにした。

話の内容を考えている時、サラは私に『かいまみた死後の世界』を貸してくれた。当時はまだ出版後間もなかったため、ゲインズビルの書店には置かれていなかったのである。そこでこの本を隅から隅まで読んでみたが、これが実話であるとはどうしても思えなかった。それから少しして、私はサラと会い、発表の打ち合わせをした。その結果、話を現実的にするため、ムーディの本に登場する患者と同じく、医学的な危機を乗り切った私たちの病院の患者数名に、簡単な面接調査をすることになった。意識がなくなり臨死状態に陥っている間、何らかの体験があったかどうかを聞いてみるのである。そして、(私の予測通り)こういう体験をした患者がいなかったとしても、少なくとも、本当に「聞いてみた」と話すことができるし、逆に、もしたまたまそういう体験が誰かから聞き出せれば、現実にそういう実例があったとして発表できるわけである。

生命の危機を乗り越えたことのある患者を探し出すのは、サラにも私にも難しいことではなかった。サラは、人工透析室にいる患者と毎日面接しているが、その多くは、慢性腎不全との長い闘いの中で、一再ならず臨死状態に陥った経験を持ち、そのため入院して人工透析を受けていたからである。一方私は、心停止を起こしながら蘇生したさまざまな患者の診療に当たっていた。そこで私たちは、それぞれインタビューを開始した。

三番目にインタビューした患者は、カルテによれば、原因はさまざまであるが何度か臨死状態に陥ったことのある、フロリダ州タンパ出身の中年の主婦であった。その時は、たまたま検査のために入院していたのである。私はこの患者の病室に夜八時に出向き、既往歴について詳しく聞き出した。そして最後に、意識不明の危篤状態に陥っている間、何らかの体験をしているかどうか尋ねた。私が、心臓病専門医を装った精神科の医者ではないことを納得すると、患者は、私が医師になって初めて耳にする臨死体験(NDE near-death experience)を話して聞かせてくれたのである。驚いたことに、この患者の話は、『かいまみた死後の世界』に登場する患者の体験談と細部に至るまでそっくりであった。しかしそれ以上に私は、この患者の誠実さと、患者に対してこの体験が持つ重要性に強い感銘を受けた。インタビューが終わる頃には、今まで私が全く知らずに来た医学の一面をかいま見せられた、という思いが強くなっていた。

翌朝、私はサラにこの患者から聞かされた話を伝えた。ところが、サラも同じような話を別の患者から聞き出していたのである。サラの症例は、慢性肝不全と腎不全を合併した患者であった。私たちは、教会での発表に備えてふたりの体験談を録音することにした。ふたりとも、自分の身元を明かさないでほしいという条件つきで自分たちの体験をテープに吹き込んでくれた。

ふたりの患者の体験談の入ったテープを使いながら行なった『かいまみた死後の世界』の紹介は、教会にぎっしり詰めかけた会衆を熱狂の渦に巻き込んだ。この反応は私にとって、サラに対する義務が果たせたというに留まらなかった。二、三週間が過ぎても、その女性患者のことやその体験が患者の後半生に与えた影響について思いめぐらしていたのである。医学的な見地からすれば、死の寸前まで行きながらこの患者が助かったのは、全くの幸運であったと言える。しかし、本人からすると、自分が意識を失い臨死状態に陥っていた時に体験した事柄の方が、死の淵から蘇ったことよりも重いのである。私も自分なりにその意味についてじっくり考えてみた。

そこで、もう一度ムーディの本を読み直してみた。ムーディが紹介している事例やその紹介の仕方については、気になる点がいくつかあった。ひとつは、『かいまみた死後の世界』に登場する事例が、たまたま出会ったものの中から取られており、計画的に収集されたわけではないことである。

その多くは、こうした体験に関するムーディの講演を聞いた後、同じような体験をしていると申し出た者の中から集められている。したがって、こうした証言が信憑性のあるものであり、単に、聞いた話に尾ひれをつけおもしろくしただけのものではない、とは言い切れないのである。またムーディは、この本の中で一五〇名にインタビューしたと述べているが、この中で実例として紹介しているのは、そのごく一部にすぎない。一五〇名全員の体験が、ムーディの言うパターンに本当に当てはまっているのであろうか。それとも、ここで言われている臨死体験の基本的パターンは、ごく一部の者の体験を基に作りあげただけのものなのであろうか。もしそうならムーディの事例は、臨死体験一般を代表するものではないことになる。どういう人物がこのような体験を語っているのか。また、その人たちは、社会的にはどのような立場にあり、どの程度の教育を受けており、どういう職業を持ち、どういう宗教を信じているのであろうか。とりわけ私は医師として、臨死体験の引き金になったとされる危機状況を医学的な観点から詳しく知りたいと思った。ムーディの本では、その点について触れられていないのが不満だったのである。『かいまみた死後の世界』の巻末の「印象」と題された章で、ムーディ自身も、自分の研究には弱点が多いことを認めている。「自分の目的や物の見方がいともたやすく誤解されてしまうのではないか、という不安を絶えず抱きながら私は本書を執筆した。私としては、科学的精神を持っておられる方々に、ここで特に申しあげておきたいことがある。それは、本書の内容が科学的研究のレベルに達していないことを十分承知しているということである。」

先ほどの疑問に答えるためには、「科学的研究」を行なう必要があろう。私はあえてやってみることにした。そのことを話すと、サラは快諾してくれた。最初インタビューした時からわかっていたが、死病を持つさまざまな患者と直接面接しながらこのような調査を行なって行くうえで、私たちふたりは、ともに理想的な立場にいた。このような患者の治療やカウンセリングに深く関わっていたおかげで、インタビューするための時間を特別に設ける必要がないばかりか、患者からも職員からも治療の第一線にいる人間と認められていたので、おかしな目的で突然姿を現わした外来の研究者とは違い、冷たい処遇は受けずにすむからである。

サラとともに私は、ムーディの研究に対して感じられる不満を検討し、次のような六項目の疑問点を考え合わせ、私たちなりの研究法を検討した。まず第一に私たちは、重体で臨死状態に陥っている患者に臨死体験が本当に起こっているのかどうかを確認したいと考えた。既に二例発見していることで勇気づけられてはいたが、決まったパターンの体験が本当に起こっていることを確信するためには、もっと多くの事例が必要であった。当初は、二、三〇人の患者を対象にインタビューを行ない、その結果を予報として医学雑誌に発表することを考えていた。

第二に、私たち自身の手で収集した事例の内容を丹念に検討し、『かいまみた死後の世界』に紹介されている逸話的な臨死体験と比較したいと考えた。こうした体験には一定のパターンが見られるのであろうか。それとも人によってかなり違いがあるものなのであろうか。

第三に、臨死体験はどの程度の頻度で見られるものなのであろうか。この疑問に答えるためには、臨死体験をしているかどうかをサラも私も知らない状況で、臨死状態から蘇った者にインタビューして行く必要があろう。そして、インタビューした生還者の総数と臨死体験の報告者数の比率を見れば、臨死体験の発生率がおのずと明らかになるはずである。こうした研究法は、未来志向型研究と呼ばれる。

　第四に、死の瀬戸際でこのような体験をしたと語る人たちの教育程度や職業、社会的階層、宗教はどのようなものなのであろうか。こういう点がわかれば、そのことは、臨死体験をする者としない者とがいる理由をつきとめるための鍵になるであろうか。また、臨死状態の原因となった危機状況の種類や意識不明に陥っていた時間の長さ、蘇生の方法などの医学的条件は、臨死体験の発生に影響を与えるのであろうか。

　第五に、臨死体験の内容は、体験者の教育程度や職業、信仰、臨死状態の原因となった危機状況の医学的特徴などによって異なってくるのであろうか。たとえば、光の神や死後の世界の美しい情景を見るのは信心深い者だけなのであろうか。自分の蘇生場面を外から見るという体験を語るのは、心肺蘇生法の講習会を受講したり本で読んだりして、蘇生法についてそれなりの知識を持っている者だけであろうか。また、「死後の世界」に足を踏み入れるのは、長時間にわたって意識不明に陥っていた者だけなのであろうか。

　そして最後は、ムーディがインタビューした人たちは死に対する不安がかなり薄れたと語っているが、それは、臨死体験そのものの結果なのか、それとも死の淵から蘇った結果なのか、という問題である。

ムーディの著書を読んで以来、私を悩ませ続けた問題がもうひとつある。意識不明に陥っていたと思われる間、自分の肉体の周辺で起こっていた出来事を後で思い出せた者が多かったと書かれていることである。もっと重要なのは、そうした記憶が視覚的なものだということである。ところがムーディは、病院のカルテなどの資料を用いてこうした報告の裏づけを取ろうとはしなかった。ところで、私がこれからインタビューしていく患者は、大半が心停止（心臓停止）後に蘇生した者である。私はそれまで、直接間接にこのような患者を優に一〇〇例以上扱っていた。私は蘇生がどういうものか、どういうふうに見えるものかを熟知していた。そのため自分の蘇生場面を「見た」と称する患者が出現するのを手ぐすねひいて待ち構えていたのである。そういう患者と巡り会ったら、医療関係者以外にはふつう知られていない具体的な点を細かく質問してみるつもりであった。実を言うと、熟練した心臓病専門医としての経験からすれば、蘇生の場面を目撃したなどと素人が主張したところで、どうということはないと思っていたのである。専門的な点を細かく突っ込んでいけば矛盾が露呈し、その場面を目撃したという主張が患者の単なる「知識に基づく推測」になり下がってしまうはずだという自信を持っていたわけである。

こうして研究の目的を明確にした私たちは、患者を選び出す基準について話し合った。研究の対象が非常に主観的なものであるため、精神病はもちろん、いかなる原因にせよ精神的な障害を持っている患者は除外することにした。少なくとも、対象となる患者が精神的に健康であることがはっきりしない限り、その患者の証言を私たちの研究対象とはしないことにしたのである。この基準さえ満たされれば、臨死の危機状況（以下に詳述）に陥ったことのある患者は、すべてインタビューの対象とされる。私は、シャンズ病院と復員軍人病院という二ヵ所のフロリダ大学付属病院の集中治療室で、臨死状態から蘇生した患者の面接を受け持つことになった。一方サラは、シャンズ病院の人工透析室に入院している患者と、巡回訪問先の重症患者の中から選んだ対象者を担当した。

臨死の原因となる危機状況としては、患者が意識不明に陥り、身体的に臨死状態が起こる疾患や症状なら何でも含まれる。とはいえ、「意識不明」の定義をどうするか、それをどのようにして決めるのか、という問題があった。この問題に私は頭を悩ませた。というのは、客観的科学的な方法を用いて決定できる、医学的ないし科学的な定義で信頼のおけるものは、これまでのところひとつもないからである。あらゆる臨床的テクニックや（脳波をはじめとする）検査技術を自在に操る麻酔医でも、全身麻酔下の患者の状態を近くでモニターしながら、その意識水準を正確にはかりかねることが少なくない(2)。また、手術台で深い麻酔状態にあると思われる患者が、実は部分的に覚醒していて激痛や恐怖感をあとで思い出す場合があることを報告する医学論文もかなりの数にのぼっている(3)。同様に、臨床に携《たずさ》わっていない心理学者や生理学者でも、人間の意識状態を明確に規定することは難しいのである。しかしながら私たちの研究では、「意識不明」という言葉を、当人が自身および周囲に対する意識をすべて喪失している時間帯を指して用いることにした。ふつうの言葉で言えば、「失神」という表現が一番近い。

意識不明の他に、どの患者も身体的に「臨死」状態に陥っていなければならない。それは「臨床死」と同義かという質問が出るかもしれないが、残念ながら「臨床死」という言葉は近年ひどく見境いなく用いられるようになったため、今ではその正確な意味が不明になってしまっている。ひと昔前のことであるが、ソビエトの科学者ネゴフスキーが、ソビエト医学アカデミーの実験蘇生生理学研究所で行なった一連の生理学実験をもとにこの用語を定義した。犬を実験的に失血死させた結果に基づき、ネゴフスキーは「臨床死」を次のように定義している。

臨床死とは、外部から観察できる生命のあらゆる徴候（意識、反射、呼吸、心臓の活動）はすべて喪失しているが、生体全体としては死に至っていない状態を指す言葉である。この状態にある時には、組織の代謝活動はまだ行なわれており、条件さえ整えばその機能は完全に回復する可能性がある。つまりこの状態は、適切な治療さえ行なえば旧に復しうる状態なのである。臨床死の状態にある生体は、そのまま放置されればもはや後戻りできない状態に陥ってしまう。つまり生物学的死である。臨床死から生物学的死への移行は、断絶があると同時に連続的な過程でもある。最初の段階でも、中枢神経系をはじめとする生体の機能をすべて完全に回復することはできない。回復しても、大脳皮質の機能が一部破壊されてしまうのである。この生体は、自然状態では生存を続けることはできない。次に、人工的な条件のもとでも、ごく一部の器官しか活動を再開できない段階に至るが、さらに進むと、それもはや不可能な状態となる。生物学的死に陥ると、死亡した生体特有の代謝活動の崩壊が始まる。……数名の研究者によって蓄積された相当量の実験的データを見ると、いったん臨床死に陥った成人の生体がその後回復したとして、大脳皮質の機能が完全に回復するためには、臨床死に陥っていた時間が長くとも五、六分を超えてはならないようである。(4)

ネゴフスキーによる臨床死の定義は、その生理学的状態を正確に記述したものである。現在この用語は、医学的であるか否かを問わず、さまざまな状態を表わす言葉として用いられている。心停止を起こし、心拍と呼吸が止まった患者や、心拍も呼吸も停止してはいないが昏睡状態に陥っている患者、あるいは単なる失神やアルコール性昏迷により街角で「倒れた」者などを広く指して用いられるのである。さらに、最近よく用いられるようになった「脳死」という用語が加わると、問題は一層複雑になる。脳死とは、心臓が動いていても医学的には回復不能と考えられ、大脳の活動が全体としてもはや回復しえないほどに停止した状態（つまり「平坦脳波」）を指す言葉である。ネゴフスキーの臨床死の定義を用いると、「脳死」状態にある患者は、心機能が正常に働いているため臨床死に陥っているとは言えないが、反面、生命維持のための医学的処置を行なっても無意味な程度には死んでいると考えられることが多い、となる。このように言葉の混乱がかなり見られるため、私たちが身体的臨死と呼んでいる状態に陥ったことのある患者を選び出すことにした。それはつまり、突発的なものであるか否かを問わず、大半の場合不可逆的な生物学的死を招来すると十分予測され、緊急の医学的処置が必要とされる極度の生理学的破局に起因する身体的状態に陥った経験を持つ者である。こうした状態として一般に考えられるものとしては、心停止、重傷、代謝障害や全身性疾患に起因する深い昏睡状態などがあげられる。

あとになってわかったことであるが、本研究の対象患者の中には、実際に死を宣告されるほど深い臨死状態に陥っていた者も二、三人いた。この種の事例で劇的なものとしては、ある日の早朝、ベトナムの戦場で片腕と両足を失ったアメリカ人兵士の事例（巻末付録の表1の69）があげられる。負傷の程度があまりにひどかったため、関係者全員が本人を死亡したものと判断したのであった。軍靴と銃帯を略奪した北ベトナムの兵士たちも、この男性の体を袋詰めにして他の遺体とともにトラックに積み込んだアメリカ兵たちも、防腐剤を注入するため血管を探して左鼠蹊部《そけいぶ》を切開した遺体保存担当官も、この男性が生きているとは思わなかった。遺体保存担当官が切開した部分から鮮血が流れ出したことがきっかけとなって、この兵士がまだ生きていることがわかったのである。

私たちのインタビューは、患者が話すべき内容を言語化する際生ずる歪みを最小限に食い止めるため、一定の形式に沿って行なわれた。患者と初めて接する時には、臨死体験に関心があることを話さないようにし、通常の問診を行なっているかのように装った。そして、意識不明に陥る寸前の出来事で思い出せる記憶を整理しながら語らせ、意識を取り戻した直後の出来事を想起するよう求めた後、意識不明に陥っていた間のことで記憶していることがあるかどうか質問したのである。

あとでわかったところでは、意識不明に陥っていた間の体験について聞かれるまで患者は、このインタビューの真の目的には全く気づかなかったという。その質問に対して一部の患者は、何も覚えていないと主張し、完全に意識を失っていたので、その間に起こっていたことはわからないと繰り返した。ところがその一方では、身を固くし、ためらいがちに私たちを見ながら、「どうしてそんなことお聞きになるんですか」と聞き返してくる患者もあった。それに対しては、「危篤になられたのに回復された患者さんたちが体験した内容や反応を調べているところなんです。意識不明でかなり重症だったのに、その間ある出来事を体験なさったという患者さんも何人かいらっしゃるんですよ。どういうものかは別にしてもですね、私たちは、そういう体験に本当に関心があるんです」と答えることにしていた。するとこのような患者はたいていが、「先生には信じていただけないでしょうけど……」とか「このことはまだ誰にも話してないんですが……」とか「気でも違ったんじゃないかと思われるかもしれませんが……」などと言いながら自分の臨死体験を語り始めたのである。

患者が意識不明に陥っていた間、何らかの体験をしていたことがわかると、インタビューを録音してもいいかどうか聞くことにしていた。稀には、インタビューの場面が（たとえば開放の集中治療病棟のように騒がしいなどの理由から）うまく録音できない場合には、患者の言葉をできる限り逐語的に筆記するよう努めた。あとは患者が臨死体験を語るにまかせ、極力口をはさまないようにした。患者が体験をすべて語り終えると、不明確な点について質問を行なった。私たちの目的は、『かいまみた死後の世界』の中でムーディが分類している一〇項目の特徴に沿って検討できるように、各体験の内容を十分聞き出すことであった。一〇項目の特徴とは次のようなものである。

1 **自分が死んだという感じ**　患者はその体験を、自分が死んだと表現するか、それ以外の説明をするか。以前病気にかかった時、鎮静剤が原因で幻覚を起こしたことがあればその幻覚と比較して、あるいは夢と比較して、臨死体験をどのように位置づけているか。

2 **主な感情内容**　臨死体験中、患者は、穏やかな気持や安らかな気持を抱いたか、あるいは恐怖感を覚えたり気が転倒したりということがあったか、それとも何の感情も湧かなかったか。特に、医師たちが救急処置に懸命になっている時、自分の肉体が「見えた」場合、患者はそれを、恐怖感が起こるようなつらい体験と感じたか。

3 **肉体から離れる感じ**　臨死体験中、患者は、自分の肉体から離れるような感じがあったと語っているか。もしそうなら、この「分離した自分」をどうとらえたか。

4 **事物や出来事を見聞きしたか**　意識不明に陥っている間、その部屋の中で起こっている出来事が見えたり聞こえたりしたと述べているか。もしそうなら、肉体から見聞きしたものか、それとも肉体とは離れた空間の一点から見聞きしたものか。その具体的内容についてはどうか。

5 **暗い空間**　臨死体験中、患者は、ある時点から暗い空間へと移行する感じを体験しているか。

6 **走馬灯的体験**　患者は自分の一生の出来事が走馬灯のように一瞬に流れ過ぎるのを見ているか。もしそうなら、どのような形で起こり、どのような出来事をその中で思い出しているか。

7 **光**　患者は明るい光の存在に出会っているか。もし出会っていれば、この光についてどのような意味づけを行ない、その正体についてどう考えたか。

8 **超俗的世界に入ること**　患者は、自分の肉体が置かれている場面とも暗い世界とも異なる別の世界ないし次元に入ったと語っているか。その世界はどのようなものであったか。ムーディの事例で言えば、肉体に「もはや戻れない地点」のような境界線や国境類似のものが目の前に広がっていたか。

9 **別の存在との出会い**　臨死体験中、患者は、他の「霊」の存在を感じたり見たりしているか。もしそういうことがあれば、こうした「霊的存在」を誰と考えたか。その人たちは、その時既に死亡していることがわかっていたか、それとも生存していることになっていたか。また、患者とこの人たちとの間には何らかの交信があったか。もしあったなら、その交信はどのような手段によるもので、どのような内容であったか。

10　肉体に再び戻ること

自分の意志によって「生き返った」と思っているか、それとも自分の意志によらずたまたまそのような結果になったと感じているか。蘇生した理由について何か考えたことがあるか。

さらに型通りの質問としては、年齢、性別、人種、教育年数、職業、住所、宗教、教会に通う頻度といった項目が用意されており、各項目について簡単に質問した。また、臨死体験をする以前に本や何かを通じてこうした体験に関する予備知識があったかどうかについても尋ねた。そして最後に、死に対する不安や死後の世界に対する考え方が（臨死体験を伴っていたにせよいなかったにせよ）臨死状態に陥ったことによって変化したかどうかを質問してインタビューを終わる。

インタビューが終わると、質問や感想を求め、患者と話し合う時間を設けた。その結果、臨死体験のある患者のほぼ全員が、自分たちの体験に関心を示し耳を傾けてもらったことについて、私たちに深い感謝の念を異口同音に表明した。笑いとばされることを恐れて、親友にも家族にもその話ができなかったが、批判的な意見も言わずに私たちが耳を傾けたことで心強く感じたと、かなりの数の者が語ったのである。

インタビューを行なうタイミングは重要であった。臨死状態から蘇生して間もない患者に対しては、細かい記憶が鮮明に保たれているうちにできるだけ早くインタビューするよう努めた。また、早いうちにインタビューしておけば、患者が家族と話し合ったり本や雑誌で読んだりして体験内容が変形してしまう可能性を、最小限に食い止めることもできる。とはいえ、患者の医学的状態が比較的安定していない限り、インタビューを開始するのは不適当であると私たちは考えていた。不安定な状態にある重体の患者の場合には、臨死体験についてインタビューなどをすると、心理的負担が大きく、かえって逆効果になりそうに思われたからである。

インタビューの場所は、患者の医学的状態によって臨機応変に決められた。インタビューやその録音の場面をできる限り内密にし、しかも人に邪魔されないように、という配慮のもとで決められたのである。外来患者の場合には、外部の者が立ち入らない病院の部屋や診察室のうち一番便利な場所でインタビューを行なった。当然のことながら、インタビューは病室で行なわれることが多かった。録音もその場で行なわれたので、一般の診療や看護業務（投薬、血圧測定など）のため中断せざるをえないことも時おりあった。また、患者が衰弱しているためインタビューをいったん中止し、翌日再開しなければならないこともあった。最初の段階でサラと私は、回復途上にある入院患者を相手にする場合、長時間にわたるインタビューは好ましくないと考えた。そこで私たちは、患者の個人的背景については二、三の重要な項目に限定し、臨死体験の内容を中心にインタビューを行なうことにした。

私たちのインタビューが本格的に開始されたのは、一九七六年五月であった。そうこうするうち、他の医師やパラメディカル・スタッフ（医師・看護者以外の医療従事者）が私たちの研究を聞きつけ、臨死体験のある患者を紹介してくるようになった。また、私たちは地元の教会や市民大学でも話をするようになり、その度ごとに聴衆の間から新しい事例を二、三例ずつ集めることができた。私たちはこのような人たちにもインタビューを行なったうえ、臨死状態の原因となった疾患の裏づけを取るため、カルテのコピーをできる限り取り寄せるよう努めた。こうした事例では、本人に臨死体験があったために私たちが注目するに至ったわけであるから、本章の前半（九～一〇ページ）で述べたような未来志向型の研究法は当てはまらない。ところが、先ほど掲げた六項目の疑問点（たとえば発生頻度）について明らかにするには、多くの場合、未来志向型の研究法が必要である。そのためデータの分析に際しては、外部から紹介を受けた事例は、院内で未来志向型のインタビューを行なった事例とは厳密に区別された。未来志向型の研究対象となった事例と外部から紹介された事例を、臨死体験のさまざまな側面を説明するため本書で引用する場合、インタビュー番号を明記しておいたので、付録の表1と対照していただければ、どちらの事例かすぐにおわかりいただける。

　インタビューが進むにつれ、危機状況に際して臨死体験をしている患者では、死への不安が相当に薄れていることが明らかになってきた。このような傾向は、同様の危機状況に陥っていても臨死体験のなかった患者には見られなかった。そこで、本研究で対象とした者全員に、テンプラー[5]およびディックスタイン[6]による二種類の死の不安尺度（心理検査）を郵送し、臨死体験のあった者となかった者では、死に対する態度に差が見られるという事実をさらに裏づけようとした。このふたつの尺度は、心理学の専門誌に発表された論文の中でそれぞれ妥当性が確認されている。この心理検査は、インタビュー後少なくとも半年以内に各患者に向けて発送された。

一九七八年七月、私はフロリダ大学での研究を終えアトランタに転居し、エモリー大学医学部助教授兼アトランタ復員軍人医療センター医師という現職に就いた。サラは、ソーシャルワークの博士号を取得するためルイジアナ州に移っていた。エモリー大学と復員軍人病院では、一般病棟や集中治療病棟に入院している患者たちと毎日接触できたおかげで、臨死状態に陥りながら蘇生した患者と出会う機会が多くなった。そのうえ、アトランタ市内の他の病院に勤務する医師やパラメディカル・スタッフたちが、臨死体験をしている受け持ち患者を私に紹介してきたのである。このようにして私の研究は現在も続けられている。本書では、一九七六年五月から一九八一年三月までの五年弱の間に調査、収集したデータをまとめて紹介するつもりである。

第2章　臨死体験の一般的特徴

一九七七年八月、次第に体が衰弱し、嗜眠《しみん》傾向が出現してきたため、六〇歳の白人ガードマンが入院してきた。入院後間もなくこの男性は、急性間欠性ポルフィリン症と診断された。この疾患は、ギラン＝バレー症候群という原因不明の麻痺性神経炎を伴う、稀な、重症の代謝障害である。患者の容態は急速に悪化し、八月二九日に集中治療室に転室となった。あらゆる治療のかいもなく、九月二日には昏睡状態に陥り、もはや反応を示さないまでになった。血圧もかなり低下し、点滴により血圧を維持する必要があった。呼吸も人工呼吸器により完全にコントロールされた。瞼《まぶた》を閉じることができなくなっていたため、角膜が絶えず空気に触れ、それが原因で角膜に潰瘍が発生するおそれがあったので、両眼はテープで閉じられていた。四日後になっても、患者は回復の兆《きざし》を見せなかった。そのまま延命処置を続けるべきかどうかの判断を迫られたため、脳波検査が行なわれた。その結果、「広汎性徐波活動を伴う高度の異常脳波」が見られることがわかった。つまり、脳波活動はまだ存在していたのである。そこで生命維持作業はそのまま続行された。九月一〇日、患者は痛覚刺激に対してある程度反応をし始め、次第に昏睡状態から醒《さ》めてきた。そして三、四日後、急性腎不全や、何度かの輸血を要したほどの消化管出血、度重なる肺炎などを起こしながらも危機を乗り越え、集中治療室から一般病室に転室することができた。一九七七年一一月一日、私は患者の病室で、この時の意識不明についてインタビューを行なった。患者は、（人工呼吸器により呼吸できるように口から両肺に挿入された）気管内チューブを抜去して間もなかったため、まだ声帯が傷ついており囁《ささや》き声しか出せなかった。にもかかわらず患者は、ひどく興奮した口調で次のように話し始めた。

これからお話しすることはですよ、どれも本当にあったことなんです。ものすごく不思議なことでした。こういうことについてはですね、ずいぶん途方もない話も本で何度か読んでますが、これからお話しすることは本当に真面目な話なんです。……それまでそんなこと一度もなかったですよ。まちがえたくてもまちがえようのないことだったですねえ。……私が見せていただいたのと同じようなあのすごい神秘を見せられたら、そのとたん先生も、……おわかりになりますよ。……もし誰かにこのことを聞かれたらですね、「いいかい。これがそうだ」って言ってやるつもりなんです（I—23＊）。

そう言ってこの患者は、意識不明に陥った自分の体を治療している医師や看護婦を「見る」という、驚くべき体験について話してくれた。この体験の中で患者は、生死の謎を解く「とてつもない秘密」を教えられたような気がしたという。この患者をはじめ、本研究で対象にした患者が語った臨死体験を検討すると、それぞれに共通する特徴がいくつか浮かび上がってくる。

筆舌に尽くしがたいこと

臨死体験をしたことのある者は大半が、その体験を的確に表現する言葉がなかなか見つからないという。私たちは、テープに録音されたインタビューを聞き直してみて、「言葉で表現できないこと」を何とか表現しようと患者たちが苦心している様子が手に取るようにわかった。自分の臨死体験を夢などの心的経験になぞらえて説明しようとしながら、最後には、こういう比喩は全く当たっていないと否定する患者も少なくなかった。臨死体験がこのように言葉で表現しにくいことについては、「説明すらできません」（I—44）とか「この時のような感じは、日常生活ではまずありませんね」（I—3）という表現がふつうであった。

＊インタビュー番号23。インタビューの全リストは、巻末付録の表1を参照のこと。プライバシー保護のため、インタビュー対象者の氏名や病院名は伏せておいた。本文では人物名を頭文字であらわしているが、これは実名とは対応していない。また、入院月日も正確には記されていない。

時間を超越した感じ

全員が自分の臨死体験を、時間を超越した次元の中で起こった出来事であるかのように説明した。体験中さまざまな出来事を見聞きしながら、時間の感覚が全く失われていたのである。たとえばある患者は、「人事不省に陥ってたみたいな感じです」（I―53）と表現している。また、「ああいう状態では時間は正確にわかりませんよ。もしかするとほんの一瞬だったのかもしれないし」（I―23）とか、「時間を測るものさしがありませんでしたね。一分だったのか、五分だったのか、それとも一〇時間だったのか全く見当もつかないんです」（I―3）と述べる患者もあった。

現実の出来事のような感じ

体験中はもちろん、後で思い出した場合でも、現実の出来事だという感じが強かった。大半は、自分の臨死体験は実際に起こったことだ、とインタビュー中に少なくとも一度は強調しているのである。この点についてある体験者は、「今こうして先生と私がここに坐ってますが、それと同じくらい現実味がありました」と語っている。典型的な言い方としては次のようなものがある。「あれは現実にあったことです。自分じゃ空想的なもんじゃないことがわかってるんですよ。いわゆる夢とかそんなもんじゃありませんでした。本当にそういうことが起こったんです。実際に起きたんです。自分じゃわかってるんです。そういうことがあったんです」（I―15）。「天井のあたりから下を見下ろしてたんです。その点については、もしもでもありませんね」（I―14）。「それは本当のことなんです。嘘だとお思いでしたらウソ発見器にかけていただいてもいいですよ。……ほんとに本当のことだと思いましたよ」（I―19）。「本当だということはわかってます。自分が上の方にいたこともわかってます。わかっているんです。それから私がですね、下にいるのが見えたんです。神様に誓ってもいいです。今こうして見えているように見えたんですよ」（I―63―2）＊

ある男性は、自分の臨死体験を次のようにすら感じたという。「これよりも現実的でした、本当にそうだったんです。そのことがあってから後は、この世が現実の生活というよりは、まがいものみたいに見えるようになりました。作りごとのようにですね。人が芝居をしてるみたいな。私たちは何かの準備をしているんですが、それが何だかわかってないようなんですね」（I―5）。

自分が死んだという感じ

ほとんどの患者は臨死体験を「死の体験」ととらえていた。つまり、自分が既に死んだか死に近

＊患者が二回以上の臨死体験を報告している場合、インタビュー（〝I〟）番号には、インタビューの番号（たとえば〝63〟）と、引用した方の臨死体験を示す番号（たとえば〝2〟）の両方が付されている。

づいていたと考えたのである。臨死体験が始まった頃にそのような感じが直観的に出現する。突然、予期せぬ形で心臓が停止し、意識不明に陥ったため、死が近いことを患者が意識で悟る時間的余裕のない場合が多かった。にもかかわらず自分が「死んだ」という感じがあったのである。ジョージア州南部の市民病院に入院中、突然心停止を起こした四五歳の男性は、意識を失って一番最初に気がついたのは「おもしろいことが起こってる」ことであったという。そこでどういう意味か尋ねたところ、「私は死んでました。……死んでるのがわかったわけです。そのことを先生がご存知かどうか知りませんでしたが、私にはわかってました」（I—60）と答えている。そして自分の臨死体験を詳しく話してくれたのである。

ニューヨーク市内のある病院の救急処置室で、突然の心停止を起こしながら蘇生した患者は、この点について、「でも、『俺は今死ぬところだ。自分が死んでくのがわかる。何でみんな死をそんなにこわがるんだ。何でだ。こりゃあすばらしいことじゃないか』と口走った記憶があります」（I—13）と語っている。

「死の体験」が非常に現実的だったと述べた患者は他にもある。この患者は、一九六九年に心停止を起こし、意識不明に陥り臨死体験をした、ジョージア州に住む四六歳の男性である。患者はこの点について次のように語っている。「しばらくの間、死んでたんだと思います。少なくとも霊的な意味ではですね。しばらくの間、自分の魂が体から抜け出したんだと思います。あれが死というものだったら悪いことじゃないですね」（I—63—1）。

臨死状態にあった時、その場にいる者から「死の宣告」を受けた記憶のある例もいくつかある。そのうちの一例は、フロリダ州北部に住む五五歳の女性である。この患者は、扁桃摘除中、咽喉部の大動脈が誤って切断されるという事故が発生し、重篤《じゅうとく》な出血性ショックを起こした。麻酔から醒め病室に戻された後、口腔《こうくう》や咽喉部から大出血が始まったのである。患者の臨死体験の報告は、次のような形で始まっている。

その時自問自答したんです。自分の身に何か起こったのかしら。確かにどこか変だわ。それから急に、あっ、私は今死んでくところなんだ。そうに違いないって思ったんです。でも正直申しますと、それで満足でした。死ぬことが本当にうれしかったんです。その時、看護婦さんの取り乱したような声が聞こえました。「あっ、患者さん、息を引き取られました。扁桃腺を取っていただくっておっしゃってたのに、亡くなってしまわれて」と言ってたんです（I—41）。

この経過からすると、この女性が「死」を自覚したのは、患者が「息を引き取った」と看護婦が言う以前のようである。

全員が臨死体験を死の体験と考えているわけではない。一九七三年に陸軍病院で心停止を起こした四四歳の元空軍パイロットは、救命処置が施されている間、ちょっと「離れてその横に立って一部始終をつまらなそうに傍観してる」感じだったと語っている。自分の体験をどう考えるか聞かれた患者は、次のように答えた。

率直なところですね、私にはわからんのですよ。わかりようのないことですね。信じないわけでもないけど、かと言って否定するわけでもないことは世の中にいろいろありますがね、そういうものですね。何が原因でどういう現象なのか私にはわかりません。……私に考えられることとしてはですね、脳というものは、部分的に死んだり酸素が送り込まれなくなっても、まだ働くものだってことでしょうか。みんなが意識を失っていると思ってる時でも、しゃべったり体を動かしたりできなくてもですね、見たり聞いたりすることはできるんですよ。

セイボム 視覚的におわかりになるわけですか。
患者 視覚的にも聴覚的にもですね。
セイボム じゃあですね、あなたが寝てらした位置とは違うところから見えたわけですか。
患者 そうです。夢みたいでしたね。そこから離れて、それを人ごとみたいに眺めてるんです。
セイボム でも、その夢というのは本当に起こってることなんですか。
患者 そりゃそうです。本当のことでしたよ。……誰にも説明できませんが、現実であることは確かですね（I—32）。

この男性は、自分の臨死体験をどう解釈してよいかはっきりわからなかった。この男性にとっては、「誰にも説明できない現実」なのである。

支配的な感情

臨死体験を報告した者全員に対して、体験中の感情の特徴に関する質問を行なった。その結果、穏やかさ、安らぎ、落ち着きといった感情が支配的であることがわかった。臨死体験の直前直後で、まだ意識がある時には、身体的にも心理的にも強い苦痛が見られたが、臨死体験中の感情はそれとは全く対照的だったのである。

身体的な痛みと臨死体験中の無痛状態との間にこのように大きな開きがあることについて、二度目の心停止から蘇生した四六歳の男性患者は、一九七八年一月に次のように述べている。

〔臨死体験中は〕なかなかよかったです。痛みもなかったです。何の感じもありませんでした。目は見えましたけど、何の感じもありませんでした。……〔意識を回復した後〕痛くて痛くて。……痛むというよりヒリヒリする感じだったですね。〔電気ショックをかけられたため〕胸毛がすっかりこげて、なくなってしまって、あっちこっち火ぶくれになってましたた（I―63―2）。

五五歳になる織物工場の従業員は、一九七九年一月に心停止を起こして蘇生した後、次のように語っている。「〔蘇生した後〕先生に聞いたんですよ。どうして生き返らせたんだってね。〔臨死体験中には〕一生で一番安らかな気持になってたし、〔その前には〕ひどい痛みがずいぶん長く続いてましたからねえ」（I—66）。

三二歳の元空挺《くうてい》隊員の場合は、自動車事故で頭部および内臓に受けた外傷による痛みが、臨死体験中にもそのまま「残った」ようである。この患者は臨死体験を、「美しかった。騒音もなかったし、何もかもが平和でした。何もかもが調和してましたね」と語っている（I—4）。

歩行中、自動車事故に遭ったある患者は、頭蓋および下肢を複雑骨折し、その後さらに心停止を起こした。自分の臨死体験について、この患者は次のように述べている。「その感じはとても言葉では言い表わせません。本当に言葉では表現できませんね。とっても静かで平和でした。……自分の希望が叶《かな》えられるとしたら、もう一度あそこに行きたい気持ですね。とても言葉では言い表わせません」（I—8）。

アトランタ復員軍人病院で緊急の「開胸式」心臓手術が、五四歳の患者に無麻酔で行なわれた。手術直前この患者は、強いショック状態（心膜タンポナーデ）から意識不明に陥り、そのため手術が急遽《きゅうきょ》行なわれることになったのである。意識不明が発生するまでは、「心臓が鼓動するたび、誰かに金づちで叩かれてるみたいにひどい痛みが走りました。鼓動のたびに、拷問にでもかけられて

るみたいでした」。その後間もなく臨死体験に入ると、

自分の体から抜け出した瞬間、何もかもが最高にきれいに見えました。……見るもの見るものすごく気持よく感じました。地球にも宇宙にも、どこを見てもこれ以上のものがあるとはとても思えません。一生のうち一番すばらしい瞬間でさえ、この時の感じと比べたら見劣りしますよ（I―65）。

ところが、生命の火が消えた自分の肉体を誰かが生き返らせようとしている場面を「見て」、臨死体験中、何度か悲しみを覚えたという者もある。三七歳になるフロリダ州の主婦は、四歳で脳炎にかかった時のことを話してくれた。この時意識不明になり、生命は絶望視された。ところが本人は、天井付近から自分の母親を「見下ろしていた」記憶があるという。この女性はその時の感じを次のように語っている。

覚えている中で一番大きいのはですね、自分が大丈夫だっていうことを、どういうわけか母に知らせることができなくて、とっても悲しかったことなんです。どういうわけか、自分が大丈夫だっていうことがわかったんですけど、それをどうやって母に伝えたらいいのかわからなかったんですよね。ただ母の姿を見てるだけだったんですね。……〔でも〕とっても落ちつい

て安らかな気持でした。……本当にすばらしい感じでしたよ(I—28—1)。

ジョージア州北部に住む四六歳の男性も、これと似た感情があったことを報告している。この男性は、一九七八年一月に心停止が発生した時、臨死体験を起こしているのである。「かみさんが泣きわめいたり、どうしたらいいのかわからない感じでいるのを見てですね、あんまりいい気持じゃありませんでしたけど。それでもいい気分でしたね。痛みもなかったですし」(I—63—2)。

フロリダ州に住む七三歳になるフランス語の女性教師も、臨死体験の最中に悲しみを感じたと語っている。この女性は一五歳の時、重症の感染症に癲癇《てんかん》性の大発作を併発した際、臨死体験を起こしたという。

それから体から離れましてですね、起き上がって坐る姿勢で天井近くまで浮きあがって、そこから自分の体が痙攣してる場面とか、私が死んだと思って泣き叫んでる母や女中さんの姿を見ておりました。ふたりの姿と私の姿を見比べまして、何かとっても申し訳ないっていう思いが込みあげてきたんです。……それはそれは強い悲しみが起こりました。その時の悲しみは今でも思い出せるくらいです。でも私は、自分が上の方にいて自由に動けましたので、苦しがるような理由は全くありませんでした。痛みも何の問題もなかったんですよ(I—54—1)。

また、別の女性の場合には、他に何ごともなければ楽しい臨死体験になったはずなのに、子どもたちを残して行かなければならないことが悔やまれ、幸福感が途中で消えてしまったという。この女性は、術後に重い合併症を起こし、それが原因で臨死状態になり意識不明に陥ったのである。「そうなんです。とっても幸せな気分でした、子どもたちのことが頭に浮かぶまではですね。その瞬間までは、自分が死んでくのを幸せに思っていたみたいなんです。ほんとにそうなんですよね。気分の昂揚感と申しますか幸福感と申しますか、そういうものしかなかったんです」（I―41）。

臨死体験中、暗い空間にぐんぐん入って行く感じがした瞬間から孤独感や恐怖感が迫って来た、という事例も少なくない。一九七六年にフロリダ大学で腎臓の摘出手術をした二一歳の女子大生は、予測しえなかった併発症がその直後に発生したため、意識不明に陥った。この女性は臨死体験が始まった頃、次のような感じを抱いたという。「私のまわりは完全に真暗でした。……真暗でなんにも目に入って来ません。すごく速く動くと、その真暗闇の壁が自分に迫ってくるような感じになりますでしょう。……その時、孤独感に襲われて、ほんのちょっとですけどね、怖くなったんです」（I―29）。

五六歳の男性の場合は、臨死体験の後半で同じような暗黒にすっぽり包み込まれ、「恐ろしく」なったという。「次に覚えてるのは、完全な暗闇の中に入り込んだことなんです。……ものすごく暗いところでね、自分がどこにどうやっているもんだか、何がどうなってるもんだか全くわからんのですよ。それでだんだん恐ろしくなってきたわけです」（I―8）。

不快な（たとえば悲しみ、孤独感、恐怖感といった）感情が臨死体験中に起こる事例では、いずれもそうした感情を一時的なものであるとし、臨死体験は全体としては楽しかったと述べている。しかし、不快な感情が起こった時点で臨死体験が中絶していれば、この評価も変わったであろうことは、想像に難くない。とはいえ、本研究でインタビューした体験者の中には、このような事例はひとつもなかった。

肉体から離れる

臨死体験を語ってくれた本研究の対象者は全員が、自分の肉体から抜け出していたようだと述べている。自分の「一番肝心な」部分が肉体から離れ、周囲の事物を視覚的にとらえることができたと感じているのである。臨死体験中には、この「分離した自分」が自己として自覚される唯一の存在となり、肉体は「抜け殻」に成りさがってしまう。このように、「分離した自分」と意識のない肉体とに分裂する体験について、一九七六年二月に心停止から臨死体験を起こした五四歳の建設作業員は次のように語っている。「自分が下に寝てるのがわかったんですよ。……死んだイモムシでも見てるようでした。そこにもう一度戻りたいなんて気は起こらなかったですね」（I―65）。

「分離した自分」を、目に見えない、非物質的な存在ととらえた者は九二パーセントにものぼった。一九七七年にフロリダ大学で（腎不全による）尿毒症性昏睡に陥った、フロリダ州北部に住む四八歳の消防士もそのひとりである。臨死体験の中で肉体から「離れて」いる間、「自分が人間だという感じはしなかったですね。むしろ霊魂のような……ふつうなら肌に衣類が触れてるのがわかるもんですが、そういうのは一切ありませんでしたね。そういう感覚はまるでなかったです」(I—53)。

イリノイ州の八四歳になる元教師も同様の報告をしている。一九三〇年代に子宮の摘出手術をした後、重篤な合併症を併発し、その間に臨死体験があったのである。その中でこの女性は、「自分の体がこう、空気みたいに軽くて、透き通って見えたんです」(I—46)と語っている。この体験の印象が強烈だったため、この女性は、この時の印象をテーマにした詩を残している。

天井のあたりを漂いつつ下を見下ろした
空き家の体が、私の体がそこにある
奇妙に安らかで、空気のように、光のように軽やかだ
夜となく昼となく続く痛みから解放され、私はそこに浮かんでいる
と、その時呼び声が、執拗に迫る声が聞こえた
そしてまた、体の壁に閉じ込められる生活が始まった

「分離した自分」にも本来の肉体と共通する特徴があったという者は、全体の七パーセントにすぎなかった。また、そういった特徴は自分にしか「見え」なかったという。ある四三歳の男性は、一

九七六年一〇月に心停止を起こした時、臨死体験をしているが、「分離した自分」は、その時白いローブをまとっているようだったという。「宙に浮いてるみたいな感じなんです。私は、編んだ白いベルトのついた白いローブを着てました。ベルトには、両端に房がついてましたね。……白いフードもついてましたが、かぶってはいませんでした」（I―44）。

やはり心停止後、臨死体験を起こした男性は、その中ほどで自分の「鏡影像」を見ている。「次の瞬間、宙に浮かんでたんですよ。本当の自分よりずうっと若返って見えたんです。……その時の印象はですね、鏡か何かに自分の姿が映って見えたんですが、実際よりも二〇歳くらい若返ったような感じでした」（I―8）。

六〇歳になるオハイオ州の主婦は、数年をはさんで臨死状態に二度陥っているが、「分離した自分」のとらえ方はそれぞれ違っている。

〔一回目の臨死体験では〕体がありました。というのは、椅子の肘かけの上の方に自分の両腕が見えたからなんです。ほんとに腕みたいでした。……〔二回目の臨死体験では〕どう説明したらいいのかわかりませんけど、そうですねえ、正確に申しますと、宙に浮いてるというよりは、自分の体がすごく軽くなったという感じでしょうか。何でも見えましたけど、それ以外のことはわかりませんでした。……それから、自分が呼吸してるような感じは全くなかったですね（I―45）。

肉体から抜け出している間、本人の意識は肉体ではなく「分離した自分」の中にあるが、完全に覚醒して意識水準は高く、驚くほど思考が明晰になるようである。心停止を起こした、フロリダ州に住む五一歳の男性は、自分の「体脱」体験（ＯＢＥ out-of-body experience）に触れながら、次のように語っている。「それからその考えが浮かんだわけですが、とってもはっきりした考えで、今こうしてお話ししてますけど、それと全くおんなじような感じでしたね。……」（Ｉ―３）。一九五二年に術後合併症を起こした時「体脱」状態になったという女性も、明らかに認識能力があったことについて次のように報告している。「心がですねえ、本当に働いていているんですよ。そうねえ、今こうして心が働いているでしょ、それと同じくらい速いんです。これは正真正銘の事実です」（Ｉ―41）。別の女性も、臨死体験中に「私の心は自由自在でした」（Ｉ―46）と語っている。

また、臨死体験中に展開される出来事の本質を見抜いた記憶があるという報告もある。臨死体験の中で体験者は、本当にそういう場面を見ているのかについて疑問に感じたりすることも少なくない。その知覚は、心理的にはかなり現実的に感じられるが、理性的にはこうした現実が受け入れ難い場合が多い。つまり、「どうすればこういうことが起こるのか」という疑問が生ずるのである。重篤な術後合併症が原因で意識不明に陥った時起こした臨死体験の中で、死んだ父親の非常に「現実的」な幻を見た二三歳の女性も、このような疑問を抱いている。「その時でも私は心の中で、『お父さんの姿を見たり話したりできるわけないよねえ、もう亡くなってるんだし』ってひとりごと言ってたんですけど……でも完全に父の姿が見えたんです」（I―29）というわけである。またある男性は、臨死体験中の出来事は現実的に見えたが、もう一方で承知している現実の基準と相容《あいい》れないため、その折り合いをつけるのにやはり苦労したという。「『俺は今どこにいるんだ、俺の言うことが誰かに聞こえるんだろうか』とひとりごと言ってたのを覚えてますが、本当に起こったことを見てるわけじゃないのは確かですから、自分がいったいどこにいるのか全くわかりませんでした。でもそれが自分だってことはわかってましたね」（I―3）。

一九六一年に、乳房切除後に起こした合併症が原因で数日間昏睡状態に陥った五五歳の保健婦は、臨死体験中に展開される出来事をこれとは少し違った形で見ている。「それが夢じゃないってことは、意識でもわかってましたね。というのは、父に会ったことを早く母に話したくて、意識が戻るのが待ちきれなかったのを覚えてるからなんです」（I―37）。

本研究の対象患者で比較的重体だった中に、イリノイ州に住む五四歳のセールスマンがいる。この患者は、大量の消化管出血を起こしてひどいショック状態に陥り、（吸引性）肺炎を併発したため深い昏睡状態に陥ったのである。カルテの記載によれば、治療に当たった医師は、この男性が「痛覚刺激に対してすら反応を示さなかった」ことを確認しているという。患者は、その意識不明の間に臨死体験を起こし、自分が「死んでいく」感じがしたのである。患者によれば、この時「俺はこういうことが本当に起こってほしいと思ってるんだろうか、と考えるだけの思考力はあった」（I―52）という。

本章の冒頭で紹介した男性が語っている「とてつもない秘密」とは、このように肉体から離れたところで起こり、死を気持よいと感ずる、言葉では表現できない、時間を超越した世界を体験することだということがわかるのである。次の第三章と四章では、臨死体験の進行に伴って患者が体験したいくつかの段階を、さらに詳しく見ていくことにしよう。

第3章　自己視型臨死体験

一九七七年一一月のことである。当時私は、フロリダ大学病院で心臓カテーテル法*を担当していたため、翌日にカテーテルを挿入する予定の患者を診察する目的で午後の回診をしていた。二番目の患者は、フロリダ州北部の田舎町に住む五二歳の夜警であった。入院時、インターンがカルテに記載した病歴を見ると、この患者は一九七三年一二月に大きな心臓発作を起こしており、次第に強力な治療を行なうようになっていたにもかかわらず、胸部の激痛は逆にその強さを増していることがわかった。地元の主治医が送ってくれた病歴によれば、患者は一九七三年の心臓発作の際、心停止を起こしていることが判明した。

翌日に予定されているカテーテル検査についていつものように説明してから、一九七三年に起こした心臓発作のことを思い出して話すよう求めた。患者はその日のことをかなりよく記憶していた。胃の横隔膜ヘルニアのひとつである裂孔《れっこう》ヘルニアによる胸部痛の治療を地元の医師から数ヵ月にわ

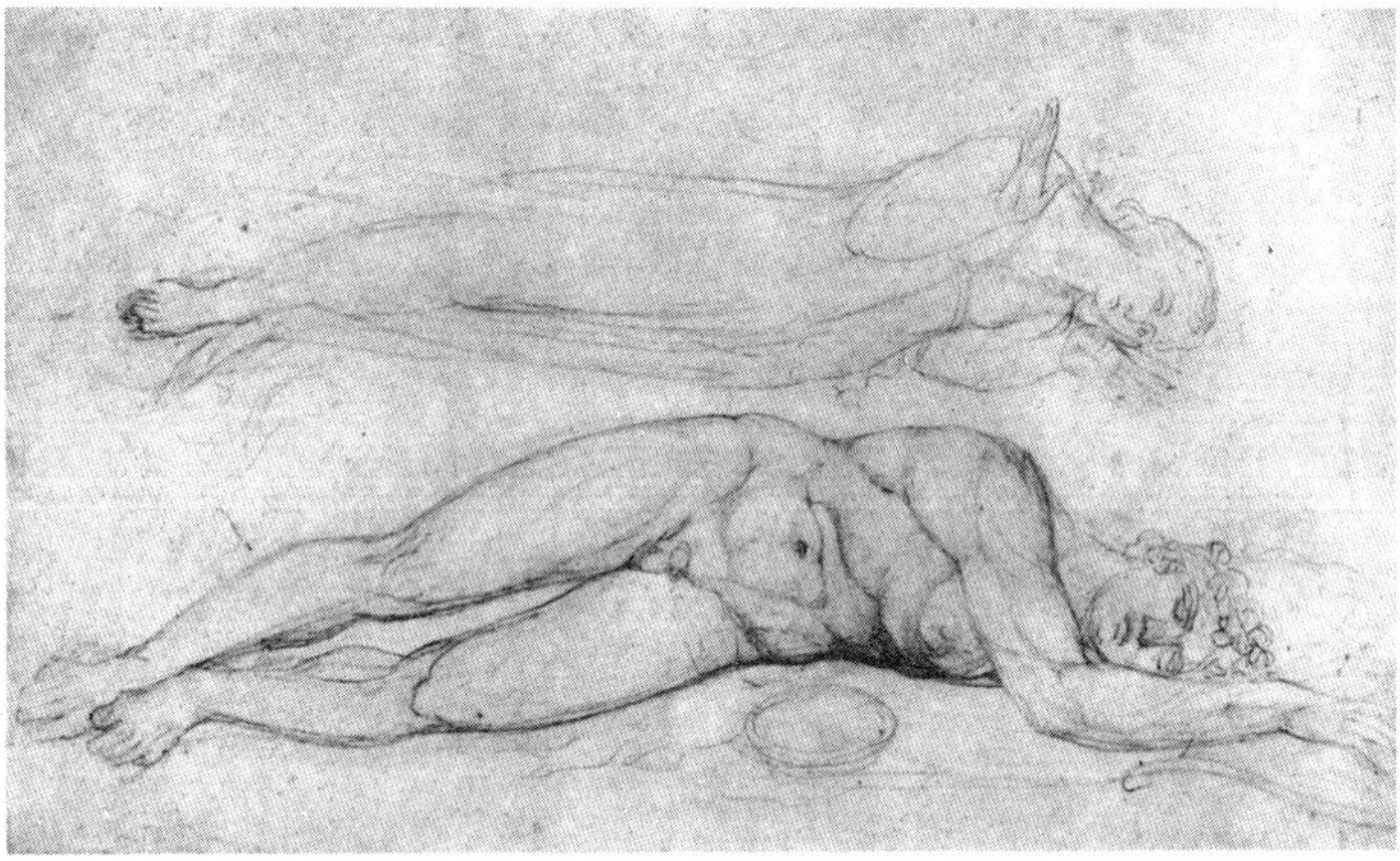

「しぶしぶこの世に別れを告げながら肉体の上方に浮揚する霊魂」ウィリアム・ブレイク画（1805）。ロンドン、テート・ギャラリー所蔵。
　死の瞬間に関する19世紀的な考え方の典型。肉体を離れて上方から見下ろすという描写は、自己視型臨死体験における「分離した自己」の場合と全く同じである。

たって受けていたが、その日、昼食を大量に摂取したところ、胸部痛が始まったのである。患者は主治医からもらった薬を服用したが、痛みはかえって増幅した。その晩、耐えられないほどの痛みになったため、近くの町の市民病院に車を走らせた。救急医療センターに行き、当直医の診察を受けたところ、少し待たされた後、ヘルニアが原因で悪性の発作を起こしていると診断され、注射を何本か打たれて帰宅を指示された。そして帰宅しようとセンターの廊下を歩いている時、突然意識を失って倒れたのである。患者が次に覚えているのは、集中治療室に運ばれるストレッチャ

＊心臓カテーテル法とは、心臓および大血管に損傷があるかどうか、あったとすればどの程度の損傷かを診断するため、心臓病の専門医によって行なわれる専門的なエックス線検査である。

ーの上で、あお向けに寝ていたことである。

意識を失った後、何か覚えていることがあるかと聞かれた患者は、タバコを取りゆっくりと火をつけた。そしてドアの方に目をやって、他に誰も聞いていないことを確かめると、それまで耳にタコができるほど聞かされてきた、「どうしてそんなこと聞きたいんですか」という言葉が患者の口から発せられた。それに対して私はあらかじめ決められた返答をした。すると患者は、用心深そうに自分の体験を語り始めたのである。

患者がその話を終えるまでに、一五本から二〇本ほどのタバコと二時間分の録音テープを必要とした。この患者の臨死体験の一部を以下に紹介しよう。


もうそれ以上痛みに耐えきれませんでした。……そのあと倒れたんです。その時、何もかもが真暗になりました。……しばらくすると……どこかわかりませんが、上の方で坐ってたんです。下が見下ろせたので見ると、それまで気がつきませんでしたが、床は白と黒のタイル張りになってました。意識したものとしてはそれが最初でしたね。……床の上で自分が、半分胎児みたいなかっこうで、ちょっと丸くなって倒れてるのがわかりました。二、三人の人が私をトレーに抱えあげてましたよ。いやトレーじゃなく台車《ドリー》ですね。……それから私の両脚を縛ると、元来た方へ押してくんです。先生方は……最初私を診察台に乗せた時、〔医師が〕叩きましたね。というか、ほんとに私をバシバシ力いっぱいぶっ叩くんですよ。拳骨《げんこつ》をこうしろに構えて、私の胸のど真中に思いきりぶち当てるんです。それから私の胸を……押してました。……それから石油を入れる時使うみたいなビニールの管を私の口に押し込んだんですよ。……この時でしたね、いろんなもんがごちゃごちゃと載った台みたいなのがもうひとつあるのに気がついたのは。あとでわかったんですけど、それはショックをかける器械だったんです。……顔が横向きになってたので、顔の右側や右耳が見えました。……人の話し声も聞こえましたよ。それ〔心臓モニター〕はオシロスコープみたいでしたね。……画面にはいつまでも同じ線が出てましたね。……先生方は私に針を刺しました。まるでアステカ族が、処女《おとめ》の心臓を取り出す儀式でもしてるみたいでしたよ。それを両手でやったんです。ずいぶん変わったやり方だなあと思いました。……〔それから医師が〕取っ手のついた円盤みたいなものを〔ふたつ取ったんです〕。……それからひとつをこっちの上の方に当てたんですけどね、こっちの方が大きかったみたいでした。もうひとつはこっちの下の方に当てました。〔患者は、胸部の正しい位置を指さした。〕……それから私にショックをかけたんですが、私の反応はありませんでしたね。……高い電圧をかけすぎたんだと思いました。そうすると、私の体が診察台から五、六〇センチも飛び上がったんですよ。……その時どう言ったらいいかわかりませんけど、先生方が、せっかく私を生き返らせようとしてくださってるのだからもう一度体に戻るか、それともこのまま後戻りしないで死ぬか、どっちでも自分で決められることがわかったんです。まだ本当には死んでないとしたらですね。……自分の体が死ぬにしても死なないにしても、全く無事でいられるってことはわかってました。……二回ショックをかけられて……体の中に戻りました（I―19）。

大変気疲れしたものの非常に興味深かったこのインタビューの最後に、自分の体験を喜んで話してくれたことに対して患者に礼を言うとともに、翌朝予定されていたカテーテル検査についてもう一度ムンテラ（治療方針の説明）を行なった。患者が望んでいるように思えたので、わたしは、もう一度面接してその体験について聞き、そのことで何か考えていることがあれば話し合うことを患者と約束した（その後私は、一九七八年七月にこの患者が退院するまでこの事例の追跡を行なった。この体験についてはもちろん、一九七八年一月に行なわれた開心術〔心臓を切開する手術〕中に起こった近縁の体験についても、長い時間をかけて何度となく話しあった。後者の体験については一一二ページ参照）。

その晩、患者の退院に先立って私は、この患者の蘇生の様子について他に裏づけが得られないかと思い、心停止時のカルテの記述を丹念に調べてみた。地元の主治医が送付してくれた患者の現病歴には、四九歳の白人男性が、一二月のその晩に市民病院の救急センターを受診した時の経過が記されていた。患者は、胸部の激痛が数時間も続いていることを訴えていた。担当医は診察後、デメロール（麻酔作用を持つ鎮痛剤）五〇ミリグラムを筋注（筋内注射）し、帰宅を指示している。またこの時点で、裂孔ヘルニアという診断がとりあえず下されている。午後九時三五分、患者は呼吸も心拍も停止した状態で救急センターの床に倒れているのが発見された。ただちに胸骨圧迫心マッサージをはじめとする心肺蘇生法が開始された。薬剤の投与経路は特に指示されなかったが、静注

（静脈注射）や心腔内投与が施行された。九時三七分および三九分の二回、四〇〇ジュールの電気的除細動（心調律を安定させるため心臓に与える電気ショック）が施行され、患者は意識を回復し、集中治療室に移された。入院時最終診断は、心停止を伴う急性心筋梗塞であった。

この男性は、自分の肉体から離れて、意識不明に陥っている肉体周囲の事物や出来事を「視覚的」に観察したかのような体験を報告している。本研究の中でこうした体験を報告した者は三二名にのぼる。従来の研究者は、この部分の臨死体験を「体脱」体験と同じものと考えている。実際、肉体から離れ自分の肉体やその周辺を上方から眺めるという報告は、体脱体験の概念と一致している。ところが、後でご覧いただくように、「超俗型体験」（第四章参照）をはじめ、他にも「体外」で起こったとされる体験があるのである。このように、「体脱」という言葉は、臨死体験のあらゆる部分に当てはまる可能性がある。以下の章で行なう臨死体験の分析では、自分の肉体を見るという体験を他の（超俗的）要素と切り離して考察するため、本章で扱う部分は、自己視型（自分の体を見る）臨死体験と呼び、他の要素とは区別することにする。

自己視型体験では、意識不明に陥っている肉体から「分離」した「自分」が、肉体の位置より上方にいるように感じられる。本研究で対象にした事例では、三例を例外としてすべてが、「天井くらいの高さ」にあったと明確に述べている。例外の三例とは、「見下ろすと、四、五〇メートル下のベッドに横たわってる自分の体や顔がはっきり見えた」（I—27）という六九歳の男性と、一九七五年一二月に発生した心停止の中で臨死体験が起こり、まるで自分が「ウォマック（アラバマ州）のはるか上空を飛んでいて、私の体が運び込まれた部屋（集中治療室）を見下ろしている」（I―42）ようだったと語った陸軍大佐、および、一九七六年に起こした心停止の最中に、「上から下を見下ろしてたんですよ。そうだなあ、二〇メートルくらいの高さに浮いてたでしょうかね。暗かったり薄暗かったりする廊下みたいなところに浮かんでるような感じで、ゆっくり上にあがってきましたね。先生たちは俺（患者の肉体）をバンバン叩いてましたよ」（I―57）という体験をした六〇歳になるミシガン州に住む男性である。

「目で見た」事柄

こうした「視覚的」知覚は、三例を除けばすべて明確かつ明瞭なものとして語られている。その場で起こっている出来事の「視覚的」知覚が明瞭ではないと感じられた場合ですら、蘇生の場面については細部をかなり記憶しているのである。次に一例をあげて説明しよう。重い心臓発作を起こして一九七七年一二月にフロリダ大学病院救急医療センターに運び込まれた六六歳の郵便局員は、そこで診察を受けている最中に心停止を起こした。そして、電気ショック（電気的除細動）を八回施行した末、ようやく心調律（心拍）の回復をみたのである。その翌日、患者にインタビューしたところ、「失神」が起こった後、気がついてみると、救急センターの診察室の「入口のあたりに立って」自分が救命処置を受けている場面を眺めていたという。場面は「少しぼやけて」見えたが、最初の前胸部叩打《こうだ》を行なったこと（「あいつら俺の心臓をバンバン叩きやがった」）、心臓に「ショック」を与えるのに使用された除細動器の色や形、人工呼吸や電気的除細動が行なわれている最中の肉体の様子の三点については、「視覚的」に認めることができたのである（I—13）。

「明確かつ明瞭」に自分の肉体を見るという体験については、相当具体的に報告している者が多い。次の体験は、四四歳の男性の報告によるものである。この患者は、入院二日目に集中治療室で重篤な心臓発作および心停止を起こしていた。この患者を蘇生させるには、心臓に何度も通電を行なう必要があった。患者は、肉体を離れた空中の一点から、自分の心臓に電撃を与える器械（除細動器）の前面に取りつけられたメーターの針の動きなどを細かく観察し、後にそれを思い出すことができたのである。患者は、この時用いられた除細動器をそれまで一度も見たことがなかった。

まるで人ごとみたいに、その場で起こってる出来事を少し離れたところから眺めているみたいでした。自分もその場の一員というよりは、自分には関係ないことをただ眺めてるという感じでした。……先生方はまず点滴の管に注射しました。注射の時に使うゴムの詰めものがそこにありましたね。……それから私の体を持ちあげると、その合板の上に乗せたんです。その時、A先生が私の胸を拳でドンドン叩き始めました。……酸素を吸入させました。こういう細い管を鼻から入れてですね。それからそれを外してですね、今度は口と鼻に酸素マスクをかぶせたんです。上から押さえつけるタイプの……ちょっと軟らかいプラスチックのマスクで、薄い緑色でしたね。……看護婦さんたちが、除細動器を台車に載せて引っぱってくるのを見た覚えがあります。しゃもじみたいなものがふたつ付属してましたね。……正面にメーターがついてて……四角い形で針が二本ついてて、一本は固定されてる方で、もう一本が動くようになってました。……〔針は〕かなりゆっくり起きてくるようでしたね。電流計とか電圧計とかと違って、速い動きはしませんでしたよ。……最初は、時計で言えば、一一時から一二時あたりを指してました。二回目は、一二時を過ぎるところまで行って、三回目は一時半くらいまで行きましたね。……固定されてる方は、ショックをかけたり器械をいじったりするたびに位置が変わりました。先生方は、固定されてる方の針を動かしたようですけど、もう一本の方が起き上がってくる時はそっちは動きませんでした。……〔除細動器には〕ダイヤルがいくつもついてました。まわりに小さな手すりがついた台車に載ってて、上に何か載せてありましたね。それから、コードのついたしゃもじみたいなものがふたつあったなあ……取っ手のついたゴロッとした円盤みたいなものだったですけど。……それを両手にひとつずつ持って、私の胸に押し当てたんですよ。……小さい押しボタンがついた取っ手みたいなものでしたよ。……それから、自分の体がショックで飛び上がるのが見えたんです（I—32）。

臨死状態にある自分の姿を「肉眼で見たように」語った事例をもう一例紹介しよう。この患者は、一七年前、重篤な子癇《しかん》前症を起こし、その最中に癲癇性の大発作を起こした三七歳の主婦である。患者の報告によれば、「バルコニーに坐って下を見下ろして」いるようだったというが、痙攣発作は後にも先にもこれが初めてであったという。

何かが起こりそうな感じはしておりました。……それから私は意識を失いまして……下を見下ろしていたんです。自分の体が痙攣し始めるのが見えました。私の体はそのあとベッドから落ちまして、隣りのベッドにいた女の子が大声で看護婦さんを呼んだんです。……看護婦さんが来てくださって私をベッドに戻してくださいました。その時には他にもふたり看護婦さんが来てくださっていて、ひとりはすぐに舌圧子《ぜつあつし》を持って来られて私の舌を抑えてくださったんです。それからベッド柵を立てて先生をお呼びになりました。……すごく遠い、高いところにいて体が軽くなったみたいでした。バルコニーに、い、い、いに坐って下を見下ろして、そういう場面を隅から隅まで眺め、映画でも見ている時のように、誰か別の人でも見てるみたいにすごく人ごとのような感じがしましたね。……とっても気持が穏やかでリラックスして、幸福感のようなものに満たされた感じでした。……テレビでも見てるみたいに、何もかもがはっきりと見えました。……ベッドの上でのたうちまわる自分の姿は正視に耐えませんでしたし……私の痙攣……を見て、隣りのベッドの女の子はすごく怖がっておりました。……痙攣はあまり長くは続きませんでした。どういう変化が起こったのかはわかりませんけど、次の日の朝目をさましますと、また元の体に戻っていました（Ⅰ―28―2）。

オハイオ州に住む六〇歳の主婦は、一九七八年一月、入院中に心停止を起こした。この女性の報告によると、この時、

もう体の外に出ていまして、筒みたいなものに入って横にいました。……みなさんが救急班を呼んでくださって、その方たちが入ってくるのが見えました。先生方や看護婦さんたちが全員目に入りましたし、その場のあわただしさもよくわかりました。……先生方が私の胸を叩いたり、点滴の針を刺したりして、みなさん走り回ってらっしゃいました。……集中治療室に移すため、私の私物を詰めてくださってる方もおられました。……お顔の見える方々もありましたが、背中を向けておられる方もいらっしゃいました。……私の手に刺してくださってる注射の針も見えましたし、血液ガス関係の何かも……私の顔もとてもはっきり見えました。先生方は私の瞼を開いてらっしゃるところでした。瞼をあげてのぞき込んで、私の眼がどうなってるのかご覧になってらしたのだと思います。それ以外説明のしようがありません。それから私の首のあたりに触れて、脈を見てくださっていました。でもほとんどは、私の胸を押してらっしゃいました。……人工呼吸の器械や、いろいろなものがぎっしり載った台車が来てましたが、それが何なのかはわかりません。……その前には、私のベッドの足元にある物入れから中の物

をかき出すようにしているのを眺めておりました。その看護婦さんの背中のあたりが見えました。先生が「患者を ＩＣＵ〔集中治療室〕に移そう」とおっしゃったので、その看護婦さんが私の私物を出してくださってたわけなんですね。私の引き出しから全部かき出して、バッグやスーツケースに詰め込んでくださってました。こちらへまいりました時には、どれも私の名札がついておりました、上にあがって来た時にはですね。……それから、その人工呼吸の器械を私の顔に当ててくださったんです。私の鼻の上にかかっていたのは円錐《えんすい》の形をしたものでしたね。先生が私の胸を押してくださった時、看護婦さんがそれを私に当ててらしたんです。……

セイボム　ご自分の頭のうしろがご覧になれましたか。

患者　いいえ。そんなところを見ることなど思いもよりませんでした。何もかも私の前の方で起こっておりましたので（Ｉ—45—2）。

五〇歳の不動産業者は、一九七五年一月、フロリダ州のある病院の集中治療室で起こした心停止の模様と臨死体験について次のように語ってくれた。

その時、胸が痛くなって意識を失いました。次に覚えてるのは、天井のあたりにぶら下がって、先生方が私の体を治療してるのを見下ろしてる場面です。……看護婦さんが注射器を持ってきて、静脈注射してましたね。……何もかもがいつもと全く同じでした。ベッドの脇のテーブルも椅子も何もかもがですね。……先生が私の胸を片手で思いきり叩き続けてるようでした。ベッドが上下に激しく揺れるのが見えました。……それ〔心臓モニター〕はその時には動いてませんでしたね。赤いランプがついてまして、光の線が一本水平に走ってましたよ。こういうふうに上下に動いてるんじゃなくてですね、水平なんですよ。先生方が治療してくださったおかげで、モニターがまた動き出したようでした。その時、私の意識が戻ったわけです（I—14）。

このように、「体脱」状態から自分の肉体を眺めている者は、激痛を伴うはずの処置を無麻酔で受けている時ですら、痛みが全く感じられなかったと語るのである。フロリダ州に住む四四歳の男性は、無痛状態で体外から観察した、心停止から蘇生した時の体験について次のように語っている。「その時、A先生が私の胸を拳でドンドン叩き始めました。あばら骨が折れたとしても、痛くはなかったですね。痛みを感じなかったんですよ。……〔除細動中〕自分の体がショックで飛びあがるのが見えたんですよね。電気ショックなら痛いんでしょうが、痛くありませんでした」（I—32）。

先述のオハイオ州の女性も、一九七八年に自分に救命処置が施されている場面を見ている時、全く痛みを感じなかったことを報告している。

看護婦さんが、私に針を刺して血管を探してらっしゃる時ですけど、何も感じなかったんです。変な感じでしたね。ふつうならわかりますものね。先生方が胸を押してくださってる時も何も感じませんでした。私に見えましたのはそういうことですけど、見えるだけで自分にされてる感じはなかったんです。……点滴の針を刺しても痛くないとはんとに思いましたが、そんなのはこの時が初めてです（I―45―2）。

物音が聞こえる

自己視型臨死体験の中で、その場で起こっている出来事を「視覚的」に観察する以外に、自分の肉体周辺で交わされていた会話が聞こえたという者は一六名あった。心停止中に自己視型臨死体験を起こしたという六二歳の男性は、「みなさんの声が聞こえましたし、私の体を治療してくださってるのも見えましたし、看護婦さんに指示しておられるのや話しておられるのも聞こえました」（I―67）と述べている。心停止後に蘇生した他の患者も同様の体験を語っている。「天井のあたりから、私の体を治療してる先生方の姿を見下ろしてる記憶があります。……先生が担当の看護婦さんに話してる声が聞き取れましたね。先生が看護婦さんに、何を取って、とかそういうことをおっしゃってたのが思い出せますよ。そうなんです、そういうことが聞こえたんです」（I―14）。

五七歳の建設作業員は、心停止中に起こした自己視型臨死体験の最中には何も聞こえず、臨死体験が終わった後に聞こえ始めたという。

ちょっと宙に浮いてるみたいだったね。……自分の体がそこで横になってるのがわかったよ。それでね、連中はベッドに寝てる俺の体を、こう乱暴に揺さぶるんですよ。でもね、俺の体の上にかがみこんでる看護婦さんとかがいっぱいいたもんでね、他に何やってるのかは見えなかったね。……音は何も聞こえなかったなあ。こういうことが書いてあるものを見るとですよ、全部のことが聞こえるみたいに言ってるけどね、俺の場合は何も聞こえなかったなあ。……それで〔自分の体の〕中に戻って……それから、ひとりが「患者さんの血圧はまだ全然ありません」と言ったら、もうひとりが、「このアトロピンが心臓に届いたら、血圧はすぐ回復するよ」と答えるのが聞こえたね。そしたら俺の顔に血の気がさすのがわかったんですよ。それから連中は俺に話しかけたんだ（I—5）。

心停止から蘇生した別の患者は、自己視型臨死体験の中では「音は聞こえませんでしたけど、そこにあるものはよく見えました」（I—63—2）と語っている。

他者に対する意志伝達の試み

自己視型臨死体験中に、その場にいた人間と意志伝達を行なおうとした者は五名あった。三七歳の女性は、自分が臨死体験をしている最中にその場に立ち会っていた母親に、「体脱」状態のまま自分の存在を知らせたかったが、「自分が大丈夫だっていうことを、どういうわけか母に知らせることができな……かったんです。どういうわけか、自分が大丈夫だっていうことがわかったんですけど、それをどうやって母に伝えたらいいのかわからなかったんですよね。ただ母の姿を見てるだけだったんですね」（I―28―1）。五一歳のある男性も、自己視型臨死体験中に自分が「大丈夫だ」ということを人に知らせようとした。「そこに自分がいないことがわかったわけですよね、もう出てましたから。それで、『誰か俺の言うことが聞こえたら、何も問題はなくなるんだろうにな』と言ってたんです」（I―3）。先述の建設作業員も看護婦と直接に交信を試みている。

俺の〔肉体の〕顔が見えたんですよ。一メートル半くらい下だったかね。そのあたりに顔が見えたんだよね。……あの人たち〔医師や看護婦〕は忙しそうだったね。一回、ひとりの看護婦が、〔三〇センチ程度を示して〕このくらいのところから俺の〔肉体のではない〕顔をまっすぐ見たことがあったんですよ。俺はその看護婦に何か言おうとしたんだけど、その看護婦は何も言わなかったね。……話しかけても答えないもんで、映画のスクリーンでも見てるみたいだったなあ。俺は実際ここにいるけど、この看護婦はほんとはいないんじゃないかと思いましたね」（I―5）。

臨死体験で「体脱」状態にある者が、その場に立ち会っている者と意志の伝達を行なおうとした例で最も劇的なのは、地雷を踏みつけて片手と両足を吹き飛ばされた二三歳のベトナム帰還兵が語った体験であろう。この男性の自己視型臨死体験は、爆発が起こった戦場で始まり、意識不明に陥った肉体がヘリコプターで最も近い野戦病院に搬送されるまでの間続いたのである。この間、患者は、自分の肉体の近辺に留まっていた。野戦病院の手術室で自分の手術の場面を眺めながら患者は、執刀している外科医が自分を救おうとしているのを見て、それをやめさせようとしたという。

患者　あの連中〔医師たち〕を何とかやめさせようとするわけですよ。ほんとに連中をひっつかまえてやめさせようとまでしたんです。そのままの方が幸せだと心から思ってたからですね。……その医者の体にしがみついている記憶がほんとにあるんですから……

セイボム　それでどうなりましたか。

患者　なんにも。全く何も起こりませんでしたよ。まるでそこにいないみたいな感じでしたね。つかまえたけど、そこにいなかったのか、僕の方が突き抜けちゃったのか、どっちかですね（I―68）。

「思念の旅」

このような「体脱」状態で自分の肉体上方に留まっている間、その気になりさえすれば自由に動き回ることができたと語る者は三名あった。こうした移動は、「思念の旅」のような形で行なわれるようである。

先述のベトナム帰還兵は、ある時点で、自分の肉体が横たわっている手術室を「離れ」、負傷した場所に「戻った」ような感じがしたという。そこでは他のアメリカ兵が戦死者を探し歩いていた。

あの連中がそういうこと〔手術〕をしている間にですね、自分が意識不明の重体になった現場に突然舞い戻った覚えがあるんです。そこでは戦友たちが戦死者の遺体を片づけてました。ぼくは、そこでその日戦死した戦友たち全員の遺体を見てるんですね。片づけをしてる連中は、遺体にこういうポンチョをかぶせたり、負傷者を探したりしてました。その時、知ってる戦友がいたんで、戦死者やら負傷者やらを探しまわるのをやめさせようとしたんです。でも止めることはできませんでしたね。すると次の瞬間、急に救急へリポートにいたんです。……まるでですね、そこに突然姿を現わしたと思ったら、次の瞬間こっちに移動したみたいなもんですよ。まばたきする瞬間に移動したみたいですね。

本章の冒頭で紹介した、心停止中に自己視型臨死体験をしたという夜警も、こうした「旅」の体験を語っている。「体脱」状態の時、この男性は次のような感じを体験しているのである。「ズームレンズをご存知ですよね。私は相手との距離を自分の思うように調節できたんです。相手の方を自分に引きつけることも、自分の方が相手に近づくことも、思いのままにできたんですよ。そうだ、相手の方にもうちょっと近づけたらいいだろうなって考えたらですね、そこにいたわけですよ。」この「旅」で患者は、自分の救命処置が行なわれている診察室のすぐ外側まで出かけたという。

　自分の見たいと思うところがどこでも見えましたね。外の駐車場をのぞくこともできましたよ。でも自分は廊下にいたんですけどね。……「じゃあ、外の駐車場はどうなってるかな」って言うと、自分の頭の一部がそこに出かけて、そこで起こってることを見て、また戻ってきて教えてくれるって感じでしたね。それ以外のことはわからないなあ。……病院のランドリーでものすごい音がしてるのもわかりました。そこには大きなボイラーがあったんで、こう思いましたよ。おやおや、ずいぶんすごい音だ。すぐ上の階の患者さんにはこの音が聞こえてるだろうなあ。どうしてこの連中、ドアのすき間を塞がないのかね。どうして壁を防音にしないのかねってね。……入院してる患者さんの見舞いに〔何ヵ月かして〕行った時、病院のカフェテリアに一度入ったことがあったんですが、そこはちょうど私が見たのと同じでしたね。細かいところまでそっくり同じでしたよ。でも、こんなことまでお話しするつもりじゃなかったんですけどね（I―19）。

一九七六年二月に、心停止と自己視型臨死体験を起こし「体脱」状態にあった時、これと同じような「旅」ができたという男性がもうひとりいる。

その気になればいつでも、自分の体から離れることができたんですよね。……自動車とかのように機械的な感じじゃないんですよ。考えるだけで実現されるわけです。どこにでもすぐ行きたいって考えることはできるでしょう。それと同じようなもんですよ。……すごい能力があることがわかって、いい気分でしたね。自分の好きなことができるんですから。……今よりもずっと現実的な感じがしました（I―65）。

肉体に戻る

インタビューの対象となった者全員が、自己視型臨死体験中に肉体から本当に「分離」したように感じられたと語っている。同様に、臨死体験が終了する時点で、やはり肉体へ「戻る」感じがあったという。ある女性はこの時の感じを、「もう一度ひとつになる」と表現している。こうして肉体に「戻った」後、肉体が意識を回復する場合と、意識不明の状態がしばらく続いてから意識を取り戻す場合とがある。

自分の体に蘇生処置が施されるのを見た直後、一瞬のうちに自己視型体験から「戻った」と表現される場合が多かった。胸部に電撃が加えられたことにより自己視型臨死体験に終止符が打たれたと語っている患者もある。一九七八年三月に心停止を起こした六二歳の飛行機整備士である。

上の方から自分を見下ろしてました。みなさん私を生き返らせようとして、一生懸命治療していました。……こういう当てるもの〔除細動器の電極パドル〕を使って、私を生き返らせようとしているのが見えました。潤滑油みたいなものをそのふたつに塗って、それをこすり合わせて、私の体に当てるんですよ。そしたら私の体が飛び上がったんです。でも、その時も何も感じませんでした。それから、体をまた元の位置に戻してもう一回当てたんですよ。……その時、私は家族やら何やらのことを考えて、「メイジー、どうしても元のようになりたいんだ」って言ったんです。そうしたら、まるで元通りに体の中へ入ったみたいな感じがしたんです。……私が生き返ったのはその時でした。自分の体に戻ったのはその時だったんです（I―67）。

心室細動が除去されると同時に自己視型臨死体験が中絶したという患者は、他にも二名あった。

看護婦さんは、ベッドのこっち側のその器械のそばにいました。その看護婦はそのショックをかけるものを取って、ひとつをこっちに、もうひとつをこっちに当てたんですよ〔電極パドルが当てられた場所を正しく指し示す〕。そうしたら、私の体が、こんなふうに飛び上がるんです。……叩きつけられてバラバラになったみたいで、ふたつの力が一緒に来たような感じだったですね。私はこっちの上の方にいたんですが〔天井を指さす〕、私も体もひっつかまえられて、無理やり元に戻らされたみたいでした（I—63—2）。

どこかわかりませんが、上の方で坐ってたんです。下が見下ろせ……ました。……二回ショックをかけられて……体の中に戻りました。ちょうどこういう感じで〔指を鳴らして〕一瞬のうちに入ったわけですよ（I—19）。

術後の昏睡状態で心停止には至らなかったが、自己視型臨死体験を起こした女性の例では、この患者の病室の入口に誰かが来た時点で臨死体験が終了している。「それから急に私は上にあがってですね、天井まで行って……ベッドを見下ろしたらね、私の体が見えたんですね。それから、家族の誰かがドアのところまで来て呼んだ時……私は一瞬のうちに自分の体に戻ったんです」（I—46）。「体脱」状態で「目撃」した出来事とは全く無関係に、一瞬のうちに体に「戻った」という事例もいくつかあった。たとえば、フロリダ州に住む三八歳の農場主は、駐車場で短時間心停止を起こしている間、自分の体に「再び入った」ように感じられたという。「上から自分の体を見下ろして……ました。……それから……自分の体に戻ってい……ました」（I—20）。おそらくこの男性の臨死体験は、心拍が自然に回復するとともに終了したのであろう。その後の入院中にこの患者は、一度停止した心拍の自然回復を数回繰り返している。
一九七八年一月に入院した六〇歳の女性は、「体脱」して自分の蘇生場面を眺めていたところ、突然自分の肉体に「戻ってあらゆる体の動き」を感じる体験があったという（I―45―2）。しかしこの患者は、自分の肉体に「戻った」理由を、その時目撃した救命処置のいずれとも関係づけることができなかった。

人に自分の体験を話す

自己視型臨死体験をした者の中には、後にその体験を、その時その場に居合わせた人間に話している者が何名かあった。いずれの場合も、患者の見聞きした内容があまりに正確であったため、患者から話を聞かされた者はかなり驚いたという。ある女性は、自己視型臨死体験の内容を一部話した時に母親と主治医が示した反応について次のように語っている。

それから私は、もう死ぬってわかってたことを母に話し始めたんですけど、どうしてそんなことが私にわかるのか母には納得がいかなかったわけです。……私を診察してくださった時先生が言われたことや、母が一晩中付き添いながら泣いたり祈ったりしていたことを私が知ってるのを聞いて、母はとてもびっくりしていました。……母は、その時部屋の中で起こった出来事を私が知っているのがわかったわけです。……ふたり〔母親と主治医〕はそういうことがどうして私にわかったのか、自分が意識不明だということがどうしてわかったのか不思議だと言って話しあったのを覚えております。でも結局は、わからないというところに落ちつきました（I―28―1）。

ある男性は、救命処置により蘇生した後、その時自分が受けた処置を主治医に説明してみせた。

それからですね、先生がなさったことをいくつか話しましたら先生は考え込まれまして、「そうだ、確かにそうしたよ。あなたに意識がなかったのはわかってるから、見てたとしか考えられんな」と言われました。今となってはもう覚えてませんが、自分がしたことを私が見たはずだ、そうでなければわからなかったはずだ、と先生が思われるようなことが、二つ三つありましたね（I―14）。

フロリダ州のある病院の集中治療室で心停止を起こした後に蘇生した患者から、その患者に救命処置を施している時の模様を聞かされた医師がもうひとりいる。

B先生が回診の時、あなたは死の瀬戸際まで行って死んだとかどうとか言われたものですから、私は、「先生、私が死んでたはずはないですよ。何があったか全部わかっていたんですから」って言ったんです。それから、右の腋の下から先生が顔をあげて、思い直して反対側に行った時のことを話したら、そんなことはない、そんなこと見えたわけがない、あの時あなたは医学上は死んでたんですから、とおっしゃったんです。先生はただ頭を振るばかりで、全然わかってはくれませんでした。ですから「私の言ってることは当たっていますか」と聞いてみたんです。そうしたら先生は、「あなたの言うことは確かです、当たっています」っておっしゃったんですよ。それでも頭を振り振り行かれましたね（I―67）。

しかしながら、こうした自己視的「イメージ」が事実であることを確証するためには、その場に立ち会っていた者（医師や看護婦等）から直接に証言を得るか、カルテなどの医学的記録に残されている蘇生処置施行状況の記録によって別の方面から裏づけを取る必要がある。こうした証拠の得られる例はかなりあり、それについては第七章で紹介するつもりである。しかしそれよりもまず、臨死体験がさらに深まった段階で見られる「超俗型体験」を眺めてみる必要がある。

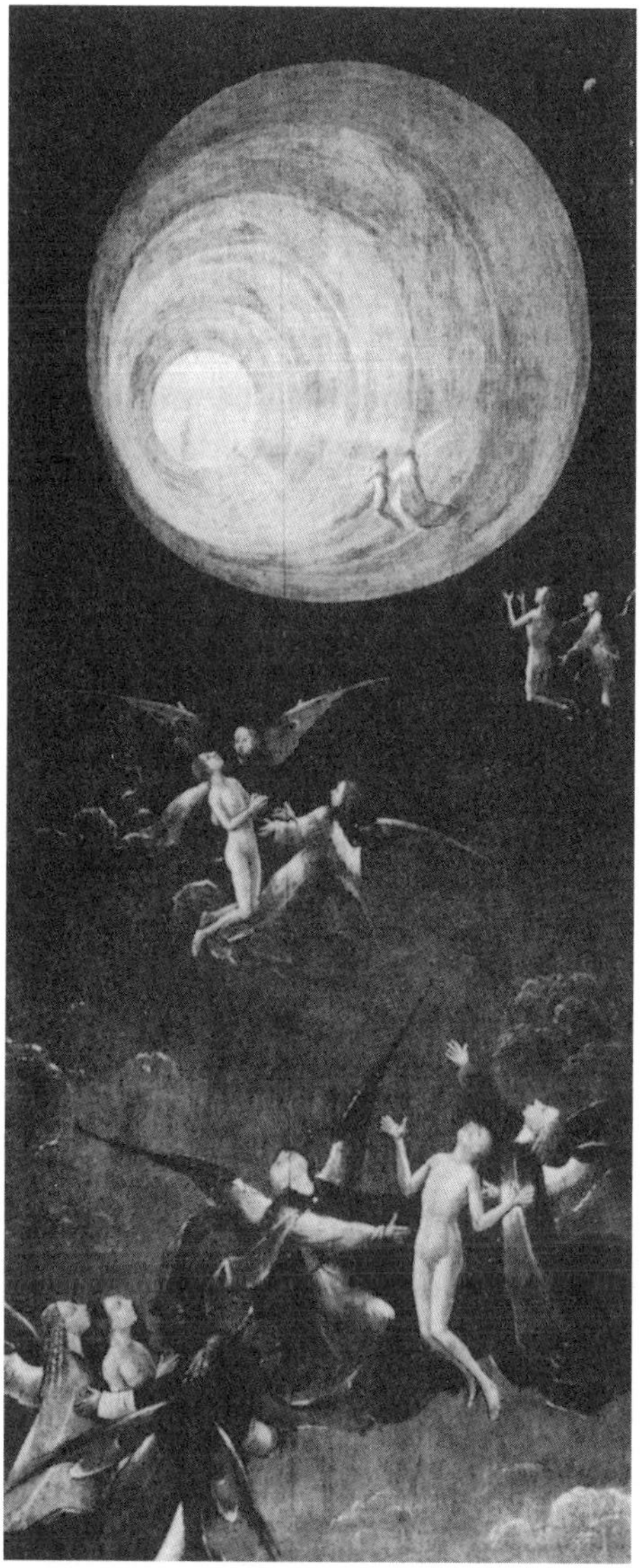

「最高天への上昇」ヒエロニムス・ボッシュ画。ベニス、ドウジズ宮殿所蔵。スカラ・エディトリアル・フォトカラー・アルヒーブス提供。

この16世紀の絵画は、死を、暗闇とトンネルを通り抜け、その彼方にある輝かしい光の世界へと至る旅として描いている。これは現代の超俗型臨死体験の報告と驚くほど類似した考え方である。

第4章　超俗型臨死体験

一九七八年七月のことである。私は、アトランタ復員軍人病院で心臓病専門医として勤務を開始していた。ある日の午後四時頃、最後の患者が診察室に入った。私はその患者を見るなり、若々しく健康そうな見かけとカルテの厚さとのあまりの隔たりに仰天してしまった。この男性患者は、カルテが部厚ければ部厚いほど病気は重い、という医学常識を全く無視しているかのようであった。カルテにざっと目を通すと、現病歴がだいたいわかった。まだ三五歳なのに、一九七七年五月に重い心臓発作を起こしていたのである。その時を境に患者は、胸部痛や心不全で入退院を繰り返していた。こうした身体的障害を抱えていたにもかかわらず患者は、明るい、楽観的な人生観を持ち続けることができたようである。

心臓病の新しい担当医です、と自己紹介した後、私は日頃の養生法について患者から話を聞いた。患者の状態はかなり安定していたので、処方を変更し次回の受診日を決めた。患者が帰り支度をしている時、エモリー大学病院のカルテの表紙に注意すべき症状としてあげられているひとつにたまたま目をやった。そこには、「急性下壁心筋梗塞症〔心臓発作〕による心停止」と書かれていた。そこで私はもう一度患者を坐らせた。

インタビューの状況としてはこれ以上望ましい条件はなかったであろう。その日診察する予定の患者はもうなかったし、患者は特に帰宅を急いでいなかったからである。問診の末、次のような経過が明らかになった。

一九七七年五月、患者は妻を連れ、友人とダンスに出かけた。踊っている最中、強い胸部痛に襲われた。消化不良で胃痛が起こったためだろうと考えた患者は、新鮮な空気を吸いに外に出たが、胸部痛は収まらなかった。友人に説得されて地元の救急病院に行き診察を受けたところ、その最中に意識を失い、翌日気がついてみると腕には点滴の針が刺され、心電計につながれていたのである。この間、患者は次のような体験をしたという。

病院の玄関に着くと、病院の人たちが僕を車から引っぱり出したのは覚えています。その時から意識がなくなりかけたんです。……その人たちが、「心臓発作を起こしてるぞ」と言っていたのも覚えてますけど、そのあと意識がなくなったんですよ。……この段階で自分の一生がバーッと目の前に浮かびましたね。僕のそれまでの一生がですね。……たとえば僕たちが結婚した時のこととかが、目の前にパッと現われては消えるんです。……上の子どもができた時のことも目の前にパッと浮かびました。たぶん一番大きいことで一番長く見えたのは、僕が二、三年前イエスさまに帰依した時のことですかね。それからトンネルの中に入りました。その時、何かこう暗い、うねっているようなトンネルに入ったなって感じでしたね。ほんとうに真暗でした。そのトンネルの向こうに、明るい光が見えたんです。ミカンみたいだったなあ。あの、先生は日が沈むところをご覧になったことあるでしょう。オレンジ色の太陽のまわりに黄色い光が輪になってますよね。トンネルの端がちょうどそんなふうに見えたわけですよ。……僕はほんとうに安らかな気持でしたね。この経験は、今までの中では一番味わい深いものでしたから、また生き返ろうがどうしようがそんなことはどうでもいいと思いましたね。僕の心は解放されたんですよ。そのことがあってからは全部が解放されましたよ。……声が聞こえたのも覚えています。……イエスさまが僕に話しかけてくださったんだと思います。……あの、こういう、天国の黄金の門が見えましたね。そこに行く階段も見えました。そういうものを見た覚えがあるんですよね。……僕は昇れるはずないのに、階段を何段かあがってましたが、どうやってそこまで行ったのかわからないんですけど、そこにいたんですよね。……誰かに二言三言声をかけられたら、自分の体に戻って眠ってたわけです（I―15）。

次にこの患者の退院時のカルテから引用しよう。

三五歳の白人男性。ダンスの最中、胸骨下に鈍痛が出現、ただちに救急センターに搬送され、そのまま集中治療室に転入。救急診察室にて心電図を測定、急性下壁心筋梗塞症を起こしており、洞性徐脈〔心拍の減少〕があるように思われた。ＩＣＵに転入させる途中、心室細動〔心臓発作〕発生、ただちに除細動〔胸部への電気ショック〕施行。心室細動を一〇回ないし一一回繰り返し、そのたび除細動施行。その結果、危機状態を脱す。……

この患者は、集中治療室で一九七七年三月二七日まで治療を受けた後、一般病室に移された。そして病状が回復した時点で退院し、元の主治医が治療を引き継いだ。その後、心臓カテーテル検査のためアトランタ復員軍人病院に紹介され、現在も外来受診を継続している。

この患者は、自分の肉体が置かれている「この世的」な場面とは全く異質な見慣れない世界ないし次元に、自分の「意識」が入って行くのをはっきり感じたという。私はこうした体験を「超俗型臨死体験」と呼んでいる。この世的な限界を「超越」する物事や出来事が体験されるからである。本研究では、こうした体験報告が全部で四一例得られている。

暗い世界ないし空間

暗い世界ないし空間に入る感じがした時点で超俗型体験が始まったとする者は、一四名あった。

暗い空間に移行する際、「これからいったいどうなるんだろう」と思い、一瞬恐怖におののいたりうろたえたりする例もあるが、そのうちにこうした不快な感情は、臨死体験の進行に伴って影をひそめ、穏やかで安らかな感情に取って代わられるのである。身動きが取れないまま、この暗い空間に投げ出されたように感じたという者も若干あった。フロリダ州に住む四七歳の電気技師も、このような体験をしたひとりである。この男性は、一九七七年三月に心停止を起こして蘇生した後、「音が全然聞こえない完全な暗闇に入ったんです。真暗な空間で、こうやって手足を大の字に広げているような感じですよ」（I—33）。暗闇の世界を移動してるのがはっきり感じられたという者もある。二三歳の女性は、術後ショックを起こした最中に、このような感じを体験したという。

私のまわりは完全に真暗でした。時間と空間の中をすごく速く動いている感じがしたんですよね。トンネルの中をどんどん進んで行ったんです。トンネルみたいには見えませんでしたけど。トンネルの中にいると、真暗で何にも目に入って来ませんよね。すごく速く動くと、その真暗闇の壁が自分に迫ってくるような感じになりますでしょう（I—29）。

一九七七年四月、フロリダ州北部の病院に入院したある患者は、入院後一時間弱の間に心停止を三回繰り返した末、蘇生している。この患者は、最初の二回の心停止では間もなく除細動が成功し、二回とも、暗い空間に身動きがとれないまま「浮遊」していたという体験を蘇生後に語ってくれた。

三回目の心停止はもっと長く続き、その間、この暗い空間を「移動」する感じがあったという。

〔一回目の心停止〕何もかも真暗でした。その時、宙に浮いてる感じがありました。宇宙飛行の時みたいに、空間が果てしなく広がってる感じですね。浮かんではいましたが、どっちにも動いてませんでした。その場に宙吊りになってる感じでしたね。

〔二回目の心停止〕その時も、どっちにも動かずただ浮かんでるだけという、一回目と同じような感じがありました。

〔三回目の心停止〕また暗闇の中に入ったのを覚えてます。……でも今度は、ただ宙吊りになってるんじゃなくて、上の方にあがっていく感じでした。引っぱりあげられてるみたいな感じでしたね。とにかく上にあがっていく感じでした（I—56）。

自己視型臨死体験の最中に、この暗闇の世界を体験した例が二例ある。そのうちの一例は一九七八年一月に心停止を起こした六〇歳の女性である。この女性は、自分の救命処置の場面を、暗い空間に「体脱」状態で浮かびながら「眺めて」いたという。

〔心停止中〕もう体の外に出ていまして、筒みたいなものに入って横にいました。そこは本当に真暗でしたが、先生方がなさっていることが見えたんです。声も聞こえました。そういうことを全部してくださってるのが見えました。……誰かがベッドの脇に大きな筒を置いて、私がベッドからその筒にすべり込んで、そこに浮かんでるみたいな……でも、私の体のまわりは明るくて、まるで部屋の中にいるみたいでした。私のいたのがどこかはわかりませんけど、とにかく真暗でした。でも外は見えましたし何でも見えました（I—45—2）。

意識不明の自分の体に救命処置が施されている場面を見ながら、暗い、廊下状の場所を抜けて行く感じを体験したという事例がもう一例ある。

自分の体がそこに横になってるのが見えたんですよ。……その場で起こってること〔が見えました〕。……暗かったり薄暗かったりする廊下みたいなところに浮かんでるような感じで、ゆっくり上にあがってきましたね。先生たちは俺をバンバン叩いてました。……それで考えましたね。これは何だ。いったいどうなってるんだってね。それからどんどん上にあがり続けましたよ。……それからもっと遠くに行ってね……この世とは違う世界まで行ってきました（I—57）。

後者の例では、自分の体の蘇生場面というこの世的な出来事が進行している世界と、超俗的体験の舞台となっているあの世的な世界とが、暗い、廊下のようなものによって仕切られている。

光

暗い空間が終わり、非常に美しい超俗的世界へ入ったことを告げる、明るい光の存在について述べた者は、一七名あった。「移動」は、この先に向かって、暗い空間から遠ざかる形で行なわれたという。フロリダ州に住む五六歳の会社重役は次のように述べている。

それから完全に真暗闇の中に入ったんです。……すると、こういう光が見えました。誰かが懐中電灯でも持ってるみたいな感じの光がですね。それでそっちに近づいて行ったんです。それからあらゆるものが輝いて、次の瞬間、宙に浮かんでたんですよ。……私たちは、この一条の光に沿って進んで行きました。……光はどんどん明るさを増してきました。……すごく明るくて、近づけば近づくほど明るくなって、目もくらむようでしたよ。

セイボム　イライラされましたか。

患者　いいえ。イライラするようなことは全くありませんでしたね（I―8）。

この光は、太陽光や夕焼けの美しさに喩《たと》えられることも多い。

次の事例は、心停止から蘇生した三五歳の男性である。

そのトンネルの向こうに、明るい光が見えたんです。ミカンみたいだったなあ。あの、先生は日が沈むところをご覧になったことあるでしょう。オレンジ色の太陽のまわりに黄色い光が輪になってますよね。トンネルの端がちょうどそんなふうに見えたわけですよ。結局はその端まで行けませんでしたがね（I—15）。

四五歳の製薬会社のセールスマンは、心停止の最中に次のような体験をしている。

部屋の窓を抜けてったんです。太陽が輝いてる時、飛行機に乗って雲の中に入って行ったとしましょうか。そうするとまわり中が明るくて、しかもどんどん明るさが強くなるでしょう。でもまぶしくはありませんよね。そういう感じだったんです（I—60）。

三三歳のベトナム帰還兵は、一九六九年にベトナム戦争で地雷を踏みつけた時、次のような体験をしたという。

……とっても明るい光でした。太陽ではなかったですけど。太陽にカメラを向けて写すと露出オーバーになりますけど、そういう写真みたいな感じでしょうか。とにかく真白で、まわり中が真白に見えました（I—68）。

一九七二年に重篤なショック状態から回復した五四歳の元機械工は、この光を、「暗闇がない」と表現している。

その時見た光はですね、あの、……光というよりはですね、暗いところがない完全なもので……そうですね、光というと、大きな光が何か物を照らすと影や何かができるでしょう。この時見た光は、暗い部分が全然なかったんですよ。まわり中に光がない限り、光が当たると必ず影ができますから、そういう光があると言われてもピンときませんでしょうけど。でも、この光は非常に完全なもので、光源というものがなくて、光の中にいたんです。言ってることわかりますか（I—65）。

一九七二年八月に心停止から蘇生している五一歳の男性が見たという光は、これとはまた違っている。

その時、光が見えたんです。明るい光でしたね。こういう明るさで形があって……テレビでやってるクエーサー・テレビのコマーシャルがありますよね。こういう白い小さい光がたくさん輝いてて、正確には十字架の形はしてませんけど、真中が、他の部分よりちょっとキラキラしてる以外は、全体的に十字架の形になってるという。私の見たのはだいたいそういう感じで、非常に強い光でしたね(I—3)。

光を人間の霊や宗教上の人物と解釈した例も二例あった。たとえば、一九七七年に心停止を起こして蘇生した五三歳の男性は、光を「ふたりの人間」と思ったという。

大きな白い光がありました。でもひとりじゃなく、ふたりの人間が光を放ってるみたいでしたね。目がくらむような明るい光ではありませんでした。ふたりの人間みたいな感じの白い光でしたけど、それ以上のことは、それが誰だとかまではわかりませんでしたね。……ふたりの人が私に近寄ってきたみたいでしたけどもね。はっきり人間だとわかったわけじゃないですけど。光の輪郭だけでしたね(I—56)。

この世のものならぬ世界

超俗型臨死体験の最中に、美しい風景が広がる世界を見たという者は二八名あった。こうした超俗的場面の描写は、それぞれかなり異なっている（巻末の表12参照）が、それが以前行ったことのある場所だという者はひとりもいなかった（つまり、既視感はなかったということである）。自分が肉体から抜け出してそこに「行った」感じが鮮明に体験され、まるでそこに本当に連れて行かれたように感じられるほどであったという。

この世的な美しい田園風景を見たという者も一一名あった。五五歳の織物工場の従業員は、一九七九年一月に心停止を起こした際、次のような場面を見たという。

この幻を見てる時、自分には見えませんでしたけど、何か高いものの上に立ってましたね。というのは、もう最高にきれいで、実に青々とした牧場が下に広がってるのが見えたからなんです。小さな丘があって、平らな草原が右手まで広がってました。……私はそこにいる牛やら羊やら羊飼やらを見下ろしてました。みんな、その草原みたいなところにいて、右側に牛が、左側に羊がいましたですね。羊飼いは、七、八メートルほどの丸い丘みたいなものの上に立ってました。……明るい、天気のいい日のようでしたね。……全体的には、手入れの行き届いたゴルフ場のグリーンのような感じでした。……羊飼いは私に背中を向けてましたけど、ちょうど聖書に出てくるような感じだったですね。こういう長いローブを着て、頭巾をかぶり、ひもで結んでました。何か持ってましたね。杖は見えましたけど、この人がどういう人かはわかりません。……あれ、今でも見えるなあ。心の中にくっきり焼きついているもんだから、ずっと忘れないんでしょうね。信じられないことですけど（I―66）。

人生の大半をテキサス州で過ごした六三歳の男性は、一九六九年に心停止を起こした時、ふたつの全く異質な世界の境界になっている有刺鉄線をフワリと飛び越える体験をしている。

柵の上の方に浮かんでました。……その柵の片側は、背の低い木が密生した、すごくゴツゴツしたところで、そんなところには行きたくないと思うような、どうしようもないところでした。ところがその反対側は、今まで見たこともないような、最高にきれいな牧場《まきば》の風景が広がってたんです。あまり離れてないところに、きれいな木や草が生えていて、馬がいるのが見えました。……棘《とげ》が三、四本ついた有刺鉄線の柵があって、……ふたつの世界をはっきり分けてました。青々としたきれいな牧草地がそこで止まってたんです。……左側がこの世でした。この、ゴツゴツしたきたない場所が私の住んでいる世界なんです。……もうひとつの方がこれから行く世界なんですよね（I―47）。

フロリダ州の三二歳の主婦は、腎不全と肝不全が原因で起こった深い昏睡状態の最中に、水の流れに関係した体験をしている。

ゆるやかな流れみたいでした。歩いて渡れる程度の川で、むこう側に虹色が見えました。虹みたいでしたね（I—18）。

やはりフロリダ州に住む主婦は、一九七七年に起こした心停止中に次のような体験をしている。

美しい夕焼けのようでしたね。紺碧《こんぺき》の空でも海でもありませんでした。亡くなった主人が水の中で私の方に近づいてきましたが、その水は金色に輝いてました。……そして何もかもがとにかくきれいでした。木が生えておりましたが、その木はほとんど金《きん》でできているような感じでございました。緑や青は全然見あたりませんでしたね（I—34）。

「この世のものならぬ」雲や空、星、霞《かすみ》などを見たという者は八名あった。フロリダ州に住む六九歳の男性は、心停止の最中に、まるで「すっかり晴れ渡ったきれいな夏の日に、雲の上を歩いてる」ような感じがあったと語っている（I—27）。また、術後に起こした心停止の最中に、ある男性は、死んだ肉親が何人も「雲の中に立ってる」のを見ている。「みんなちょっと光って見えたけど、うしろの方には黒い雲がひとつあったんです。……私は雲の中をフワフワ浮かんで」（I—44）いたという。五五歳の保健婦は、術後の昏睡状態の中で、「家の外」の「霧」の中に坐っている死んだ父親の姿を見たという（I—37）。また、六〇歳のある男性は、臨死体験中に、「世界が裂けて……何もかもが銀色で……ダイヤモンドや星みたいだったね」（I—25）と述べている。

天界ないし天国を見たという者も九名いた。そのほとんどは、天国への入口とおぼしき門を見ているという。ジョージア州在住の三五歳の実業家は、自分が「今まで昇ったこともないような……天国の金の門〔へ通ずる〕……階段を昇ってる」（I—15）のがわかったという。フロリダ州に住むある女性は、心停止から蘇生した後、天国の門があって「その向こう側に人」（I—43）が見えたと語っている。またある男性は、「かなり磨き込んだ、見たところ錬鉄でできているみたいで、金の飾りのついた門」（I—61）を見たと述べている。

こうした天国の風景を「言葉では言い表わせない」と述べた例も二例あった。一例は、「天国はとにかくきれいでした。……天界の美と申しましょうか……誰もが天国はかくあるべしと頭に描くようなところでしたね。そこにあるものの美しさは、まさしく天国そのものでございました。何から何までそういうふうでした」（I—54）と語り、もう一例も、「きれいなパノラマを見てるようだったね。……言葉で表現できないとはこのことだね」（I—65）と語っている。

他者との出会い

臨死体験中に他者が近くにいるのを感じた例は二八例あったが、見えない「存在」か目に見える「霊」のいずれかであったという。このような霊的存在との間に交信が行なわれた記憶のある例は、二八例中二一例であった。交信の「方法」は四通りに分類される。その内訳は、「言語的」なもの（たとえば「はっきり聞きとれるような大きな声」、「大きな響き渡る声」、「言葉」といったもの）が一二例、言葉によらない「テレパシー」（たとえば、「声で言葉を交わし合ったりはしませんでした」とか「脳裏に直接刻み込まれました」など）が四例、非言語的な身ぶりによるもの（たとえば、「手を差し伸べた」とか「手を振っていました」など）が二例、言葉を用いたうえで非言語的コミュニケーションを行なった例が三例の、計二一例であった。このような交信の「内容」は、この体験をそのまま続ける（つまり「死ぬ」）べきか、肉体に「戻って」生きるべきかの決定に関係したものが最も多かった（表13参照）。

神やキリストの存在を感じた者は三名あった。一九七二年に心停止を起こした五一歳のプロテスタントの男性もそのひとりである。

はっきり聞きとれるような大きな声で、お願いしたというかお話ししたのを覚えてます。少なくとも私が考えたことは声に出ましたね。「イエスさま、子どもたちともっと一緒にいさせてください、お願いです」というふうにですね。それから、こういうふうにお願いした時ほど謙虚な気持になったことも、神妙な態度になったことも、それまでなかったと思います。まるで――あの、話に尾ひれをつけてるつもりはありませんし、そういうふうにお取りにならないでいただきたいんですけど――自分が神に話しかけてるということがかなりわかってたみたいなんです。そのくらい身近な感じだったんです。……神妙な気持になって、子どもたちともっと一緒にいさせてくださいとイエスさまにお願いしたんです（I—3）。

臨死体験中に、今は亡き友人や親族と出会ったという例は二例あった。戦場で重傷を負い意識を失っている時、自分の肉体を上から眺めていたという例もその一例である。

自分の体から抜け出し、手足を三本失って下に横たわってる自分の体を見下ろしていました。……それがすごく現実的だったのはですね、前の日に戦死して僕がポリ袋に入れた一三人の戦友がね、私の横にいたからなんです。それから、それ以上にですね、この年の五月に、僕の所属する中隊の戦友が四二人も戦死してたんですが、その四二人全員が、そこに来てたんですよね。みんな人間の格好はしてませんでしたね。どういう格好かはわからないので申しあげられませんけど、とにかくそこに来てたわけです。そこにいるのがわかったんですよね。声で言葉を交わし合ったりはしませんでしたけど、意志は通じ合えたんです。……同情もしなければ、悲しみも感じませんでしたね。みんなもう、こっち側にいたんですよね。戻りたがってはいなかったですね。そういうことが、やりとりの一番の内容でした。……こっち側にいてみんな満足してるってことがですね（I—68）。

フロリダ州に住む五二歳の男性は、一九八三年に起こした心停止の最中、意識不明に陥っている自分の肉体の上に「浮かんで」いた時、死んだ兄の存在を感じたという。

どこかわかりませんが上の方で坐ってたんです。下が見下ろせ……ました。……兄が〔一緒にいました〕……ガキの頃死んだ兄貴が。見えなかったですけども、すぐ横にいるのがわかりましてね。私の肩を叩いてこう言いましたよ。「おまえの運命はおまえ自身にかかってんだぞ。やりたいと思うことは何でもできる。ここにいて自分の体に戻りたくなけりゃ、自分の体が無《ぶ》様《ざま》な格好になっているのを見たくなけりゃ、ここにいてもいいぞ。そうすれば俺はおまえのそばにいてやれるし、何もかもうまくいくんだが」ってですね（I—19）。

こうした存在が誰なのかはっきりわからなかった例は四例あった。一九七二年にショックを起こし意識不明に陥ったことのある五四歳の元機械工は、次のように語っている。

天使か神かわかりませんがね、何も言わないのに完全に通じ合う、全く違和感のない存在が近くにいたんですよ。……誰かと一緒にいて、他に移って行きました。……霊か天使か何かわかりませんが、一緒にいたんですよ。この存在をどう呼んだらいいのか、誰かに教えてもらいたいですね。……とにかくその存在と一緒だったんですよ（I—65）。

霊的存在が視覚的に知覚された臨死体験は一五例あったが、死んだ親族の霊とされたのは、その半数ほどであった。一般にこうした霊的存在は幸福で健康そうに見えたという。四三歳のある男性も、術後発生した心停止の最中に起こった臨死体験の中で、この種の体験をしている。

あるところまで行ったらですね、死んだ身内がみんなそろってたんです。おばあちゃんもおじいちゃんも、おやじも、最近自殺した叔父もですね、みんな私の方に近づいてきて温かく迎えてくれたんです。……おじいちゃんおばあちゃんは盛装して……真白な洋服で頭巾かぶってました。……最後に会った時より元気そうでしたよ。……すごく幸せそうで……おばあちゃんの両手を取ったんですが……私が近づいたら、みんな顔をあげたんですけど、みんな幸せそうでしたね。……それから急にみんなうしろを向いて行っちゃうんですよ。おばあちゃんは振り返ってね、「またあとでね。今じゃないんだよ」って言ったんです（I―44）。

心停止を起こしながら蘇生した別の患者は、既に死亡している親族が健康そうな姿で現われたのを見たという。

祖母は九六歳でした。でも年を取ってるようには見えなかったね。四〇か四五ってところだったかねえ。母は六〇で死んでて、その時かなり太ってたんだけど、〔臨死体験中には〕ほっそりして、全体的にも健康そうに見えましたよ。幸せそうで健康そうにね。みんな健康そうに、ほんとうに健康そうに見えましたよ（I―57）。

主《しゅ》の尊顔を拝したと思っている者も二名あった。フロリダ州に住む五五歳のプロテスタントの女性は、その体験を次のように語っている。

本当にまちがいなく主が来られ、私の前に立って手を差し伸べられたんです。私の前にお立ちになられ、私を見下ろされた時、何もかもが明るく輝いてました。……両手を伸ばしてられて背がお高く、真白なものをお召しになっておられました。純白のローブをつけておいでのようでした。……お顔は、この世の何よりも美しかったですね。美しかったわねえ、本当に本当に美しかったですよ。お肌は輝くばかりで、傷のようなものはいっさいなくて完璧でした。……主は両手を伸ばされてお出ましになられたばかりだったので、私を見おろされ、ちょっとほほえんでおられました（I―41）。

目の前に現われた人物その他の存在が、誰かはっきりわからなかったという例も、五例あった。イリノイ州在住の五四歳になるセールスマンは、一九七六年に起こった臨死体験の中で、誰かはっきりとはわからないが、ふたりの人物に会っているという。

まずふたりの男に会いました。ふたりは私に対してですね、まるで私が海軍大将でもあるかのように敬意を表したんですよ。私の名前を呼びましてね、私をずっと待ってたって言うんですよね。それがいかにも本当らしく思えたもんですから、あっ、俺は死んだんだなってすぐわかりましたよ。……ふたりは、「ではこれからご案内申しあげます」って言ったんで、私は「よろしくお願いします」って答えて、それで一緒に歩き出したんです。……このふたりは、ユーモアのセンスがかなりあって、歩きながらいろんな冗談を言うんですよね。おかげで歩くのが全く苦になりませんでした。……ふたりは同じ服装をしてました。カーキ色の軍服みたいでしたが、ちょっとはっきりしません。……ふたりは私に「戻ってはいけません。もうこれから戻るのは無理ですから」って言ったんで、「そんなことしませんよ。本当にそんなことなんかしたくないんだから……」と申しましたら、「ぶしつけな言い方で申し訳ありませんが、あなたさまとご一緒しなければならないことになっているのです。もしいらっしゃりたくなければ、私たちはいったん戻らなければなりませんので、ご心配なさらないでください。また後日ご一緒しますから」って言うんですよ（I—52）。

また、宗教上の人物と既に死亡している親族の両方が出現した事例は、四例あった。たとえば、フロリダ州に住む六〇歳のプロテスタントの男性は、一九七五年一月に起こした心停止の最中に、死んだ母親とキリストのふたりに出会ったという。

母とイエスさまに会うことができました。「うちにおいで、うちにおいで」と言ってました。ふたりは私に向かって一緒に手を振ってました。……母は背が高くて、キラキラ光る銀色の長いガウンを羽織ってたんですが、イエスさまも同じでしたね。というか、その方をイエスさまと思ったんですけどね、長い髪と長いひげを垂らしておられて……ふたりともにこにこ笑ってました。とってもうれしそうに……まるでふたりと話をしてるみたいな感じでしたね。……ふたりの話が聞こえたんです（I―25）。

自分の一生を振り返る

臨死体験中に自分の一生の主な出来事を走馬灯のように振り返る体験をした者は、わずか二名であった。本章の冒頭で紹介しておいた男性もこの体験をしている。

この段階で自分の一生がバーッと目の前に浮かびましたね。僕のそれまでの一生がですね。……たとえば僕たちが結婚した時のこととかが、目の前にパッと現われては消えるんです。…

…上の子どもができた時のことも目の前にパッと浮かびました。たぶん一番大きいことで一番長く見えたのは、僕が二、三年前イエスさまに帰依した時のことですかね（I—15）。

もう一例は、既に何回か紹介しているベトナム帰還兵が、戦場で負傷したまま横たわっている時に起こったという出来事である。

〔地雷に吹き飛ばされて〕地面に叩きつけられた時、上体を起こして坐った覚えがあります。見ると右腕と左足が吹き飛ばされて、左足が左側の方に転がってました。それからうしろに倒れて……自分の一生が、高速のコンピュータみたいに目の前に次々と現われて、自分のしたことか、たぶんしなかったようなこともですけど、いろいろなことを考え続けてました（I—68）。

今紹介した二例では、臨死体験全体の中でもとりわけ鮮明な出来事として記憶されているが、その体験は完全に意識を失う前に起こっているようである。このことから、自分の一生を振り返るという体験は、臨死体験の他の要素とは別個に出現する場合のあるらしいことがわかる。それに対して他の臨死体験の要素は、意識不明に陥った後に起こるのである。

肉体に戻る

超俗型臨死体験は、体外で起こったように感じられるため、必ず自分の肉体に戻るという感じを伴って終わっている。大半の事例では、この「帰還」が他の霊的存在に影響を受けたり指示されたりしている（表13参照）。つまり、臨死状態にある者と他の霊的存在との間に、生死にまつわる問題について何らかの形で「交信」が行なわれるのである。また、後になってこの交信は、自分が肉体に戻るひとつの大きな理由になったとされる。

何かわからないが、強い力によって本当に自分の体に引き戻されたように感じられたという者もある。六〇歳のある男性はこの力を、「巨大な磁石」と表現している。

この力が、巨大な磁石のように〔自分の肉体に〕引き戻し始めたんだね。今までわかってるどの力よりも強い力だったなあ。渾身の力を込めて抵抗したんだけどね、どうにもならなかったよ。それから何もかも真暗になったんだよね（I—57）。

ある女性は、正体不明の「何か」に「押し戻され」て、臨死体験が終了したという。

そこにそのままいようとしたんですけど、何かが私をずっと押し戻そうとするんですよね。……私はフワフワ空中を漂いながら戻って行きました。……そうして自分の体に入って行ったんです（I―17）。

超俗的世界に巡らされている「境界」や「限界」は、それを越えたらもう二度と戻れない一線と考えられる場合が少なくなかった。この境界線を越えてしまうと、もはや肉体が蘇ることはないと感じられたわけである。この「境界」は、超俗的世界の一部と見なされた。「私はもう少しで……ゆるやかな流れを越えるところでした……が、あの方たちが私を押し戻しながら、まだその時ではない、と言ってくださってたみたいなんです」（I―18）という例のように、川が境界になっている例もあった。また、「それから何かが私にですね、飛行機みたいに右側に方向転換して、その柵の向こう側に留まらなければ、おまえは死んでしまうって言ったんです。もう戻れないっていうんです。それから私は、もっと女房の顔も見たいし、もっと釣りもしたいし、ってひとりごと言ってたみたいですね。そうしましたら、そのあたりで息を吹き返したんです」（I―47）という事例のように、有刺鉄線が境界になっている場合もあったし、次の事例のように、山頂が境界になっている事例もあった。「それから声が、はっきり聞こえる声がこう言ったんです。『おまえはまだ行かせるわけにいかぬ。まだやるべきことが残っているではないか。この道を下れ、他の道を下ってはならぬ』ってですね。それで私は転がるように下って、その山の左側に着きました。それで目がさめたわけです。……〔右側を下りたら、今ここにいらっしゃらなかったと思いますか。〕はい、そう思います」（I―54）。

超俗型体験の中で出現した霊が両手を広げて境界を示したという例も若干見られた。この場合、その手に触れるところまで行くと、もう戻れなくなるように感じられたという。六七歳になる女性は、川を渡って近づいてくる、今は亡き夫が腕を広げたのを見て、飛びつきたい衝動に駆られたという。

患者　亡くなった主人は、川の中で腕を伸ばして私の方に向かって来たものですから、私も近づいて行きました。そうすると主人も私に近づいてきたんです。

セイボム　天国にいらっしゃるご主人の手を取られたら、どうなっていたとお思いになりますか。

患者　私を川の向こうに連れて行っていただろうと思います。

セイボム　そうしたら、ここに戻って来られたと思いますか。

患者　いいえ。

セイボム　その時〔川を〕お渡りになりたかったですか。

患者　はい。主人に、とっても会いたかったですから。

セイボム　何で思いとどまられたんですか。

患者　わかりません。自分で決めたのでしたら行ってしまっただろうと思います。……何かの理由でここにとどまらされているような気がします（I—34）。

最後になったが、臨死体験を途中で中絶させるような出来事が不意に起こったため肉体に「戻った」という事例も若干見られた。六〇歳のある男性は、心停止中に起こした超俗型臨死体験の最中に、「急に何もかも終わってしまった」（I―25）と語っている。三二歳の男性も同様な終わり方を経験しているという。「僕の一部が行こうとしたんです……けど、行きませんでした。〔突然〕僕はこの世に戻って、先生方や看護婦さんたちに囲まれてました」（I―4）。

複合型臨死体験

これまでは、本研究で報告された臨死体験に見られる自己視的要素および超俗的要素のふたつを検討してきた。自己視的要素のみの臨死体験は三三パーセント、超俗的要素のみの体験は四八パーセントだったのに対して、両方の要素を兼ね備えたものはわずか一九パーセントにすぎなかった（表8参照）。こうした複合型臨死体験では、自己視型体験のあとに引き続き、超俗型体験が起こっている。次に私自身が診療中に出会った事例を紹介するが、この例をお読みいただければ、複合型臨死体験というものがよくおわかりになるはずである。

一九七七年八月のことである。私は、ゲインズビル復員軍人病院の耳鼻咽喉科病棟で、数年前に大きな自動車事故に遭ったという患者と出会った。この患者がこの時入院していたのは、その事故で起こった、頭蓋骨の骨折が原因で耳に発生した重い慢性感染症の治療を受けるためであった。病室で会った時、患者は私とかなり話したがっていた。

一九七〇年、患者は四〇代後半で、大企業の顧問をしていた。五月二三日、夜遅く友人宅から徒歩で帰路についた。患者は（警察の記録によると）午前一時一〇分、道路を横断中、スピードを出しすぎて突っ込んできた車に、うしろからはねられた。はねられた後も意識はあったが、体は動かせなかった。事故を起こしたドライバーは、車をバックさせ、何をひいたのか確かめに戻ってきた。その時、患者はもう一度車にひかれ、意識を失ってしまったのである。この患者が次に覚えているのは、数日後に病院で意識を回復した時、激痛を感じたことであった。次に、意識不明に陥っている間起こったことについて患者が話してくれた内容を紹介しよう。

救命センターにいた時、人には私がそこにいたように見えたでしょうが、実はいなかったんです。……こういうストレッチャーか何かに自分が乗せられてるのが見えたような気がします。それから看護婦さんたちは私を診察台に移しました。……私は一緒になってその場面を見てるようでしたが、他の人たちよりずっとうしろの方にいましたね。……上の方から下が見下ろせました。……そういうことが全部見えたわけです。……診察台はその部屋の向こう側にのびていて、右側にお医者さんたちがいました。左側には看護婦さんが何人もいました。牧師さんも来られてましたね。……鎮痛剤みたいなものを注射する必要はありませんでした。痛みは全くなかったんですから。……「それは私じゃありませんよ」って言い続けたんですが、それが自分で、自分の身に何か起きたことはわかってました。……何か全体的に変だと思いました。今までこんなことは一度もなかったわけですよ。……でも全然驚きませんでした。……道路のコールタールで体は真黒になってました。……顔中に切傷があって、その全部から血が流れてましたね。この足のことは忘れられません。血だらけだったんですが、あるお医者さんが、「この足はダメだろうな……」って言ったのを聞いた覚えがあるんです。そのうち看護婦さんたちが私の足に止血帯を巻きました。……モニターが私の頭のうしろ側にありました。……モニターに映ってる波が見えたんです。……そうしたら突然、動きが止まって、波がなくなりました。……その時誰かが「停止しました」とか言うのが聞こえました。……それからあるお医者さんが私の胸をバンバン叩いたり押したりし始めました。……この時でしたね、看護婦さんたちがこういう器械を持ってきたのは。……先生方がそれをこすり合わせてました。……私はそこにずっといながら、何てこった、これが俺であるわけないじゃないか、と思ってました。……私の体が台から飛び上がったんです。……三〇センチは飛び上がりましたよ。……体が弓なりになったみたいでした。……それから完全に真暗闇の中に入ったんです。……すると、こういう光が見えました。誰かが懐中電灯でも持ってるみたいな感じの光がですね。それでそっちに近づいて行ったんです。それからあらゆるものが輝いて、次の瞬間、宙に浮かんでたんですよ。……私たちは、この一条の光に沿って進んで行きました。……光はどんどん明るさを増してきました。……すごく明るくて、近づけば近づくほど明るくなって、目もくらむようでしたよ。……まわりには天使がいました。……でも、その天使はみんな私の子どもでした。長男は当時一七歳でしたが、まだ子どもたちの先頭に立ってたんです。長男が六歳くらいの子どもに見えたので、そのことが不満でした。子どもたちは全員私のそばにおりました。三人ずつ両側にいて、長男が正面にいました。……みんなほとんど同い年のようでした。……このことは、昔子どもたちと過ごしたそれぞれ一番楽しかった時に関係してると思います。……〔長女と〕一緒によくお茶を飲んだのを思い出しました。……あの子がまだ小さい頃にですね。……上の男の子は、地下室で本棚をつくってる時だと思いますが、自分のしたいことを話してくれたのを覚えてます。……でもどの子についても、一番楽しかった時のことが思い出されました。一緒に仲よく過ごした時のことがですね。一緒に何かして、すごく心に残った時のことがです。……子どもたちとは何も言葉は交わしませんでした。でも、子どもたちを見た時、それぞれに過去のことを思い出したんです。……きれいな青色が一面に見えました。……まわり中がきれいな青だったんです。空という言葉ではとても表現できません。濃い青でした。……きれいな色でしたね。あんなきれいな青色は、それまで見たこともなかったですね。……私は頭にごく軽い圧力を感じて、「戻って来い」という声を聞きました。……「神さま、どうして戻らなければならないのでしょうか」と申しましたら、その声は、地上でのおまえの仕事はまだ終わっていない、もう一度戻ってやり遂げるのだ、と言われました。……私に聞こえたのはこの声だけでした。大きな響き渡る声で、どこからともなく轟《とどろ》くカミナリのような感じでした。……〔その後のことは〕何も覚えてません。子どもたちがいなくなったことも、真暗闇のことも、何も覚えてないんです。覚えているのは、二日後に集中治療室で意識が戻ったことだけなんです（I—8）。

この患者のカルテの記載や検査結果によると、頭蓋骨および下肢の複雑骨折でその晩入院し、救命センターで診察を受けている時に、やはり心停止を起こしていた。その後患者は、この時受けた外傷の後遺症のため、何度となく入退院を繰り返している。

以上のように、臨死状態の中で、鮮明な体験が二通りあるらしいことがわかった。自己視型体験と超俗型体験である。だが、こうした体験を語ったのは、どういう人々であろうか。社会的にはどのような立場にあり、どの程度の教育を受け、どのような職業を持ち、どういう宗派に属しているのであろうか。また臨死状態の内容いかんで、こうした体験の起こりやすさは異なるのであろうか。次章では、このような疑問点について検討することにしよう。

第5章　データの分析

本研究を開始するにあたって、サラ・クルージガーと私は、レイモンド・ムーディの著書『かいまみた死後の世界』から浮かび上がった、臨死体験に関する六項目の基本的疑問点に対する解答を探し出そうと考えた。第一章で述べておいたが、ここであらためて列挙すると次のようになる。

1　ムーディが述べているような臨死体験は、臨死状態および意識不明に陥りながら蘇生した、私たち自身の患者でも、実際に起こっているのであろうか。

2　こうした臨死体験には、一定のパターンが見られるであろうか。

3　死の瀬戸際まで行きながら蘇生した者に、臨死体験はどの程度の頻度で起こるのであろうか。

4　臨死体験を起こしたのはどのような人々であろうか。また、臨死体験が起こる医学的条件はどのようなものであろうか。

5　個人的背景や臨死状態によって、臨死体験の内容も異なるのであろうか。
6　臨死体験自体は、その人の死に対する不安や来世観に影響を与えるであろうか。

このうち最初の二項目については、既に第三章および第四章で答えておいた。臨死体験は、臨死状態で意識不明に陥っている患者に起こることも、自己視型体験と超俗型体験、およびその複合型という、三通りのパターンを取ることもわかってきたのである。ではこれから、残る四つの疑問について検討することにしよう。

臨死体験はどの程度の頻度で起こるか

『かいまみた死後の世界』の中でムーディは、それまで出会った「およそ」一五〇例の事例に基づいて臨死体験を説明している。すべてではないにせよほとんどの事例は、さまざまな筋から「知らされた」ものであった。このように外部から「知らされた」事例を考えたのでは、臨死体験の発生率を推定することはできない。というのは、当然のことながらムーディがインタビューした相手は、全員が体験者だったからである。臨死状態を脱した者の中で臨死体験がどの程度の頻度で起こっているかを明らかにするには、臨死体験の有無がインタビューする側にわからない段階で、臨死状態から生還した者を相当数インタビューする必要がある。しかる後に、インタビューした中に、臨死体験を語った者がどのくらいいるかを見ることによって、臨死体験の発生率を算出することができるのである。

本研究では、臨死状態から蘇った一一六名にインタビューを行なった（表1参照）。そのうちの一〇名は、大手術中の全身麻酔下にある間に臨死状態に陥っていた。私たちの定義では、臨死状態とは、肉体的な臨死に伴って意識不明に陥った状態を指すわけであるが、手術中の意識喪失は（少なくとも部分的には）全身麻酔によるものなので、手術中に起こった危機状況は、たとえ生命にかかわる合併症が発生したとしても、臨死状態と分類するための基準には必ずしもなりえないようである。このようなわけで、手術中に発生した合併症に関係する臨死体験は次章（「手術中の体験」）で扱い、本章では触れないことにする。

本研究では、手術が関係している一〇例を除くと、臨死状態に陥ったことのある事例が一〇六例残る。この一〇六例中、対象者が臨死体験をしているかどうかがわからないままインタビューした事例は、七八例であった（九〜一〇ページ参照）。この七八例の場合、インタビュー前に私たちが知っていたことと言えば、手術とは無関係の状況で、少なくとも一度は臨死状態で意識不明に陥りながら蘇生した体験の持ち主ということだけであった。その内訳は、心停止を起こした事例が六六例、昏睡状態が八例、事故によるものが四例である（表4参照）。こうしてインタビューした七八名の患者のうち、その時までに臨死状態を二回以上体験している者は二七名（三五パーセント）であった（表7参照）。ひとりが二回以上の臨死状態を報告した場合には、一番最近の臨死状態か、臨死体験を起こしていればその時の臨死状態を分析の対象にした。

臨死状態の中で臨死体験があったと語った者は、七八名中三四名（四三パーセント）であった。その中には、臨死状態を複数回起こしている者もあるので、この七八名に起こった臨死状態はのべ*一五六回にのぼる。臨死体験を二回以上起こしている者は数名あったので、患者の報告した臨死体験の総数は三四件から四二件に増加した。したがって、この七八名の患者では、一回の臨死状態あたりの臨死体験の発生率は（一五六件の臨死状態の中で四二件の臨死体験が起こっているため）二七パーセントであった。このことから臨死体験は、意識不明および臨死状態に陥った後蘇生した人間に、かなりふつうに見られる体験であると言える。

臨死体験——誰にどのような状況で起こるのか

『かいまみた死後の世界』から浮かび上がった疑問点には、臨死体験を報告する者の個人的特徴および臨死体験が起こる状況に関するものがある。特に、臨死状態に陥った者全員が臨死体験を報告するわけではないので、臨死体験を報告する者としない者では、個人的社会的背景に差が見られるか、という疑問が生ずる。この点を明らかにするため、各人の年齢や性別、人種、居住地、家族員数、教育程度、職業、宗教、教会に通う頻度、臨死体験に関する知識の有無などについて検討が行なわれた（表2）。こうした変数を用いて、臨死体験のあった群となかった群の比較を行なった結果、臨死体験の知識の有無という点を除いては、両群間に統計的に意味のある（有意な）差は見られないことがわかった。しかし、このような結果が得られた理由は不明である。ひとつ解釈が考えられるとすれば、臨死状態に陥った時期が問題になるかもしれない。臨死状態に陥った時点は、臨死体験を起こさなかった群では平均でインタビューの一・三年前であった（表4参照）のに対して、臨死体験を起こした群では四・九年前だったのである。つまり、「非体験者」では、臨死体験を報告した者よりも臨死状態に陥った時期が近いのである。臨死体験が広く知られるようになったのはごく最近である。このため、最近になればなるほど、自分が臨死状態に陥る前に、臨死体験の知識を得ている可能性は高くなる。したがって、最近になってから臨死状態を経験した者と何年か前に経験した者とでは、「臨死体験に関する知識」に差があることになろう。この解釈の当否はともかく、このような結果から、臨死体験についてあらかじめ知っていたところでこうした体験が起こりやすくなるわけではないことがわかる。本研究では、「あらかじめ知っていた」群の方が、「知らなかった」群よりも、臨死体験の報告率が低かったからである。

では、このような臨死体験が起こる状況はどうだったのであろうか。臨死状態の性質は、臨死体験をした者としなかった者では違うのであろうか。この疑問に答えるため、臨死状態について医学

＊二、三の事例では、何年も前に入退院を繰り返した中で、心停止その他の危機状況に何回か陥っている。医学的記録がすべて入手できなかった場合には、インタビューを行なった患者や当時立ち会っていた（親族などの）者の証言をもとに、臨死状態に陥った回数を内輪に算出した。

的記録および患者自身の記憶の双方から調べてみた。まず、臨死の危機状況を、心停止、昏睡状態、事故の三項目に分類し、次いで、臨死状態が発生した場所が病院の中か外かを明らかにした。さらに、各危機状況の中で発生した意識不明の時間の長さを（カルテなどでそれ以上正確なことがわからない場合には）次のような基準で決定した。（1）**一分以内**――短時間の意識喪失を起こすが、通常は救命処置を施行せずとも自発的に蘇生する、ごく一過性の心調律障害。（2）**一分から三〇分**――（たとえば繰り返し除細動を試みても成功しなかったのが、最後になって心調律が回復するなど）救急蘇生法が特に長びくなどの事情がない限りは、ほとんどの心蘇生（心臓の蘇生）がこの項目にふくまれる。（3）**三〇分以上**――昏睡状態に陥った事例は大半がここに入る。しかる後に、次のような基準を用いて、各事例の蘇生法を決定した。（1）**なし**――外部からの働きかけなくして自発的に蘇生したもの。（2）**投薬**――通常、急性の危篤状態で用いられる（たとえば胸骨圧迫心マッサージや、心調律を回復させ血圧を維持する薬物の投与などの）「非電気的」方法および投薬によるもの。（3）**投薬および除細動**――（2）に加えて除細動（致死性の心調律障害を矯正する目的で心臓に与える電気ショック）を行なったもの。（4）**長期的維持**――非急性の昏睡状態に用いられる（ブドウ糖や電解質、抗生物質の輸液などの）維持的療法が行なわれたもの。

　臨死状態の中で臨死体験を起こした群と起こさなかった群との比較については、表6に示しておいた。それによると、危機状況の内容は両群間に類似が見られるが、臨死体験のあった群では、なかった群よりも、病院内で臨死状態に陥った例が多く、意識不明が一分以上続き、何らかの救命処置を受けている者が多かった。このような結果を検討する場合、七八名の対象群全体の八五パーセントは、心停止から蘇生した者だという事実を念頭に置く必要がある。一般に、病院内で心停止を起こして治療を受ける場合には、院外で同様の状況に陥った場合よりも何らかの救命処置を受ける可能性は高いであろう。このことは、(1)病院内、(2)一分以上の意識不明、(3)何らかの救命処置の施行、という心停止要因が三項目とも同じ群に見られることの説明になろう。しかしながら、この三要因のすべてが臨死体験群に多いという事実からすると、臨死体験を伴う心停止の方が、臨死体験を伴わない心停止よりも重篤である(より死に近い?)ということのようである。

臨死体験の内容は、個人的背景や臨死状態によって異なるであろうか

これまで、臨死状態を脱した者の個人的特徴や臨死を招いた危機状況が、臨死体験のあった群となかった群で異なるかどうかの検討を行なってきた。次の問題は、臨死体験の内容が体験者の個人的背景や臨死状態の種類に関係しているかどうかということである。

表9は、六一件の臨死体験全体の中で、臨死体験の一〇項目の要素(一七〜一九ページ参照)がどの程度の割合で出現しているかを示したものである。こうした要素については、第三章と第四章で詳しく説明しておいた。こういった要素は、個人的背景の異なる体験者の間では有意な差が見られるものであろうか。表10に示しておいたように、年齢、居住地、居住する市町村の規模、宗教、教

会に通う回数といった項目別に、何群かに分けて各要素の出現率を比較してみたが、統計的な有意差は見られなかった。また、教育年数の最長群と最短群でも、各要素の出現率に差はなかった。性別による差では、女性は、九番目の要素（「他者との出会い」）を報告する頻度が男性よりも高いことがわかった。またこの要素は、専門職従事者群よりも労働者・兵士群で出現率が高かった。

以上のような結果から全般的に言えることは、アメリカ文化の中で生まれ育った者の場合、個人的背景が異なっていても臨死体験の内容はかなり一致しているということである。先述の通り、九番目の要素の出現率が女性群と労働者・兵士群では有意に高かったが、この点については適切な説明ができない。しかしながら、将来的にはもっと多くの対象者を用いた研究を行ない、比較的小さな母集団を相当数比較したうえで、今回得られた有意差が単なる偶然によるものかどうかを明らかにする必要がある。

一〇項目の要素は、臨死を招いた危機状況の内容によって出現率が異なるのであろうか。表11にまとめて示した結果からおわかりいただけるように、危機状況の内容、意識不明に陥っていた時間の長さ、蘇生の方法によってそれぞれ何群かに分けて検討したところ、有意差は全く見られなかったのである。また、臨死状態に陥った時点からインタビューまでの期間も、臨死体験の内容とは関係していないように思われた。危機状況に陥ってから一ヵ月以内にインタビューを行なった場合でも、五年以上経過した後に行なったインタビューで報告された臨死体験と比較して、何ら差は見られなかったのである。

臨死体験は、体験者自身の死に対する不安や来世観に影響を及ぼすか

ムーディは『かいまみた死後の世界』の中で、臨死体験をした者の大半は死に対する恐怖心が「なくなって」いると述べている。しかし、ムーディの研究では、死に対する不安が減少したのは臨死体験そのものの結果なのか、それとも死の瀬戸際まで行きながら生還を果たした――つまりどういうわけか「九死に一生を得た」――ことによるのかがはっきりしない。臨死体験をしないまま臨死状態を脱した者は、臨死体験のあった者と同様に死に対する不安が減少するものであろうか。

この疑問に答えるため、本研究では各対象者に、臨死状態によって（臨死体験を伴ったにせよ伴わなかったにせよ）死に対する不安や来世観が変化したかどうかを尋ねている。この質問に対する回答は、「明らかに増加」、「明らかに減少」、「不変」の三カテゴリーに分けられた。その結果は表14に示しておいたが、臨死体験群ではかなりの者が、死に対する恐怖では明らかな減少を、来世信仰では明らかな増加を報告しているのに対して、非体験群では変化のなかった者がほとんどであり、両群間には統計的な有意差が見られたのである。このことから、臨死体験後に死に対する恐怖感が減少するのは、臨死体験自体の結果であり、単に臨死状態から蘇ったためではないことがわかる。

臨死状態を（その最中に臨死体験を起こしたかどうかはともかく）脱した者の死に対する不安については、「テンプラー・死の不安尺度」と「ディックスタイン・死の不安尺度」の二尺度を用いてさ

らに検討された。このふたつの検査は、死に対する不安を測定する目的で開発され、心理学の専門誌に掲載された論文の中で妥当性が確認されたものである。私たちは一九七八年に、その時点でインタビューが完了している対象者全員にこのふたつの検査用紙を郵送し、回答を求めた。それに対して回答を寄せた者は、臨死体験者二六名、非体験者一八名の計四四名であった。その結果は表15に示しておいた。それによると、臨死体験群は非体験群と比較して、テンプラー尺度とディックスタイン尺度の両方の得点が有意に低い（つまり死に対する不安が低い）ことがわかった。このような結果は、最初のインタビューでわかっていたこと、つまり、⑴臨死体験者の死に対する不安は、臨死体験をしなかった者よりも低いこと、および、⑵臨死体験者は、死の不安が低くなったのは臨死体験のおかげだと主張していること、の二点と一致するのである。

要約

本章で紹介したデータから、臨死体験は、臨死状態にある人間にふつうに起こるものであることがわかる。本研究では、臨死体験の有無をあらかじめ知らずにインタビューした臨死生還者の四〇パーセントほどに臨死体験のあることがわかった。年齢、性別、人種、居住地、居住する市町村の規模、教育年数、職業、宗教、教会に通う回数などの個人的背景は、臨死状態の中で臨死体験が起こるかどうかとは無関係のようであった。また、臨死状態に陥る以前に臨死体験に関する知識を持っていても、臨死体験が起こりやすくなる傾向は見られなかった。

臨死を招いた危機状況の内容（つまり心停止、昏睡状態、事故）は、臨死体験が起こるかどうかとは無関係であった。しかし、一分以上にわたって意識不明の状態を病院の中で続け、何らかの蘇生処置を受けた者では、臨死体験を起こす者が、それ以外の者と比較すると多かった。

一〇項目の要素を基準に考える限り、臨死体験の内容は、体験者の個人的社会的背景が異なってもかなり一定していたが、女性群と労働者・兵士群では、九番目の要素（「他者との出会い」）を報告することが、男性群や専門職従事者群よりも多かった。また臨死体験の内容は、臨死の危機状況が異なっても、それによる違いは見られなかった。

臨死状態から生還した後、臨死体験群では、死に対する不安が減少し、来世信仰が強まったと回答しているが、これは、臨死体験のなかった群の回答とはかなり異なっている。また、死に対する不安が臨死体験の有無により異なることについては、テンプラーおよびディックスタインによる二通りの死の不安尺度によっても裏づけが得られた。

第6章　手術中の体験

本研究を計画した時点でサラと私は、臨死状態から蘇生した、精神的不安定のない患者全員にインタビューすることを考えた。私たちは臨死状態を、「意識不明を引き起こし、かつ緊急に医学的処置を行なわなければ不可逆的な生物学的死を招くと十分予測されるあらゆる身体的状態」と定義した。大手術の最中に生命にかかわる合併症を併発しながら回復した患者もインタビューの対象としたが、後になって、手術中に起こった意識不明は、臨死状態自体の結果なのか、それとも全身麻酔の結果なのか区別がつけられないことに気づいた。たとえば、インタビュー番号51Sの患者（表5参照）の場合、腎摘出術（腎臓の摘出手術）中に、不注意にも脾臓に裂傷を負わせ大出血が起こったが、この大出血は、このような事故がおこらなければ覚醒状態にあったはずの患者を意識不明に陥らせる原因たりえたのであろうか。私たちはこれに対して何とも答えることができず、手術中に起こった危機状況は、本研究で定義した臨死状態に当てはまると考えない方が無難であるとの結論に到達せざるをえなかった。そこで私たちは、このような手術中の体験をすべて、臨死体験群と分けて集計することにした。しかし結局はこうした事例のおかげで、臨死体験の自己視的側面が事実であることを「立証」する、またとないきっかけが得られたのである。

大手術を受けて回復した患者が私たちに話してくれた体験は、全部で一三件あった（表5参照）。手術の内容や体験が起こった状況は、それぞれかなり異なっている。合併症が発生しなかったのに、手術後、体験を報告している事例は三例あった。しかしながら、こうした体験の内容は、手術と無関係に起こった臨死体験とかなり似通っていた。しかも自己視型体験および超俗型体験の両方が報告されているのである。自分の肉体上方から自分の手術の進行状況を「見て」、その模様をつぶさに語った患者も少なくなかった。こうした事例の中には、患者の話と執刀医による手術報告とが対照できた例もある。本章をお読みいただければおわかりになるが、驚くべき類似点が散見されるのである。

手術中の自己視型体験

手術室の天井あたりから自分の手術場面を「目撃」したという者は四名あった。そのうちの一例は、一九七八年一月、フロリダ大学で開心術を受けた直後、ある患者が語った体験である。この患者は、フロリダ州北部の田園地帯に住む五二歳の夜警であるが、一九七三年と七五年に心停止を伴う心臓発作を二回起こしたことがあった。この男性は最初、一九七七年一一月にフロリダ大学病院に紹介され、手術の適応かどうかを調べる目的で心臓カテーテル検査を受けるため入院してきた。そして、この時私と出会ったのである。その時に患者は、最初の心停止の最中に起こった自己視型臨死体験について微に入り細を穿《うが》って話してくれた。この時のインタビューの内容は、四四―四六ページと一五四―一五八ページに紹介しておいた。

私は、一九七八年一月に行なわれた開心術の時点からこの患者の追跡を始めた。手術後、患者は手術中に起こしたある種の体験を語ったが、自分の臨死体験が信用してもらえないことを恐れて、この点について話しあうのをいやがった。患者によれば、最後の臨死体験は私にはとても信じられないだろうというのである。そこで、とにかく話を聞いてみたいと患者を説得したところ、しぶしぶながら手術中の記憶を次のように語ってくれた。

麻酔の先生がこのあたりを麻酔して、それ〔静脈針〕をそこに入れました。……眠くなって眠ってしまったのは確かですね。……あの病室を〔手術前に〕出る時には、意識は全然なく、そこから出て手術する部屋に移されてる間、全く何もわかりませんでした。手術室に入って急に電気がつくまではそうでしたね。この電気は、思ったほど明るくはありませんでしたよ。その時、意識が戻ったんですが、先生方はもう私に何かしてましたね。手術するところのまわりをもうシーツで被《おお》ってて、麻酔の先生は処置を始めてたんですがね、パッと目がさめてそれがわかったわけですよ。……まるで一メートルかそこら自分の頭の上の方にいるみたいで、場違いな人間みたいにしてその部屋にいるような感じでした。……何かを考えると、見たいものがカラーで視野に映るみたいでしたね。私は……ふたりの先生が、手術が終わって痕《あと》を縫ってる場面を見ている覚えがあります。手が大きかったからC先生だったと思いますが、私の心臓に何か二回に分けて注射しましたよ。こっち側と反対側にですね。それから、肋骨を広げておくのに使った道具だとか、ここの血管に刺しとく器具だとか、先生方が読み取ってた目盛りのようなものだとか、それは上の方にある器械ですが、あと、先生が手に持ってる光る物だとかですね――あっ、その先生は麻酔の先生でしたね。そのことはまちがいないと思いますよ。全部見えたわけじゃありませんがね。それから、私の頭に帽子みたいなものがかぶさってて、体の方にはシーツが重ねて二枚以上かかってましたね。それが自分の体だってことはわかりました。ライトはもっと明るいもんじゃないかと前から思ってましたけど、そこのは、それほどの明るさじゃないようでしたよ。強力な光線というよりは、蛍光灯が何列か並んでるみたいな感じでしたね。……その時聞いた会話を少し覚えてますよ。話の内容にはびっくりしましたけどね。……先生方は、開口部にいろんな器具をつっこんでました。鉗子《かんし》って言ってたようでしたね。あちこちを、こう挟んで留めるもんですよね。驚いたのは、さぞ一面血だらけだろうと思ってたんですが、実際に見てみると、それほどじゃなかったってことですね。想像してたのとは大違いでした。……どういうのか、その場で起こってることが、自分の頭の上の方から見てるみたいにですね、実感として感じられたんです。どうしてそう感じられるのかわからないんで、ちょっと恐ろしい気はしますけど、見えたことは確かなんです。本当のことっていうか、そういうことだと思いますね。……私の体はかなりシーツで被われてました。頭のあたりはあんまり見えませんでしたけど、乳首から下あたりはよく見えました。……自分の体から抜け出してたんです。……〔縫合する時〕先生方は、内側の方を先に縫って、それから外側を縫いましたね。背の低い方の先生がこっちの下の方から始めて、こんなふうにしました。もうひとりの先生は、真中あたりをやり始めてうまくやり終えたかったんでしょうが、ここのところでかなり手間取ってしまったんです。でもそのあとはかなり早かったですね。……それから、心臓は、想像してたのとは違ってましたね。大きいもんですねえ。これで少し切り取ったあとなんですからねえ。形も想像してたのと違ってました。アフリカ大陸みたいでしたよ。でも上の方がもっと大きくて、下の方は先細りになってました。豆みたいな形でしょうかね。私のは形が変なのかもしれませんけどね。……〔表面は〕薄いピンクと黄色でした。黄色いところはたぶん脂肪がついた部分か何かなんでしょうね。オエッとなるような感じでしたね。左側か右側か忘れましたが、他のところよりも黒っぽい部分がありましたね。全部同じ色じゃなかったですよ。……先生方が使ったノコギリの絵が描けますよ。肋骨を開く器具の絵もね。ずっとそこにあったので、他のものよりはたぶん詳しく思い出せると思いますよ。ほとんどシーツで隠れてましたけど、金属の部分は見えましたからね。先生方がその器具を使ったのは、肋骨を両側に開いておくためだったんじゃないでしょうかね。先生方は、そのまわりに器具をいろいろぶら下げててはっきり見えませんでしたけど、時々鉗子をですね、はずして、鉗子にはさんだガーゼを突っ込んだんですよね。手がじゃまになって時々見えなくなりましたけどね。……C先生は私の左側からほとんどやってたみたいです。私の心臓をあちこち切って取ってましたよ。それを上にかざして、こうやったりああやったりしながらかなり長い間調べたりいろいろ見たりしてましたね。先生方は、動脈や静脈を眺めながら、こっちの上の方にバイパスを作ったほうがいいんじゃないかとか長々と話し合ってました。いや、そこじゃなくてこっちの方だったと思いますね。というのは、心臓はこっちの方〔左の方〕にあるわけですけど、もっと真中〔体の正中線〕寄りだったからです。それから先生方は、それをやらないことにしました。私の静脈はかなり太くなってて、血がたくさん流れてるようですけど、そのことを話しあってるのが聞こえたんです。……おかしいと思われるかもしれませんけど、私は心配しなかったんです。……死にかかってるなんて思いませんでしたね。C先生をかなり信頼してましたからね。C先生は本当に、人に強い印象を与えるような方ですね。……先生方が私の胸を開くのに使った器具ですけど、錆が全然なくてほんとにきれいな鋼鉄製でした。変色してるところがなかったんですよね。本当にきれいで光ってる硬い金属でできてました。……〔患者の心臓を停止させた時のことであるが〕それは先生方が、針を私の心臓に突き刺して、何か注射したからだと思いますね。あんなもんが自分の心臓にブスリと突き刺さるのを見たら、誰でもおっかながりますよ。……

私はほんとに興味津々《しんしん》で見てたんですが、その時の先生方に聞こうとは思いませんね。バカバカしいでしょうからね。どういうことかって言いますとね、ひとりの先生以外は、全員が靴にスリッパみたいなものを紐で結んでたんですけどね、その先生は、血だらけの白い靴を履いてたんですよね。他の看護婦さんや先生方がですよ、緑色のスリッパみたいなものを靴の下に履いてたのに、この先生だけがどうして手術室でエナメル革の白い靴を履いてるんだろうかと思ってましたよ。……そのことにすごく興味がありますね。とにかくおかしな感じでした。……衛生的じゃないと思いましたね。この先生はその靴を履いたままどこを歩いてきたかは知りませんけどね、あせりましたよ。他の人みたいに上履を履かなきゃいけないんじゃないかと思いましたね。……それから、変わった小指の先生もいました。この先生の小指は、爪がなくなりかけてるみたいでしたね。右指の爪に血まめができてました。手袋を通して見えたんですけどね。半透明でしたからね。真黒に見えたのでわかったんです。この先生は、縫合してくれた先生で、C先生とは反対側にいましたね（I―19S）。

手術中にした体験の話が終わった時、私は患者に、一九七三年の心停止の時に起こした臨死体験と比べてどこが違うかを尋ねた。

でもこれはですね、心停止を起こした時とは全然違いますね……感じがですね。最初の〈心停止の〕時には、私は死んだんですよ。つまり、自分の中にあったものが外に抜け出したんです。それが脳なのか魂なのか霊なのかはわかりませんけどね。感じが違ってましたよ。今度のはもっとこの世的で、二本の足が地についてるって感じでしたね。意識でわかってるみたいに物事が感じられたわけですよ。……今度のは、前に死んだのと同じように死んだわけじゃないと思いますね。

では、フロリダ州北部の田園地帯に住む、医学には素人のこの男性が行なった開心術の描写は、執刀医による手術記録に書かれている実際の手順と比較するとどうなのであろうか。病院の〔患者には一度たりとも公開したことのない〕手術記録を当たったところ、次のような記載を見つけ出すことができた。

仰臥位《ぎょうがい》の患者に十分な全身麻酔〔ハロタン〕を施した。……患者は、頤《おとがい》から踝《くるぶし》まで型のごとく無菌的に被覆された。……胸骨切痕《せっこん》直上から剣状突起〔胸骨下部〕に至る正中切開が皮膚および皮下組織に加えられ、止血された。……胸骨正中にて鋸断《きょだん》、開創器が使用された。……〔心臓が露出されると〕穿刺創《せんしそう》から32アーガイル静脈カテーテルが右心房に二本挿入された。……うち一方は、下大静脈に、もう一方は上大静脈〔心臓の静脈側に血液を送る大静脈〕まで進められた。……患者は心肺バイパス下に置かれた。……心室瘤《りゅう》〔かつて心臓発作を起こした部分であり、〔正常の心筋とは色が異なって見えたはずの、心室にできた動脈瘤〕に切開が加えられ遊離された。……心室瘤はきわめて大きいように見えた。……心膜壁内で心臓を上下に反転した後、心室瘤の最も隆起した部分に切開が加えられた。……心室瘤全体が切除された。……次いで左心室が閉じられた。……注射器により左心室から排気が行なわれた。……心肺バイパスから患者を離脱させようとしたが、繰り返し二度失敗した。……その後患者は次第に回復を見せ始め、心機能の十分な維持が可能となった。……開創部は数層に縫合された。……胸筋膜〔胸筋に付属している部分〕は、2—0テヴデク結節縫合で閉鎖された。……皮下組織は、3—0クロミック糸連続縫合で……上皮は4—0ナイロン糸で縫合された。……患者は、安定しているが危篤の状態で外科集中治療室に収容された。……手術開始午前九時一〇分。……手術終了午後一二時二〇分。

この外科医の記述には、患者自身も述べている具体的事項がかなり含まれている。まるで患者が、手術の手技を自分の目で見ていたかのようである。ふたつの描写から対応する箇所をいくつか抜き出して並べてみると、次のようになる。

患者の描写	外科医の記述
1「私の頭に帽子みたいなものがかぶさってて、体の方にはシーツが重ねて二枚以上かかってました」	「型のごとく無菌的に被覆された」
2「先生方が使ったノコギリの絵が描けます」	「胸骨正中にて鋸断」
3「肋骨を開く器具の絵もね。ずっとそこにあったので……ほとんどシーツで隠れてましたけど、金属の部分は見えました……先生方が私の胸を開くのに使った器具ですけど、錆が全然なくてほんとにきれいな鋼鉄製でした。	「開創器が使用された」

変色してるところがなかったんですよね。本当にきれいで光ってる硬い金属でできてました」

4「左側か右側か忘れましたが、他のところよりも黒っぽい部分がありましたね。全部同じ色じゃなかったですよ」

「心室瘤に切開が加えられ遊離された。……心室瘤はきわめて大きいように見えた」

5「私の心臓をあちこち切って取ってましたよ。それを上にかざして、こうやったりああやったりしながらかなり長い間調べたりいろいろ見たりしてましたね」

「心膜壁内で心臓を上下に反転した後、心室瘤の最も降起した部分に切開が加えられた。……心室瘤全体が切除された」

6「針を私の心臓に突き刺して、何か注射した……あんなもんが

「注射器により左心室から排気が行なわれた」

自分の心臓にブスリと突き刺さるのを見たら、誰でもおっかながりますよ」

7「先生方は、内側の方を先に縫って、それから外側を縫いましたね」

「開創部は数層に縫合された。……胸筋膜は、2―0テヴデク結節縫合で閉鎖された。……皮下組織は、3―0クロミック糸連続縫合で……上皮は4―0ナイロン糸で縫合された」

また、患者の描写には、手術報告に記載するほどのことではなかったり不適当だったりしたため、外科医が書き留めていない部分や、「視覚的」描写が数多く含まれている。しかしながら、患者が行なった一連の観察は、通常の開心術を考える限り正確だということは指摘しておかなければならない。たとえば、開胸後の心臓の形状や色彩に関する描写は非常にしっかりしていると言える。

次の事例は、ミズーリ州に住む四二歳の女性である。この患者は自分の腰椎椎間板《ようついついかんばん》手術の模様を、手術室の天井付近から見ていたかのように話してくれた。一九七二年九月、患者は次のような体験をしている。

〔手術当日の朝〕私は何か注射されて、とにかくほんとに眠くなったんですよね。病室から手術室に行くまでのことは覚えてないんです。……手術室にいる間のことで覚えてるのはですね、天井のあたりまで浮き上がってたみたいなんですよね。私の肩のすぐ上にライトがあるようでしたわね。温かかったですからね。手術台を照らすライトか何かじゃないかしらね。本当に気分がよかったし、先生方がなさってることにはほんとに興奮いたしました。……ちょっとおかしかったんですよね。私は上の方にいて、この体が下にありますでしょ。……部屋は緑色でしたね。いろいろ驚いたことがありましたけど、手術の道具を載せた台は手術台と平行に置いてあるんだろうと思ってたわけなんですけど、本当はななめに置いてあるんですね。このことは、ほんとにおもしろいと思いました。……先生方は手術着を着てらっしゃいました。……先生方が私の腰を手術してくださってるのが見えました。私はそこにちょっと浮かんでたんですよね。今思い出してみると、どうして病気でもなく手術を見ていられるのかしらって思ってました。ひとりの先生が手術台のこっち側にいらして、もうひとりの先生が、この先生はあとで神経外科のレジデントのトップの方だとわかったんですけど、この先生が反対側にいらっしゃった記憶があります。レジデントの先生は、D先生よりもずっとたくさんのことをなさってたみたいです。この先生はD先生に、どこがどうしたとか言ってらしたですね。もうひとりの先生〔D

医師〕が手術することになっていると思ってましたので、これはおもしろいと思いました。それからD先生が「ヘルニアがあった。これだ」とおっしゃってらしたのを覚えてます。その時私は、もっと近くにおりて、その場面を眺めてました。手術してるあたりに近づいた時、背骨が意外に奥にあるのと、鉗子とかで開いてる層が何層もあるのでびっくりしましたね。背骨があんな奥の方にあるなんてとても信じられませんでした。もっと表面に近いところにあるとばかり思ってましたね。それから先生方が奥の方で手術したんです。私の左側だったと思いますけど、それからヘルニアを引っぱり出すのが見えたんです。……先の曲がった長いピンセットを使ってらっしゃるみたいで、それでヘルニアを取り出したんですね。……こんなこと、とても現実とは思えないっていう気持になりました。「こんなこと信じられない。ほんとにびっくり」ってひとりごと言い続けてました。先生方のやり方とか手術のスピードとかにはほんとに驚きましたね。ちょうどその時、私の頭の方にいる先生が言ってらしたことなんですけど、ええと、専門的な言葉なのでちょっと今思い出せませんけど、その時には意味がわかったんですよね。息が止まるとかそんなことでした。「停止」とかって言ってらしたと思いますね。「停止」ってですね。この先生は、「閉じます」っておっしゃってですね、そしたらいきなりですね、先生方が鉗子を本当に手早く取り外して、皮膚を閉じたんです。私はまだ手術されてる部分の近くにいたんですけど、先生方はお尻に近い方から縫い始めました。あんまり速く縫ったもんですから、一番上まで来た時、私の腰の皮膚の片側がたるんでしまったんです。片側だけ強く引っ張りすぎたのよと思って、ほんとにやきもきしました。自分でやればもっとうまくできたのに、と思いましたね。でも、私でしたらそんなに速くはできなかったと思います。その時にはもう、それほどおもしろくなくなってきたものですから、天井近くまで浮き上がって、ドアを抜けて廊下に沿って飛びました。すごく天井に近いあたりにいました。蛍光灯がほんとにまぶしかったからです。そのあとのことは、別の部屋で眼がさめるまで何も覚えてないんです。外は暗かったので、先生方は朝早く手術してくださったんだなと思いました。その時はまだ暗かったからです。でも目がさめた時はもう夜になってました。それからこの、違う先生は、ひと目見てわかりましたけど、手術の前にお目にかかったことはなかったんです。この先生が中心になって手術をしてくださいました。お目にかかった時その先生だということがわかったんですよ。この先生にどこが悪いのかお聞きしましたら、「あなたの心拍はうまく調節できないんです」とおっしゃいました。それで、「若い頃リウマチ熱をやったことがあるんですが、どうなんでしょうか」とお聞きしたんです。そしたら先生はお怒りになって、「どうしてそのことを話してくれなかったんですか」っておっしゃったんですよね。それから私はまた眠ってしまったみたいです。……その後、包帯を取って手術のあとを見せていただいた時、一番上のところに大きな穴があいてました。先生方はその穴を縫って塞いでくださったんです。左側に皮膚を強く引っ張りすぎたため、そこに穴があいてしまったんです。先生方に不満を申しあげたのを覚えてますから。……それから看護婦さんにお話ししてた時にですね、手術室のことを少し言ったんです。窓がどこにあったとか、ドアは窓の真向かいにあったとか、手術台がななめに置いてあったとか、部屋が緑色だったとか、私の左手の壁際に器具が全部載せてある台があったとかですね。そうしましたらこの看護婦さんは、看護学生で何度も手術室に入ったことがあるそうで、その通りだとおっしゃってくださったんです。……私は、このレジデントの先生が手術をほとんどしてくださったことをお話ししましたら、この看護婦さんは、他の看護婦さんたちに聞いてくださったんですけど、そうしたら他の看護婦さんたちは、その通りだっておっしゃったそうです。私が見たことは全部、正確すぎるくらい正確だったそうです。本当に、その場にあったものが見えたんですよ（I―70S）。

この患者のカルテを調べたところ、ふたりの医師が手術室で患者の手術を行なっていたことがわかった。常勤の外科医（D医師）と神経外科のチーフ・レジデントである。常勤の外科医は、手術終了後、手術の概要を次のように口述している。

　腹臥位《ふくがい》の患者に、型のごとく正中切開を〔腰部に〕加えた。創縁《そうえん》を鈎《こう》で引っぱり、深在筋膜を分離し、脊椎と、L4―5および6―1の薄層〔脊椎の一部〕から筋肉を剥離した〔脊椎の手術部位を示している〕。……L5の薄層を少量切除した後、完全にヘルニアを起こした椎間板を相当量認めた。……管の中に遊離していたためこの大きな破片を切除した。続いて……自己変性を起こした椎間板を、その空隙《くうげき》内から相当量切除した。……切開部は……細い絹糸できつく結節縫合された。……患者は、回復室に収容されたが……心室性期外収縮〔不整脈〕が若干認められた。このため、回復室でも心電計による監視が継続された。

この女性が回復室に移された後、手術室で発生した不整脈の治療のため、内科救急外来の指示を受けた。その直後この不整脈は自然に消失し、その後入院中は何事もなく経過している。

患者および執刀医による手術場面の描写を比較したところ、食い違う部分が全く見られないことがわかった。特に、「手術の前にお目にかかったことはなかった」神経外科のチーフ・レジデントが、手術を大部分行なっているのを「見て」不快を感じている点に注目すると興味深い。どうやら患者は、外科の主治医（D医師）が自分の手術の責任者だと思いたかったようである。その後このレジデントが術後回復室に初めて訪ねた時、患者は、このレジデントが「中心になって手術をして」くれたことがわかったという。カルテを見ると、この点に関する患者の主張は事実らしいことがわかる。手術前のカルテの記載はすべてD医師によるものであるが、手術後の経過については、退院時まで一貫してチーフ・レジデントが記録しているからである。

私は、この患者が自分の体験を話したという「看護学生」にインタビューすることができた。この看護婦は、半年もたっていたので、その時のやりとりは既にかなり忘れていたが、次のような点についてははっきり思い出すことができた。

私が覚えてるのは、あの患者さんに不整脈か何かがあったことくらいなんです。患者さんは、「急げ、もう少しで処置〔手術〕が終わるところまでこぎつけたぞ」って誰かが言ってたのを覚えてるって私におっしゃってましたね。体脱体験みたいなことがあったんですね。……まぶしい光とか、先生方が大急ぎで腰を縫合してるのとかを覚えてるっておっしゃってましたね。……傷口がきれいに合わさってないとか、何かそんなこと言ってらした覚えがありますけど。

以上のように、この患者が手術中に起こした「体脱」体験の描写は、少なくともその一部については、病院の記録や看護婦の記憶により裏づけられるようである。この自己視型体験が何らかの形で不整脈と関係しているかどうかについては速断できないが、この患者の証言から、自己視型体験は、不整脈が出現するはるか以前に始まっているらしいことがわかる。

次の事例は、先の二例とは少々異なった形で始まっている。一九六九年五月二九日、二二歳になるアメリカ兵は、ベトナムのクーチー付近で「仕掛け地雷の爆発」により重傷を負った。意識不明および強いショック状態に陥ったままヘリコプターで第一二後方病院に搬送され、救命手術のため開いている手術室にかつぎ込まれた。この男性の臨死体験は、戦場で爆発に遭った時点で始まり、外科手術を受けている最中まで続いた。手術を受けている時の体験は次の通りである。

自分の体を見るのは、いつも左上の方からでしたね。いつもその位置に固定されてるようでした。一番背の高い人のすぐ上くらいのところにいました。……あいつらが僕を拾って〔手術室に〕かつぎ込んでくれたんです。……口に管を突っ込まれたのを覚えてます。酸素の管か麻酔の管か何かわかりませんけど。ふつう手術中に感じることがありますよね、でもそういうこと全然覚えてないんです。そういう感じはしなかったんですよね。……〔手術が〕始まった時、看護婦が僕の軍服を切り裂いて、何かわかりませんけど輸液を始めたんです。その時僕の左足が切断されたんですよね。皮一枚でつながってただけでしたけど。……残ってる部分を切断するのが見えたんです。その時、膝までは残ってました。切断されたのは膝のすぐ下でした。……ここにある〔額の〕傷を、先生方が縫った時のことも記憶にあります。ここにも口を開けた傷口があって、やっぱり縫ってもらったんです。それから左腕の傷口も縫ってもらったのを覚えてますね。……手術室の会話についてはですね、どういう話がされてたかはわかりませんでした。……話をしてたのはわかるんですけど、何を言ってたのか思い出せないんです。覚えてることはほとんど眼で見たことですね、そう言ってよければですけど。……先生方がどうしてそんなことしてるのか理解できませんでした。……ほんとに僕は死んでたと思いますね。……その医者の体にしがみついてる記憶がほんとにあるんですから。……なんにも〔起こらなかった〕。全く、何も起こりませんでした。まるでそこにいないみたいな感じでしたね。つかまえたけどそこにいなかったのか、それとも、僕の方が突き抜けちゃったのか、どっちかですね。

〔意識が回復した後〕ベッドに寝てたんですけど、自分が話してる相手がどういう人かわかったんです。僕の手術をしてくれた先生と看護婦さんだってわかったんですよ。声を聞いた時、その先生だってことがわかったんです。僕の方が知ってることをこのふたりが知らなかったとしてもですね。……僕は三週間くらい全然眼が見えなかったんです。文字通り目をあけられなかったんですよね。とにかく両眼に包帯を巻いてたんですから。両眼をやけどしてたんですよね。

（I―68S）

この男性のベトナム時代のカルテが発見されたが、その中には次のような経過が記載されていた。

二二歳。白人大尉。ベトナム共和国クーチー付近にて、一九六九年五月二九日午前八時五八分、仕掛け地雷を踏みつける。右腕が肩関節〔肩〕から外傷性に切断され、腋窩《えきか》動静脈および上腕神経叢《そう》の離断〔全血液および神経の腕への供給停止〕を起こしていた。両下肢も外傷性に切断されていた。地雷の爆発により、両側性に鼓膜の穿孔《せんこう》を起こしたうえ、軀幹《くかん》および顔面、左上肢に裂創が認められたが、神経および動脈には至らなかった。患者は第一二後方病院に搬送され、午前九時四〇分、ショックおよび無血圧の状態で到着した。ただちに静脈切開〔薬物の静脈内投与を行なうための切開〕が行なわれ、九単位〔九パイント＝約四・二リットル〕の輸血が開始された。直後、手術室に移送、気管内挿管〔気管内にチューブを挿入すること〕が行なわれ、午前一〇時、全身麻酔のためペントタール・ナトリウム、亜酸化窒素、酸素が投与された。血圧は、処置開始時には六五／三八であった。手術は、右肩関節および左膝関節離断、および右膝上切断であった。一二リットルを越える輸血や輸液にもかかわらず、手術中終始低血圧を呈し、六二／二八まで下降した。手術は午後一時一五分に終了したが、終了時の血圧は八〇／四〇であった。術後、極度の不穏および激越状態を示したが、次第に意識を回復し、次いで完全に覚醒した。一九六九年六月三日、第一〇六総合病院に後送され、離断創修復のための手術が数回にわたって行なわれた。一九六九年六月一六日、治療やリハビリを継続するため、ジョージア州フォート・ゴードンに後送された。

次に紹介する事例は、手術中に起こった自己視型体験としては最後のものであり、フロリダ州在住の三七歳になる主婦の報告によるものである。この女性は、それまでにも、手術とは関係のない状況で起こった臨死状態の最中に二回ほど臨死体験をしているという。この女性の手術中の体験は、胆嚢手術の最中に起こった。なおこの手術は比較的適応〔できれば手術が望ましい状態〕であり、合併症の発生はなかった。患者は、手術中にあった聴覚的体験を強調していることもあって、患者の麻酔は浅かった可能性が高い（「先生方はどうして私がそんなに早く〔手術後に〕麻酔からさめたのかわかりませんでした」）。にもかかわらず患者は、まるで上から見下ろしていたかのように、手術の経過を一部はっきり「見て」いたと語っている。

私は手術が心配だったものですから、麻酔をかけられても意識を失わないようにしようと思いました。どうにかして、手術の時のことがわかるようにしようと思ったわけですね。このことは、手術に入るずっと前から考えていたんです。その場の出来事を全部よく見ていようと思ったんです。点滴が始まって麻酔がかけられると、眠りに入って行きました。先生が数を数えてらしたんですけど、三くらいまで行った時に眠ってしまいました。その時、何かわかりませんけど、こっちの方の私がですね、また上の方から見下ろしてて、先生方が手術の用意をなさってるのを眺めていたんです。そこに外科の先生が入ってらしたんですけど、薬〔麻酔剤〕のせいで、前〔の臨死体験〕の時ほどは見えませんでした。テレビを見てるみたいな感じで、時々動きが止まりました。場面全体は進んだり、音が消えたりしました。時々すごくはっきり見える時があって、そういう時は先生のなさってることが見えたりその場の音が聞こえたりしてましたね。でも、たいがいは、ついたり消えたりっていう感じでしたね。先生方がゴルフの話をなさっているのが聞こえました。個人的な話や手術の話が少しずつ聞こえましたね。……私の体がそこに寝てるのが見えました。印象に残ったことと言えば、麻酔をかけられる前にですね、手術室に移されて手術台に乗せられた時、とっても冷たかったことでしょうか。その時、下を見ながら、さあもう冷たくないわよ、すごく気持がいいじゃないって思ってましたね。でも、体では冷たかったわけですから。その違いは覚えてます。手術台では氷のように冷たくなってました。ところで私は、バルコニーから下を見下ろして映画でも見てるみたいな感じだったんです。先生方が私の体を切り開くのが見えました。血も見えました。でも何も感じないんです。痛くないんですよね。気持がすごく落ちついてるんです。その場で起こってることが見えるんですけど、自分の体に何されても全然感じないんですよね。でも、全部見えて全部聞こえたわけじゃありませんでした。薬が投与されてても何とか、一生懸命集中してたんですけど、たぶん心の中では、手術が終わるまで生きてられないんじゃないかしらって心配してたみたいなんですけど、何とか自分をコントロールできてれば、麻酔に負けないで意識を失わずにいられると思ったんですよね。このことは心の奥の方にあったことですけどね。でも、薬はものすごく私の心を邪魔しました。〔手術後〕すぐ目をさまして、手術台からストレッチャーに移る時、自分でも体を動かしたんです。先生方はどうして私がそんなに早く麻酔からさめたのかわかりませんでした。先生方は、手術してから一時間やそこらは眠ってるだろうと思ってらしたそうです。でも私は、手術が終わってすぐ麻酔からさめましたので、看護婦さんたちが私をストレッチャーに移してくださる時にですね、自分でも体を横にずらしたんです。ご自分のゴルフのことを話してらしたのは麻酔の先生でしたけど、その話をしてらしたのは私が下を見下ろしてる時でした。あとでこの先生にゴルフのことを聞きましたら、先生は笑いながら、「いったいどこからそんな話を聞いたんですか」っておっしゃったので、私は「わかりません」とお答えしておきました。先生は私のストレッチャーを押して回復室に連れてってくださいました。

眠かったんですけど眠れませんでしたね。そのうちまた意識がはっきりしてきて、回復室にいる女の子たちと話をしてました〔I―28S〕。

手術中の超俗型体験

手術中に超俗的な臨死体験をしたという者は九名あった。しかしその内容は、手術とは無関係に起こった超俗型体験と全く同一であった。この九名はいずれも、それ以前に臨死体験をしたことはなかった。そのうちの一例は、四八歳になる私の心臓病患者が報告したものである。この男性は、一九七五年八月に開心術を受けている。この手術について患者は次のように述べている。

〔手術前〕以前手術したことのある連中が〔病室に〕何人かおりましてね、連中の話にはずいぶん笑わせられました。私は連中に冗談を言ったんですが、頼むからやめてくれって言うんですな。あんまり笑うと胸〔の手術の跡〕が痛いんだそうですよ。……それから、その時には恐怖心は全然ありませんでしたね。……手術を受ける時、恐怖心はありませんでした。これっぽっちもなかったです。……手術の当日、「心配しない」ようにする薬を看護婦が私に注射しました。……その日の朝は、コーヒーもタバコものんではいかんのですよ。……それから、そこ〔手術室〕で何も着ずに横になっとったわけですが、そこにこういうきれいな女性がおったもんですから、シーツがめくれやせんかとヒヤヒヤでしたよ。それからこの女性は、私の小指と薬指の間を広げて手に針を刺しました。そのあとのことは、起こされて点滴の針を抜いてもらうまで覚えておらんのです。〔この時には〕あったことを思い出したり、死んでいた間のことを考えたりしとりました。こういう流れの急な、きれいな川にかかってるこういう木の橋を渡って行って、向こう岸で見てたらですね、イエスさまが、純白のローブを着て立っておられたんです。髪は漆黒で、短くてやっぱり黒いひげを生やしておられました。歯はすごく白くて、目は青、それも本当の青でした。……それまでに見た肖像画とは全く違ってました。……不安になるどころか、すごく安らかになりましてね、自分が本当にここにいるのか確かめてみたくなりましたよ。……自分には本当のことのように……まちがいなく本当のことのように思えました。……自分がもう死んでることはよくわかってました。誰にも教わらなくてもすぐわかりましたよ。……それから、このお方が私を待っておられる本物のイエスさまだってことを確かめようとしてですね、そのお方に近づく時、イエスさまの証拠を全部確かめてみようと思ったんですよ。それで、両手を見たらですよ、釘を打たれた跡があったんです。それから、このお方が本当のイエスさまだということを確かめようとして見ていた間はですね、話は全然しませんでした。その時は、本当に安らかな気持だけしかありませんでしたよ。……少したった時、まだイエスさまのもとへ行くべき時じゃないことがわかったんですね。イエスさまはほほえみながら私にうしろを振り向かせて、その小さな橋を渡らせて、元来た道に戻らせてくださいました。……橋は手づくりで木でできてました。……渡りながらうしろを振り向いたんですが、本当はイエスさまのもとへ行きたいと思ってたんですよ。それからゆっくり橋を渡って、元の岸辺に着きました。……そこは丘のふもとで、岩がひとつふたつある青々したところでした。川には透き通ったきれいな水が流れてました。本当に平和で美しい情景でした。空を見た覚えはありませんが、空のことはあまり注意しませんでしたなあ。私の関心は、その白いローブをまとったお方にありましたし、その方が本当にイエスさまだということを自分なりに確信できるかどうかにありましたからねえ。……それから、そうしてた間、知識というか宇宙の叡智というかが私の前に開けてきたので、あとでその時が来たら宇宙の真理を人に教えられるように、全部覚えておきたいと思ったんですがね。何ということか、こっちに戻って来たらひとつも覚えとらんのですね。……ほんとに全部覚えておきたかったんですがねえ。覚えておいて、女房にでも話して聞かせたかったですよ。ほんとに覚えて戻って来たかったですがね。……それから、一度目に集中治療室から出て来た次の日あたりに、女房のやつが面会に来ましてね、私を見て、「あなた目がすごく青いわよ、すごく青くなってる」って申すんですな。それですかさず、俺はイエスさまの目を見たんだって言ってやりましたよ。そう口をついて出ちまったもんですから、本当はどう答えたらいいのかよくわからなかったんですが、とにかくそういうことが口をついて出たんですよ。……私が何を言ってるのか女房には全くわからなかったですね。……先生に聞かなくても、自分が死んでたことはわかりました。それからは、手術中にこういう経験をした人間が他にいないものかどうか調べてみようと思い始めたんですよ。でもひとりも見つかりませんでした。……このことがあって二年くらいして『かいまみた死後の世界』を読んだ時、そこに出ている体験談の中に、同じようなのがいくつかあるのに気がついたわけなんです（I―71S）。

この男性の妻にインタビューしたところ、術後二日目に夫が「イエスさまに会った」話をするのを聞いて驚いたことを非常によく記憶していた。その二、三日後、患者は妻に全体の体験を話して聞かせたという。その時妻は、手術の終了間際、夫が心停止を起こし、蘇生処置を受けなければならなかったことを知っていた。しかし、その時点で夫はこのことを知らなかったし、その後も医学的に不安定な状態にあったので、特にその事実を聞かされてはいなかったという点を、患者の妻は強調した。事実、妻はその二ヵ月後、外来で診察の順番を待っている時、たまたま手元にあったカルテを夫が見て、心停止を起こしていたことを初めて知って驚いたことを覚えていた。その時夫は、「ちくしょう、バーミンガム〔手術が行なわれた場所〕で死んでたなんて知らなかったぞ」と言ったというのである。

この患者の開心術および心停止に関する医学的記録は、カルテにかなり明確に残されている。

午後二時、麻酔〔ハロタン、亜酸化窒素〕開始、午後四時〇三分、心肺バイパス。三本のＡＣ

バイパスが難なく完成。午後六時〇二分、心肺バイパスが外された。午後六時三〇分、著明な低血圧状態に陥り、続いて心室細動〔心停止〕発生、エピネフリン心腔内投与および二回のカウンターショック〔心臓に対する電気ショック〕。正常な調律を回復したが、心電図は新たな損傷パターン〔心臓発作〕を示した。午後八時、「かなり良好な状態」で回復室に担送。

カルテに残された術後の記録には、手術中の心停止および心臓発作について触れている箇所が数ヵ所あった。この患者が、手術の二ヵ月後にカルテを見て自分が心停止を起こしていたことに気づくきっかけとなったのは、こうした記載のいずれかであろう。以上のように、この患者は全身麻酔下で超俗型体験をし、それを手術後間もない頃妻に話したことは明らかである。しかしその時点では、患者自身は手術中に自分が心停止を起こしていたことをまだ知らなかったのである。

次の超俗型体験は、腹部大動脈瘤からの出血によるショックのため入院した経験を持つ男性の報告によるものである。手術中、患者は次のような体験をしたというが、これは、手術後「集中治療室にいた八日の間忘れずにいた唯一の記憶」であった。

〔手術中〕こういう白い光が近づいてくるんですよ。目がくらむほどじゃなかったですがね。それ以上考えられないほどの純白で、目に入る範囲が全部真白になってしまいました。……まるで、全世界に白い光しかないっていう感じでしたよ。これ以上ないほどまぶしい光でしたが、電球を見た時みたいに、眼が痛くなるような光じゃなかったですね。……それから私は声を出してひとりごとを言いました。「じゃ俺は今死ぬところなのか。まだ死にたかないけど、抵抗する気も起こらないな。これが死というものなら、従うことにするか」ってね。大変気持がよかったですよ。あわてふためくようなことも、不安になることもなかったですしね。とても気持のいいもんでしたよ。ところで、誰も居はしませんでしたが、そういうことがわかったもので、自分に言ってましたよ。さあ、おまえは今死んでくところなんだぞ。おまえには覚悟もできとらんが、抵抗する気も起こらんだろうってね。……〔その後〕おやおや、何て夢だったんだと思ったですが、夢じゃなかったんですね。非常に現実味があったし、本当のことだったんですね。それで、二ヵ月と一三日たって主治医の診察を受けた時、「あなたは非常に特別な患者さんなんですよ」と言われたもんですから、「どういうことですか」と聞いたらですよ、「あのですね、あなたは完全に亡くなられたんですよ。手術台の上で、あなたの生存徴候が全部なくなってしまったんですよ」って言うわけですよ。それで私は、「それだったら私だって知ってますよ、先生」と申しあげたんですよ。「知ってるって」って聞かれるもんでね、「死んでる時のことを覚えてるんですよ」って答えてやりましたよ（I―55S）。

カルテおよび手術報告には次のような経過が記載されている。

五九歳の白人男性。……救急外来に運び込まれる。……低血圧が判明し、皮膚は冷たく冷汗が見られた。……背部痛を訴え続け……青ざめていたが、意識は清明で協力的であった。……印象—解離性漏出性腹部大動脈瘤。……治療方針—即手術。……全身麻酔下〔で手術が完了した〕。……血圧は、手術開始時には四〇／〇であったが、終了時には一六〇／八〇まで上昇。……手術中、七単位〔七パイント＝約三・三リットル〕の全血輸血。……良好な状態で回復室に担送。

手術中の出来事が、麻酔をかけられていたにもかかわらずわかったという患者がいることについては、医学雑誌所載の数編の論文で報告されている。こうした現象については、『アメリカ医師会誌』一九七五年一〇月六日号所載の、「手術中の麻痺的覚醒について——外傷性神経症症候群」というリチャード・S・ブレイチャーの論文で考察されている。[1] ブレイチャーは、大手術の最中に、麻酔が浅かったため覚醒したが、ふつうに用いられている筋弛緩《しかん》剤によって全身性に麻痺を起こしていたため、体が動かせなかったという患者にインタビューしている。それによるとこうした患者は、外科手術を受けた後、次のような特徴的症状を示したという。「(1)繰り返し見る悪夢、(2)全般的な過敏性および不安、(3)死のことが頭から離れない状態、(4)精神異常と思われるのを恐れて、自分の症状についてなかなか……話したがらないこと。」

ブレイチャーの論文に対して読者から寄せられた数通の投書が、一九七六年三月二二日号の同誌に掲載された。そうした投書から、ブレイチャーの発見が支持されたばかりか、同様の状況下にあった他の患者もかなりの「夢」を報告しているという事実が明らかになったのである。ある医師は、自分の患者から「あの手術はおそろしかった。すごく痛くて、悪夢でも見ているようでした」という話を聞かされたことがあると書いてきた。この医師は、続けて次のように述べている。この患者は「手術室にいた人間やそこで交わされた会話についても思い出しております。ただし、患者と同僚の教師のことやら手術の前日に同僚たちと交わした会話やらも入り混じって、さらに夢に近いようなイメージの混入も見られました[(2)]。」

医師が自らの経験を知らせてきた投書もあった。

ほとんど全員が、何らかの危険から逃れようとするが金縛りにあって体が動かせない、という悪夢を見ています。こうした悪夢は、眼がさめるまで続くことがふつうです。私の場合も〔手術中に〕眠りはしませんでしたが、やはり同じような恐怖に襲われました。でもこの「夢」は永久に続くでしょう。自分の力ではどうしようもないという感じが永遠に続くようです[(3)]。

麻酔が不十分のまま手術を受けた患者が起こした、この「外傷性神経症症候群」と、本研究の中で見つけた一三例の「手術中の体験」とを比較すると、いくつかの相違点が明らかになる。私たちの患者が手術中に起こした超俗型体験の最中に感じたという穏やかで安らかな感情も、自己視型体験の微に入り細を穿った「視覚的」観察も、『アメリカ医師会誌』の報告には見られないのである。さらに、『医師会誌』の報告に登場する患者の「夢」は、むしろ通常の夢や悪夢に近いように見える。つまり、内容が千変万化で「いかにも夢らしい」のである（たとえば、「同僚の教師」との最近の「会話」であるとか、「何らかの危険から逃れようとする」ことなど）。それに対して手術中に起こる超俗型体験の内容は、臨死体験の典型的パターンに従っているうえ、後に体験者自身が、夢とは似ても似つかぬ現実であるとするのである。

手術中の出来事を患者が知っている事例に関する研究は、デビッド・チークらが行なっている。チークらは、手術室で自分の身に起こった出来事を患者は無意識の中で記憶しているので、通常の対話によっては引き出せない場合が多い、という前提で研究を行なっている。こうした意識下の記憶を探るためチークらは、大手術を目的として全身麻酔をかけられた相当数の患者を、手術後催眠に導入し、手術の時点まで時間を遡行《そこう》させた。『ロッキー山脈地方医学雑誌』一九六〇年一月号所載の論文は次のように述べている。

これまで得られた証拠からすると、聴覚だけは、他の知覚や通常の反射がすべて抑制されても、深麻酔下において維持されることは事実のようである。……具体的事象が想起されるのは、その時語られた言葉が人を驚かせるようなものか、もしくは手術にまつわる不安を軽減するものに限るのである(4)（傍点セイボム）。

以上のように、手術中に医師たちが語った言葉の記憶は、麻酔下にある患者の無意識から引き出すことのできる場合が少なくない。とはいえ、聴覚的なものではなく眼で見るしかないような手術中の光景（心臓の外形や色彩、手術器具の外見など）については、チークの患者が催眠状態で想起した内容には含まれていなかったのである。

要約すると、本章に紹介した体験は、さまざまな手術場面で起こっており、そのうちの三例は、カルテには、生命に危険のある合併症が発生したとは記されていない状況で起こったものである。質的にも内容的にも、こうした体験は、手術場面以外で起こった臨死体験ときわめてよく似ているが、麻酔が不十分であった患者がしばしば語る悪夢的体験との類似性は見られなかった。麻酔下にあった患者が無意識状態で、手術中に語られた言葉を想起する場合も時としてあるが、手術の光景については、催眠をかけてもその記憶を引き出すことはできないのである。また、自己視型体験の中で患者が「見た」場面は、実際に外科医が行なった手術の手順と非常によく一致していた。したがって、臨死体験を説明する場合には、このような手術中の体験も考慮に入れる必要がある。手術中の体験は、いずれの点から見ても、手術とは無関係の状況で起こった臨死体験と同一のように思われるのである。

第7章　自己視型臨死体験——事実か幻想か

一九六六年六月六日朝五時頃のことでした。……並木の陰にベトコンがいるのが目に入ったんです。一〇〇メートルほど先でした。その時私たちの隊は三五人くらいいたはずなんです。ベトコンは、機関銃の一斉射撃をし始めると同時に、迫撃砲二、三門による砲撃も開始しました。機関銃が二、三丁見えたもので、一メートルくらいのところにいる仲間がLARという軽対戦車砲を持ち出したんです。バズーカ砲みたいに肩にかついで撃つやつですね。歩兵隊に所属しているその戦友は、これであの機関銃をやっつけてやるから見てろって言って、対戦車砲を構えて撃とうとした瞬間、弾に当たって倒れたんです。……ロケット砲の向きを変えようと思って立ちあがった瞬間、親指のつけ根のあたりを撃たれたんです。ロケット砲をもぎ取って代わりに撃とうとした時、ロケットが発射されて爆発しました。その時、衝撃でうしろに一回転しながらはねとばされたのを覚えています。……下に倒れて頭を振った瞬間、すぐうしろに迫撃砲の砲弾が落下して、今度は前にはねとばされました。二、三時間そのままでいたようです。……ベトコンが目の前に出て来て、そいつが軍靴を脱がせてるのが見えました。他のベトコンも、そのへんで戦利品をいろいろあさってましたね。指環を抜き取ったりですね。……まるでそういう場面を上から見下ろしてるような感じだったですね。自分の体が下に見えましたね。……ひっくりかえったマネキンでも見てるみたいでしたよ。……自分の顔も見えましたし、腕も見えました。いいあんばいに焼けこげて、そこいら中に血が噴き出してました。……一メートルほど先にM—14〔小銃〕が見えたんで、手を伸ばしたんですが、全然身動きできませんでした。……どうしてもさめない夢でも見てるような感じでしたね。そいつが私の軍靴を目当てに来た時、それが目に入ると同時にですね、そいつが注意をそらした隙に銃が取れるように、そいつが行ってくれるのを待ってたみたいでした。でも体が言うことを聞かなかったんです。……自分の手足が折れたりもげたり腰がねじ曲がったりしてるのが実感としてわかったっていうよりも、そのマネキンに銃を取らせることができない、っていう感じでしたね。……そこに転がってるマネキンに銃を取らせようとしてたんですよ。私は自分の体をまるで人ごとみたいに眺めてましたね。……他人がそこに倒れてるみたいにね。……夕方の四時か五時頃でしたか、私の中隊が捜索に来ました。連中の声が聞こえましたし、姿も見えました。……自分が、焼けこげたその体から抜け出してることはまちがいありませんでした。軍服の上着も全部焼けてなくなってました。私は死んでるようでしたね。……連中は私の体を袋の中に入れました。……

それから水陸両用車に積み込まれました。……後で連中〔その時の兵士〕の誰かに会ってたら、きっと見分けがついたと思いますよ。……トラックに移されて死体置場に運び込まれました。それからそこで防腐処理されるわけですよ。それからですね、そこの手術台みたいなものに乗せられた時のこととか、そこの人が、全米慰問団の女の子のことでちょっと冗談言ってたこととか覚えてますよ。……その時私は、血だらけの下着姿になってました。その人が下着をさっと脱がせて、ぼくの足を広げて〔大腿静脈に防腐剤を注入するため左鼠蹊部を〕切開しました。……もう、ちょっと切開してたんですけどね、その人が手を休めて笑った時、どうしてそんなに血が出るのか不思議に思ったわけですよ。それで私の脈をみて、それから心臓が動いてるかどうか確かめたんです。その場面も見てましたけど、まるで自分とは関係ない人でも眺めてるみたいな感じでしたね。……その人は脈をみたわけですけど、はっきりしなかったので別の人にも声をかけたんです。その時には、もう切るのはやめてましたね。そのあたりでしたよ、その場の出来事がわからなくなったのは。……どうも私を別の部屋に運んで手を切断したようで、たぶんその二、三分後に従軍牧師が枕元に来て、何もかもうまくいきますよ、と言ってくださったんです。……その場面はもう外から見ていませんでしたね。その時には体の中に入ってたわけです（I―69）。

この男性から以上の話を聞かされている間、本当にこのようなことが起こりうるだろうか、という疑問が頭の中を駆けめぐっていた。しかし、どうやら少なくとも一部は事実のようであった。患者の右手が義手だったからである。しかし、袋に詰め込まれて遺体安置所に運ばれたという話についてはどうであろうか。私は、患者に左鼠蹊部を見せてもらい、切開の痕を確認することで裏づけがもうひとつ得られた。左大腿静脈上部にきれいに治癒した瘢痕が見られたが、この瘢痕は防腐処理の際に行なわれる切開の部位と一致していたのである。このような証拠から、私にはこの患者の話が正しいように思われたが、当時の状況を考えると、それ以上の裏づけは得られそうになかった。したがって、自己視型臨死体験の中で患者が見た出来事が事実か幻想かを明らかにするためには、他の臨死体験を検討せざるをえないことになる。

この研究を開始した当初からわかっていたが、臨死体験について私がインタビューする患者の大半は、心停止から蘇生した者である。この時点で私は、こうした蘇生を一〇〇例以上指示するか実際に行なうかしてきた。したがって私は、救急蘇生法がどのようなものか、見ている者の眼にどう映るかということについては、よく承知していた。そのため私は、自分の蘇生場面を「見た」と称する患者が現われるのを手ぐすねひいて待ち構えていた。このような患者が現われたら、通常、医療関係者以外には知りえない事柄について事細かに聞いてみるつもりでいた。要するに、熟練した心臓病専門医としての自分の経験と救命処置に関するカルテの記述とを、専門家ではない人間が「見た」と称するものにぶつけてみようと思っていたのである。そうすれば、明らかな食い違いが見つかり、「視覚的」な視察内容が単なる「知識に基づく推測」に成りさがるはずだと考えていたわけである。

五年後に私は、手術とは無関係に起こった臨死状態の中で自分の蘇生場面を一部にせよ「見た」と称する患者を、三二名インタビューしていた。その結果を分析しようとした時、「知識に基づく推測」からはたしてどの程度のことがわかるだろうかと考えた。この三二名の患者は、体の外から眺めずとも、臨死状態がどのようなものか推測できる程度の知識を、臨死体験以前に持っていたのではなかろうか。

この患者たちの臨死体験の大半は、心停止に対して心肺蘇生法（CPR）を行なっている最中に起こった出来事の記憶が中心となっていた。ところで心肺蘇生の場面は、どれをとっても同じものはふたつとないことを、私は知っていた。しかし一方では、熟練した病院職員が行なう心肺蘇生法は、おおよそ共通していることも承知していた。こうした一般的な心肺蘇生法を熟知している者であれば、もしかしたら自分の蘇生場面を、他人に信じてもらえる程度には推測して話すことができるかもしれない。

自分の心停止の場面を見た記憶があるという者の大半は、近代的な集中治療施設で用いられる器械類や手法を何度となく見聞きしている、いわば「場慣れした」心臓病患者である。大半は集中治療室に入った経験があるのである。加えて、慢性的な心臓病をかかえているため、テレビや映画などに登場する心肺蘇生の場面には人並以上に関心を払ってきたかもしれない。自己視型臨死体験とは別に、心肺蘇生法についてどの程度の知識を持っているかを判定するためには、臨死体験以前にインタビューするのが理想的であろうが、周知の通り本研究では、臨死状態に陥った後にインタビューを行なっているので、それは事実上不可能である。こうした「事後」インタビューの中で、自分の心肺蘇生の場面を見たという患者に、臨死体験以前にどの程度こうした処置法を知っていたか質問したところ、自己視型体験中に目撃した内容と似ているか否かはともかく、テレビや何かで心肺蘇生の場面を見たことがあると答えた者が少なくなかった。それ以外の者は、自分が臨死状態に陥っていた時を除いて、そのような場面を見たことはないと答えている。だが、このように、心肺蘇生法に関する知識をあらかじめ持っていたかどうかを後で確認する方法には問題がある。事前にどの程度の知識を持っていたかを本人に判断させているだけで、客観的な証拠がないからである。こうした問題点を多少なりとも解消するため、心肺蘇生法について事前にどの程度知っていたかを、次のような方法を用いて間接的に推定することにした。

自己視型臨死体験を報告した患者と個人的背景が似ており、しかも冠状動脈疾患集中治療病棟（CCU）にある期間入院していた「対照」患者を二五名選び出し、インタビューを行なったのである（表3参照）。この二五名は、平均五年以上心臓病に罹患《りかん》している慢性患者であり、心臓発作で入院していた者が二〇名、心臓カテーテル検査のため入院していた者が一二名、開心術を目的として入院していた者が八名、電気的除細動の比較的適応のため入院していた者二名、心停止を起こしたが臨死体験を伴わなかった者四名、人工ペースメーカー植込み手術を目的に入院した者一名であった。CCUにいる間、患者は、自分の体につながれている心臓モニターや除細動器、輸液セットなどを間近に見る機会があった。さらに各患者は入院前、自宅でテレビを見る時間があったのである。以上のように、この二五名の心臓病患者は、病院の場面やテレビの画面をかなり見ていたので、心肺蘇生法についてある程度知っている可能性が考えられた。

インタビューの時私は、心停止を起こした患者に対して医療チームが救命処置を行なっている場面を、病室の隅に立って見ているイメージを描くようそれぞれの患者に求めた。しかるのちに、頭に描いたイメージを話すよう指示したわけである。その場合、入院患者に対して心肺蘇生法を行なっている時に本当に見えると自信を持って言えそうなことだけを話すよう各患者に注意した。このインタビューはそれぞれ録音され、あとで分析が行なわれた。

インタビューした二五名の患者のうち二三名までが、病院で見聞きした器械類や処置法に関する一般的な知識に基づいて、心肺蘇生の場面を眺めている状況を推測しながら、多少なりとも語ってくれた。あまりヒントになりそうなことは言わなかったためか、この二三名のうち二〇名までが、大きな過ちを犯している。最も多かったのは、心停止を起こした入院患者の人工呼吸法として「口対口」式が常用されているという思い込みであった。事実はどうかと言えば、院内ではもっと効果的な人工呼吸法が迅速に行なえるため、口対口式はほとんど用いられないのである*（本章後半で紹

＊口対口式の人工呼吸法が病院内で頻繁に用いられているという思い込みは、口対口式人工呼吸法しか使えない、病院外で行なわれる蘇生法を紹介するテレビ番組や映画が原因で生じたものではないかと思われる。

介する自己視型体験中の心肺蘇生場面の描写を参照のこと)。

他にも誤りがいくつか見られたが、その中には、心肺蘇生中、気道の確保に用いられる口咽《こう》頭エアウェイを(複数の患者が)誤解していたり(「先生方は、ちょっと大きめのアイスクリームのスティックみたいな木のヘラを、口の奥に突っ込んだようです」)、心マッサージを誤解していたり(「背中を叩いて止まった心臓を動かす」とか「胸を切り開いて心臓を両手でつかんでマッサージする」とか「みぞおちを殴りつけて止まった心臓を動かす」とか「お医者さんが患者のもものあたりに馬乗りになって、下から胸を押しあげる」)、電気的除細動を誤解していたり(「心電図の器械につながっているコードを患者の胸にギュウギュウ巻きつけて電気ショックをかける」とか「皮膚の上から心臓に突き刺した針に電気を流してショックをかける」)、胸部の通電に用いる除細動器の電極パドルを誤解していたり(「パドルは、コンプレッサーにつないであって、与圧がかかっている」とか「下側に吸着カップがついてる」とか「どこにもつながっていない」)などがあった。

明らかな誤りのない者は二五名中三名であったが、いずれもごく一部の描写を行なうにとどまった。ひとりの患者は、インタビューの時、自分の病室に置かれていた除細動器(「そこにある器械」)の外観を描写することはできたが、体外心マッサージや人工呼吸法その他の心肺蘇生法については全くわからなかった。病院の救急外来で父親が救急処置を受ける場面を目撃したことのある患者は、「先生が汗をかきながら父の胸を、胸の真中を、両手を重ねて押して」いて、「父の腕に何か入っていて、看護婦さんが何か液体の入ったビンを高く持ちあげてる」場面を思い出している。また別の患者は、以前病院に入院していた時、外科集中治療病棟で同室だった患者が救命処置を受けている場面を目撃したことがあり、その場面については、「先生が両手を重ねて胸の上をグイグイ押して」おり、除細動器は「コードがつながってるパッドみたいなものがふたつついた大きな四角い器械」であったと語っている。この患者は、この「パッドみたいなもの」が患者の治療にどのような形で使われるのかは答えられなかったし、人工呼吸法や注射についてもわからなかった。

以上行なった比較のための調査をまとめると、二五名の心臓病患者のうち二〇名までが、院内で行なわれる心肺蘇生法を説明する中で大きな過ちを犯している。それに対して、部分的ながら正確な説明を行なった者はわずか三名であった。残る二名は、心肺蘇生法については全くわからないと答えている。これら二五名の患者の個人的背景は、自己視型臨死体験をもとに心肺蘇生の場面を説明した患者とほぼ共通していた。以上の結果から、心臓病患者が、あらかじめ持っている一般的知識をもとに「推測」した場合、どの程度の精度の描写になりそうかがある程度把握できたのではなかろうか。では、以上の点を念頭に置きながら、自己視型臨死体験のあった患者が、病院内で行なわれる心肺蘇生の現場を描写している事例に戻ることにしよう。

特殊な場面は登場しない自己視型臨死体験

三二例の自己視型臨死体験中、臨死状態の「視覚的」記憶を漠然といいいい語らなかった者が二六例あった。具体的な聞き方（たとえば、「先生方や看護婦さんたちは、あなたに救命処置をしている時、頭とか顔とか口とか胸とかにそれ以外何かしませんでしたか。器械とか器具とか針とか注射とかを使わなかったですか」など）をしたにもかかわらず、真偽が確認できるような点を想起した者は、この中にはひとりもいなかった。このように、真偽を確認できるような点が思い出せなかったのは、目の前で起こっている出来事に驚きながらも、自分の注意がその体験の楽しさやすばらしさに向けられてしまい、物理的事象には関心が向かなかったためだと主張する患者が少なくなかった。このような患者にとって、どのような手順で蘇生が行なわれたかは二次的な問題のようであった。

私はドア口のあたりに立ってました。そこは、記憶にまちがいなければ、窓があったのを別にすると、この部屋とよく似てましたよ。そうだ、確かに窓があったな。電気がついてて、みなさんが私を治療してくれてましたよ。それからそこのベッドにはですね、自分にまちがいない男が寝てました。……私の眼の位置は、先生方と同じ高さでしたね。私の治療をしてくれてる先生は、白衣は着てなくてワイシャツだけでした。もうひとり、白衣を着た人がいましたが、この人は五〇歳くらいでしたね。看護婦さんもふたりいましたが、そのうちのひとりはよく見えましたよ。……人間にはほんとにあまり注意しなかったんです。解放感があったもんで、浮き浮きしてたんです。……それに夢中になってましたよ（I―23）。

特殊な場面が登場しない、二六例のこのような自己視型体験例は、それぞれが、各自の臨死状態にまつわる事実におおまかには一致していた。しかしながらこのような内容だけでは、こうした描写がどの程度正確なものかを検討することは難しい。とはいえ、個人的背景の似た対照患者（比較のための、臨死体験をしていない患者）に、病院内で行なわれる心肺蘇生法の実際を思い描くよう求めたところでは、八〇パーセントもの者が「かなり自信を持って」正しいと思って答えた部分で、少なくともひとつは大きなまちがいをしているという事実に注目する必要がある。一方、特殊な場面の登場しない自己視型体験報告には、このような誤りは見られなかった。そのことから私は、こうした臨死体験は体験前に持っていた一般的知識に基づく作話ではない可能性が高いのではないか、と考えるようになった。とはいえ、これだけでは根拠として薄弱なので、自己視型臨死体験の内容そのものをさらに詳しく分析して裏づけを得る必要がある。

特殊な場面が登場する自己視型体験

自己視型臨死体験を報告した三二名のうち、自身の臨死状況を明確に想起できた者は六名であった。では、その中で患者が語っている出来事は、各事例ごとの情報をもとに再構成された実際の状況とどこまで一致するであろうか。

第一例

P氏（I―19）は、一九七七年一一月に行なったインタビューの時点では、五二歳になるフロリダ州北部の農村地帯の夜警であった。一九七三年一二月、フロリダ州のある病院の救急センターで、心停止を伴う重篤な心臓発作を起こしたことがあった。それまでこの患者は、心臓病で入院したことは一度もなかった。この時の心停止について、患者は次のように回想している。

患者　もうそれ以上痛みに耐えきれませんでした。ところが、どんどん強くなってきたんです。それで起き上がって、病院を抜け出そうとしました。この時の記憶はポツリポツリしかないんですよ。そのあと倒れたんです。その時、何もかもが真暗になりました。はじめの時に、ああ気を失うんだなと思った以外は何も覚えてません。カーテンを引いたか電気を消した時みたいな感じでしたね。何もかも真暗になったんです。しばらくすると、暗くはなかったんですけど、明りは見えませんでした。ちょっと灰色の霧でもかかったようでした。それ以外には表現しようがありませんね。真夜中みたいに本当に暗いわけじゃなかったんですが、光はほんの少しも見えませんでした。その時、何かされてるのがわかりました。そこらへんの床に、まだ倒れてたんです。でも自分の体が見えました。おかしなこともあるもんだと思いながら、どこかわかりませんが、上の方で坐ってたんです。下が見下ろせたので見ると、それまで気がつきませんでしたが、床は白と黒のタイル張りになってました。意識したものとしてはそれが最初でしたね。それから、床の上で自分が、半分胎児みたいなかっこうで、ちょっと丸くなって倒れてるのがわかりました。二、三人の人が私をトレーに抱えあげてましたよ。いやトレーじゃなく台車《ドリー》ですね、足が四本ついて金属でできてるやつです。それから私の両脚を縛ると、元来た方へ押してくんです。そこに着くと今度は、メインホールの方に向きを変えました。この時でしたね、いろんなもんがごちゃごちゃと載った台みたいなのがもうひとつあるのに気がついたのは。あとでわかったんですけど、それはショックをかける器械だったんです。これでまた一体になるわけなんですが、念のために申しあげておきますけど、私はヤクなんかやってませんよ。ヤクのトリップなんかやりませんし、それまでこんなことは一度もなかったですからね。いいですか、これは私が勝手に空想した絵空事じゃありませんよ。こういう話が書いてある本は一回も読んだことないですしね。……

セイボム　その状態でいらっしゃる時はですね、どんな感じがしましたですか。

患者　かなりいい感じでしたよ、フワフワ浮かんでてですね。こう思いましたよ。どうだ見ろ、誰にもわからないことが今起こってるじゃないかってね。……

セイボム　下を見下ろされた時ですが、細かいことで何かご覧になったことはありましたか。

患者　ええ、何でも見えましたよ。誰かの動脈が破裂してその血が壁に飛び散って、それを誰も拭き取らずしみになったのとかですね。

セイボム　ご自分の顔はごらんになれましたか。
患者　顔が横向きになってたので、顔の右側や右耳が見えました。
セイボム　そのストレッチャーですが、廊下をどんどん進んでったわけですか。
患者　そうです。もう大騒ぎでしたよ。私にもそれはすぐわかりました。
セイボム　ショックをかけられた時ですが、それをご覧になってましたか。
患者　はい。はじめてでしたが。
セイボム　どんなふうに見えましたか。
患者　どう申しあげればいいんでしょうか。
セイボム　ショックのかけられた経過ですが、おわかりになりますか。
患者　高い電圧を私の体にかけすぎたと思いました。そうするとですよ、私の体が診察台から五、六〇センチも飛び上がったんですよ。そのあと、二回目にショックをかけられるより前に体に戻りました。……
セイボム　その時おられたところから、モニターがご覧になれましたか。
患者　はい、オシロスコープみたいでしたね。薄い白い線が、ちょっと細かく振れてる線が下の方にさがってきてました。細かく振れて見えましたけど、ほとんど直線のようになってたみたいです。心臓カテーテルをした診察室のモニターみたいに大きいものじゃありませんでしたね。八インチくらいしかなかったですよ。画面にはいつまでも同じ線が出てましたね。……

セイボム　そのパドルをですね、先生方は胸のどのあたりに当ててましたか。

患者　えっ、へら《パドル》ってかっこうじゃなかったですよ、先生。取っ手のついた円盤みたいなもんでしたよ。それからひとつをこっちの上の方に当てたんですけどね、こっちの方が大きかったみたいでした。もうひとつはこっちの下の方に当てました。

セイボム　それを胸に当てる前にですね、先生方はあなたの胸に何かしましたか。

患者　針を刺しました。まるでアステカ族が、処女の心臓を取り出す儀式でもしてるみたいでしたよ。それを両手でやったんです。ずいぶん変わったやり方だなあと思いましたけど——こんなふうに私の胸に突き立てたんです。掌《てのひら》と親指のつけねでグサッと刺したんです。すごく変わったやり方だと思いました。

セイボム　ショックをかける前に、先生方はあなたの胸にそれ以外何かしましたか。

患者　その先生方じゃありませんけど、最初私を診察台に乗せた時、別の先生が私を叩きましたね。というか、ほんとに私をバシバシ力いっぱいぶっ叩くんですよ。拳骨をこううしろに構えて、私の胸のど真中に思いきりぶち当てるんです。それから私の胸を人工呼吸みたいに押してました。人工呼吸そのものじゃなくて、ちょっと似てるっていう感じでしたがね。それから石油を入れる時使うみたいなビニールの管を私の口に押し込んだんですよ。

セイボム　先生方は点滴を始めようとしてましたか。

患者　はい。左手に点滴しようとしたんですが、左手をドアにはさんで骨折してたんです。それですぐ針を刺さずに、先生方は長い櫂《かい》のようなものを診察台のマットのあたりにはさんで、腕の下にはみ出させてそれを固定しておいてから、私の手の甲に点滴を始めたんです。でも、それは、モニターに心拍が見えるようになって、私が体の中に戻ったあとだと思います。

セイボム　これと同じような場面をテレビでご覧になったことはありますか。

患者　ありません。でも、退院してからですね、「救急医療」というテレビ番組があって、それを見た時、その中に、コンクリートの道路に倒れて心停止を起こす場面が出てきました。見ているとそのうち胸がひどく痛くなってきたので、その場面をまともに見ていられなくなりました。起き上がって、ニトログリセリンを飲まなければならないほどになったんです。妻はその番組を私に見せるのをいやがってました。でも、私も最初の場面しか見てません。その男のシャツを裂いて脱がせるところまででしたね。

要約すると、この男性は、自らの自己視型臨死体験から次のような一連の経過を再現してくれたことになる。床から自分の体が持ち上げられ、ストレッチャーに移される。両脚がストレッチャーにくくりつけられる。「先生」が自分の胸に強い一撃を加え、次いで両手で胸に圧迫を加えた。患者はストレッチャーに乗せられたまま救命センターの廊下を進み、除細動器や心臓モニターなどの蘇生装置の載ったワゴン車のところまで行く。口にプラスチックのエアウェイを挿入される。心臓モニターが見える。心臓に薬物が注入される。除細動が二回試みられ、患者の肉体が意識を回復し、心臓

次いで、右手背から点滴が開始される。

解説　救命センターのカルテは（この患者には一度も見せられることはなかったが）次の事実を明らかにしている。患者は、胸部に激痛を訴え、午後七時四三分に来院した。最初この痛みは、裂孔ヘルニアによるものと診断された。（裂孔ヘルニアとは、激痛を伴う胃の異常である。）鎮痛剤を投与され、診察を終了したが、午後九時三五分、救命センターを出る時、突然廊下に倒れた。ただちに診察したところ、心拍も呼吸も停止していたため、心肺蘇生法が開始された。薬物の心腔内投与が数回施行され、心室細動（心停止）を除去するため四〇〇ジュールの電気的除細動（心臓に対する電気ショック）が二回行なわれた。それにより患者は意識を回復している。その後患者は、集中治療病棟に入院したが、入院時の最終診断は、心停止を伴う急性心筋梗塞症（心臓発作）であった。

この患者による心停止および心肺蘇生の場面の描写は、カルテの記載とかなり一致している。このような症例の常であるが、カルテに記載されているのは、実際に施行された一連の心肺蘇生法のごく一部（心腔内に投与した薬物の薬品名および投与量、不整脈の種類、除細動等）にすぎない。しかしこの患者の話には、一連の心肺蘇生法が具体的な形で登場する。心肺蘇生法およびそれが行なわれる順序（たとえば、胸部を強く叩打《こうだ》し、外部心マッサージを行ない、次いでエアウェイを挿入し、投薬と除細動を行なうという順序）については、患者は非常に正確に描写しているのである。

ところで、薬物を直接心臓に注入したという記述は、救命センターのカルテに特に残されているわけではない。今日この方法は、病院内で行なう心肺蘇生法としては通常用いられなくなっているが、この患者が心停止を起こした一九七〇年代初頭には、ふつうに行なわれていた。静脈路の確保ができない状況でしかも時間的余裕のない場合、この方法は、心臓に薬物を迅速に投与することのできる（と同時に危険を伴う場合も少なくない）方法である。この患者の場合、帰宅しようとした時に発作を起こしているため、静脈路の確保が速やかにできなかったことは確かである。また、患者自身の説明からすると、右手から点滴を開始したのは蘇生した後であるという。したがって、心臓に直接打った注射は、心停止という緊急事態の中で行なわれたものであり、標準的な点滴はもっとあとになって開始された可能性が高そうである。

　インタビューの後、私はこの患者とかなり親しくなり、何度か自宅も訪ねている。いつ会った時でも、この患者に素人以上の医学知識があるとはどう見ても思えなかった。また、最初にインタビューした時にも（突然で、リハーサルをしたわけでもないのに）、患者が想起した具体的内容の多くは、私が根掘り葉掘り質問したことに対する回答として得られたものであって、心肺蘇生法についてよく知っている人間が、自らの詳しい知識をもとに一連の場面を「再構成」しようとした時のように、積極的なものではなかったことは明らかである。また、除細動の際、患者の胸に押し当てる器具を指して、私が何気なく電極「パドル」という言葉を用いた時の患者の反応にも注目したい。「パドル」という言葉は、この種の装置を指して広く用いられている用語であり、つい口をついて出てしまうほど私の心に深く染み込んでいる言葉である。ところが患者は、「へら《パドル》ってかっこうじゃなかったですよ、先生。取っ手のついた円盤みたいなもんでした。パドルじゃなかったですよ」と、この言葉を知らないことを自ら明らかにしているのである。もちろん患者の描写は文字通りかなり正確であった。しかしこの患者の反応も、医療の世界で使われている、特に心肺蘇生に関する言葉や処置法に患者が精通していないことを示す証拠と考えることができるのである。

第二例

M夫人(I—45—2)は、一九七八年八月のインタビューの時点では六〇歳の主婦であった。患者は、一九七八年一月、背部に激痛を訴え、神経外科に入院した。ある日の朝、病室のベッドで朝食を待っている時、おそらく心停止によるものと思われる意識不明および重篤なショック状態に陥った。この発作の間、患者は次のような出来事を「見た」と述べている。

患者　急にですね、すごく変な感じになりまして、ドアの方をちょっと見ましたら、看護婦さんがいらっしゃったものですから、「どうも具合が悪いんですけど」と申しましたんです。それを最後に、あとは何もわからなくなりました。看護婦さんが(あとで)おっしゃいますのに、ベッドにかけ寄ってみると、私の脈はなくて、呼吸も何も止まっていたそうです。その時はもう体の外に出ていまして、筒みたいなものに入って横にいました。……先生方が私に、そういうことを全部してくださってるのが見えました。……

セイボム　その時先生方があなたの体に何をしてるのが見えましたか。

患者　はい、みなさんが救急班を呼んでくださって、その方たちが入ってくるのが見えました。先生方や看護婦さんたちが全員目に入りましたし、その場のあわただしさもよくわかりました。それから急に、私は自分の体に戻りまして、先生を見上げておりました。……

セイボム　どういうことでもけっこうですが、その病室で起こっていた出来事を覚えていらっしゃいますか。

患者　先生方が私の胸を叩いたり、点滴の針を刺したりして、みなさん走り回ってらっしゃいました。どの方も何かしてくださってました。右手に点滴の針を入れたり、私の胸を叩いたりしてくださってたのを覚えております。集中治療室に移すため、私の私物を詰めてくださってる方もおられました。……何もかも、とてもはっきり見えたのを覚えております。みなさんがなさってくださってることがですね。……

セイボム　そこに立っている人たちの背中は見えましたか。

患者　顔の見える方もありましたが、背中を向けておられる方もいらっしゃいました。どういうことかと申しますと、ベッドに寝ております私と、そのまわりで行なわれていることを見ている私とは離れていたということです。

セイボム　ご自分の肉体に戻られた時のことですが、上を見あげてらっしゃったわけですか。

患者　そうですね、その時はそこにいらっしゃった方全員の正面がみえました。私がベッドに寝ていて、みなさんがベッドを囲んでおられたものですから。でもその前までは、ベッドの左側におられた方は背中が見えましたし、右側におられた方はお顔が見えました。……お顔の表情もわかりましたよ。私の手に刺してくださってる針も見えましたし、血液ガス関係の何かも。……

セイボム　他のことで記憶しておられることはございますか。

患者　そうですね、看護婦さんがですね、私に針を刺して血管を探してらっしゃる時ですけど、何も感じなかったんですよね。変な感じでしたね。ふつうならわかりますものね。先生が胸を押してくださってる時も何も感じませんでしたね。私に見えたのはそういうことですけど、見えるだけで自分にされてる感じはなかったんですよね。痛みも感じませんでしたし。私の顔もとてもはっきり見えました。先生方は私の瞼を開いてらっしゃるところでした。瞼をあげてのぞき込んで、私の眼がどうなってるのかご覧になってらしたのだと思います。それ以外説明しようがありません。それから私の首のあたりに触れて、脈を見てくださっていました。でもほとんどは、私の胸を押してらっしゃいました。先生が、その点滴か何かわかりませんけど、これを取って、とおっしゃってるのが聞こえました。そうしましたら、その看護婦さんが、こういう針を私に刺して下さいました。……

セイボム　その部屋にある器械類を何かご覧になりましたか。

患者　はい。人工呼吸の器械や、いろいろなものがぎっしり載った台車が来てましたが、それが何なのかはわかりません。点滴のビンとかを載せた車もありました。……その看護婦さんの背中のあたりが見えました。先生が「患者をＩＣＵ〔集中治療室〕に移そう」とおっしゃったので、その看護婦さんが私の私物を出してくださってたんですね。私の引き出しから全部かき出して、バッグやスーツケースに詰め込んでくださってました。こちらへまいりました時には、どれにも私の名札がついておりました、上にあがって来た時にはですね。……〔しかし、患者は結局、集中治療室には移されなかった。〕

セイボム　ご覧になっている時、先生方はその車から何か取って使いましたか。

患者　いいえ。そのことについてはわかりませんけども。でも先生方はそれから、その人工呼吸の器械を私の顔に当てられたんです。私の鼻の上にかかっていたのは円錐形をしたものでしたね。先生が私の胸を押された時、看護婦さんがそれを私に当ててらしたんです。でも、あまり長く当てておられたわけじゃなくて、すぐはずしましたけど。役に立たないと思われたんじゃないでしょうか。

セイボム　それ以外、腕や足に何かしたようでしたか。

患者　いいえ。主に胸と首と眼でしたね。

ここでまとめると、自己視型臨死体験中、この女性は、次のような出来事を見ていたと主張している。「救急班」が救命処置用の器械類を載せたワゴン車を押して病室に入ってきた。医師が患者の胸部を圧迫した。酸素マスクが顔面に装着された。医師が、心拍を確認すべく頸動脈に触れ、瞳孔反射を確認するため眼瞼《がんけん》を上げた。誰かが患者の右手に静脈針を挿入した。誰かが、患者の「手」の動脈から血液ガス測定のため動脈血を採取した。看護婦が患者を集中治療室へ移すため、患者の私物をまとめて名札をつけた。

解説　（本人は見ていないが）この女性のカルテや看護記録の記載から次の事実が明らかになった。患者は、午前七時に脱力感と眩暈《げんうん》を看護婦に訴えた。七時一〇分、看護婦は、患者の脈が「弱くすか」で、呼吸は「浅く」、血圧は「測定不能」と記録している。心停止の連絡が入ったのは午前七時一五分頃であり、その直後にインターンが病室に駆けつけた。七時二〇分、この患者は「覚醒不能」とされ、点滴が開始された。患者が昏睡状態に陥ったのは低血糖が原因であったため、濃縮ブドウ糖が点滴静注された。しかし反応はなかった。そこで看護婦と医師が急行し、心肺蘇生法が開始された。動脈から血液ガス分析のため血液が採取され、七時三〇分、検査室に届けられた。七時三〇分から八時までの間に、患者の血圧は九八／六〇まで上昇し、八時には、完全に覚醒したことが確認された。その際、患者は、「前胸部に軽い疼痛《とうつう》」を訴えている。心電図の所見は「異常なし」であった。内科に意見を求めたところ、この患者は糖尿病に心臓病を併発しているが、背部痛により一過性の不整脈が生じ、それが原因で今回の発作を起こしたのではないか、という回答があった。

この患者が診察の結果、意識不明の重体に陥っているのが確認されたことは、カルテの記載から明らかである。その時用いられた蘇生法の患者自身による描写は、カルテの記録と一致している。

特に「手」から動脈血を採取するのに用いられた方法については、カルテに明確に記載されていた。それ以外の点に関する患者の話は、蘇生が行なわれる経過に焦点がしぼられているが、第一例同様、医学的な観点から見るときわめて真に迫った描写になっている。点滴を開始し、胸骨圧迫心マッサージを施行し、マスクから酸素を吸入させ、頸動脈で脈拍の有無を確かめ、瞳孔反射を確認し、患者の私物をまとめて名札をつける、という一連の作業が明確に語られているのである。

第三例

J氏（I―63―2）は、一九七九年一月にインタビューを行なった時点で四六歳の、ジョージア州北部の小さな町に住む肉体労働者であった。一九七八年一月、二回目の心臓発作と心停止を起こしたが、その最中に患者は、次のような自己視型臨死体験をしている。

患者　どんどん具合が悪くなってると思いました。看護婦さんがベッドの柵を立ててくださいました。看護婦さんに、吐くかもしれないから、そこの洗面器を取ってもらえませんかって頼んだんだけど、してくれませんでしたね。ベッドの脇から乗り出して吐いたのは覚えてるんですが、そのあとはわからなくなってしまって、次に覚えているのは、天井のあたりをフワフワ浮いてたことですね。私の体は、両側に柵を立てたベッドに横になってました。そこには先生がおられて、かみさんもいて、他にも誰かいましたね。病院の助手か何か知りませんけどね。

看護婦さんは、ベッドのこっち側のその器械のそばにいました。その看護婦は、そのショックをかけるものを取って、ひとつをこっちに、もうひとつをこっちに当てたんですよ〔電極パドルが当てられた場所を正しく指し示す〕。そうしたら、私の体が、こんなふうに飛び上がるんです。……体は叩きつけられてバラバラになったみたいで、ふたつの力が一緒に来たような感じだったですね。私はこっちの上の方にいたんですが〔天井を指さす〕、私も体もひっつかまえられて、無理やり元に戻されたみたいでした。

セイボム　上の方におられた時はどんな感じでしたか。

患者　なかなかよかったですね。かみさんが泣きわめいたり、どうしたらいいのかわからない感じでいるのを見てですね、あんまりいい気持じゃありませんでしたけど。それでもいい気分でしたね。痛みもなかったですし。……目は見えましたけど、何の感じもありませんでした。音も聞こえませんでしたけど、そこにあるものはよく見えましたね。

セイボム　はっきり見えたわけですか。

患者　そうなんです。今こうして見てるようにです。本当によく見えましたよ。……どこでも好きなとこに飛んで行けるような感じだったですよ。壁を通り抜けて飛んで行くことも、あと、どこでも好きなところに飛んで行けましたよ。

セイボム　そうしようとされましたか。

患者　しなかったですね。ただ、元に戻ろうとしてただけですね。

セイボム　ご自分の体に戻りたかったですか。
患者　そりゃそうですよ。
セイボム　どうしてですか。
患者　かみさんがそこに立って泣いていましたからね。
セイボム　看護婦があなたの胸にそういうことを何回しましたか。
患者　一度きりだと思います。
セイボム　ご自分の体にそういうことをされるのがご覧になれたわけですか。
患者　看護婦さんがそれを当てた時に見えました。
セイボム　はっきりとですか。
患者　そうですね。みんなうしろにさがりました。私はそこに寝てますよね。それでその看護婦さんがそれを持ってですね、そこに何かすりつけて、その端に何かしたんですよ。何したんだかわかりませんけど。
セイボム　何の端ですか。
患者　こんな小さなものでした。看護婦さんは、それを拭いたか何かしたようでした。
セイボム　どういうことですか。どうしたんですって。
患者　そうですね、そのふたつをくっつけたのか何したのかわからないんですよ。
セイボム　どういうふうに見えたのか、ちょっと教えてください。

患者　いいですか、看護婦さんがそこに行ってこうしてその器械からそれを外すでしょ、そうしてそれを拭くか、こうしてくっつけるかするでしょう、それでみんなうしろにさがるんです。はじめこっちをここ〔胸〕につけましてね、それからこっちにもつけるんです。だいたいそんなとこですかね。

セイボム　その看護婦はどうやって器械を作動させましたか。そこをご覧になられましたか。

患者　その器械、スイッチがついていました。あれが上の方にあって、スイッチは右側の下の方にありましたね。こんな器械は見たことなかったですよ、本当ですよ。それから看護婦さんがスイッチを入れたのか、あれを持ってくっつけてからスイッチを入れて、片方を私の胸のこいらへんに、もう片方をここいらへんに当ててたみたいでした。その時覚えてるのはそれだけですかね。

セイボム　ショックをかけられた時、ご自分の体をご覧になりましたか。

患者　見ました。こんな高く〔三〇センチほどを手で示す〕飛び上がりましたよ。

セイボム　体の外に出てる感じが終わったのは、そのあとどのくらいしてからですか。

患者　このくらいですかね〔と言って指をパチンと鳴らす〕。看護婦さんがそれを私の体から離すところは見ませんでした。

セイボム　でも体が飛び上がったのはご覧になったわけでしょう。

患者　高く飛び上がってドサッと落ちて、ぬいぐるみの人形みたいでしたね。……

セイボム　そういう場面を他の人でご覧になったことはありませんか。
患者　あります。「医療センター」とかそんなテレビ番組で見たことありますよ。けど、その〔テレビの〕時よりも高く飛び上がりました。テレビのは、ただ体がガタガタしただけなんですよ。私の時は、ベッドからこんな高く飛び上がったんですよね。
セイボム　そういうものを看護婦があなたの胸に当てる前に、みんなうしろにさがったとおっしゃってましたが。
患者　みんな看護婦から離れましたね。
セイボム　どうしてそんなことしたと思いますか。
患者　わかりませんけど、電気ショックか何かだったんでしょうか。それとも誰か離れろって言ったんでしょうか。みんな何言ってるのか全然聞こえませんでしたね。
セイボム　そういうふうにみなさんがうしろに下がる場面をご覧になったことはありましたか。
患者　ありません。その器械を使っているのを見たのはその時一回きりで、映画を見てるようでした。胸にそれを当てるとこが出てきたんです。でもちょっとしか見えませんでした。全身が見えたわけじゃありませんでした。その器械がどうやって動くものかもわかりません。本当ですよ。
セイボム　天井からご覧になっていて、その部屋で何か他に見えたものはございますか。

患者　その部屋の造りがわかりました。こう入りますとね、流し台があって、ベッドがここで、こっちに何か器械があって、別の器械がこっちにありました。たぶん人工呼吸か何かの器械でしょうね。酸素だったかもしれませんね。流し台の上の方に棚があって、そこに何かいろいろ置いてありましたね。シーツとか何か白っぽいもので、重ねてありました。

セイボム　そこにいる人たちの頭のてっぺんは見えましたか。

患者　はい。E先生はこっちの方〔頭頂部〕がずいぶん薄くなられてますけど、この先生にはまだ三回しか会ったことありません。いつも見るのはF先生ですけど、頭のこのへんが薄くなられてて、F先生と一緒にいらっしゃった方は完全に禿げておられました。それから看護婦さんは、髪をこんなふうにうしろにあげていましたね。小さい白い帽子をかぶっていました。

セイボム　それから、このことがあった時、その部屋に奥さんがおられたわけですね。

患者　来ていました。

セイボム　奥さんは何をなさってましたか。

患者　そこに立ってただけですよ。E先生ともうひとりがベッドの脇におられて、かみさんはそのうしろにいました。ドアから入ってきたばかりで、泣きわめいてましたよ。それからみんなうしろにさがったわけですね。

セイボム　そういうものをあなたの胸に当ててショックをかける前に、先生方はあなたに何かしましたか。

患者　救急診察室でもう点滴が始まってました。

セイボム　壁を通して向こう側が見えましたか。

患者　見えたのは自分だけだったです。自分のことやら先生方がなさってることしか注意が向いてなかったみたいです。

セイボム　そういうことは現実のものとして感じられたわけですか。

患者　……本当だということはわかってます。自分が上の方にいたこともわかってます。神様に誓ってもいいです。今こうして見えているように見えたんですよ。それでも、誰かが本気でそれが本当のことかどうかつきとめようとしたら、はっきりした証拠はありませんので、誰にもそういう証明はできないですね。でも、自分がそこにいたことはわかってるんです。そこにいた人にもそのことは証明できません。誰も私が見えたわけじゃありませんし。証明する方法はありませんけど、たしかにそこにいたんですよ。

セイボム　他に何かごらんになったものはありましたか。

患者　ありませんでした。自分のことと、あれを持っていた看護婦さんしか本当に注意してなかったですから。他のことはたいしたことに思えませんでした。かみさんとその看護婦さん以外はですね。……

セイボム　ご覧になったものに色はついてましたか。

患者　ふつうと同じように見えましたね。

セイボム　ご自分でそういう体験をなさる前に、そういうことを読んだり聞いたりされたことはありましたか。

患者　ありませんでした。そんなこと信じてなんかいませんでしたからね。私は幽霊は信じてないんですよ。……

ここで患者の主張を要約してみよう。この患者は、私が勤務するジョージア州の病院の集中治療室で心停止を起こした時、次のような出来事を「目撃」したという。妻がドアの近くに立って泣き叫んでいた。ベッドの脇にいる看護婦が両手に除細動器の電極パドルを握り、両電極を接触させた。ベッドの周囲にいた者がうしろにさがった。電極パドルが患者の胸壁に圧着された。患者の体は、除細動に反応して激しく上下した。これ以外の蘇生法については全く述べられていないが、患者は、天井付近から「見た」部屋の全体的な様子について語ったうえ、その部屋にいた他の人物の頭部を上から見下ろしていたとも述べているのである。

解説　患者の主治医はカルテに、この患者が心臓発作を疑われて救急センターから緊急入院してきた経過を記録している。点滴は救急センターで開始された。冠状動脈疾患集中治療病棟（ＣＣＵ）に転室した直後、「患者は嘔吐し、間もなく心室細動〔心臓の停止〕を起こした。それに対して直ちに除細動が行なわれた。」

この患者の心室細動を裏づける心電図の記録が、カルテの「病状経過」のところに添付されている。それによると患者は、心停止を起こす以前に、ＣＣＵで心電図モニターが行なわれていたことがわかる。ＣＣＵではポータブルの除細動器がすぐ使用できたため、心電図モニターにより心室細動が確認された時点で、電気的除細動という適切な処置を即座に行なうことができた。カルテの記載によれば、この処置により患者は蘇生したという。患者の報告の中でも、除細動器による通電が一度だけ行なわれた様子が述べられているが、前二例のような他の心肺蘇生法については述べられていない。また、除細動に関する患者の描写は、通常の医療の中で用いられる方法と一致している。患者の「観察」によれば、看護婦がまず除細動器の電極パドルを手に取り、「それをくっつけ」たという。これは、電極が胸壁と密着するように、ふたつの電極表面に塗った電導ゼリーを均一に広げる目的でふつうに行なわれる方法である。次いで、「みんなうしろにさがった」。つまり、除細動器から通電が行なわれる時ショックを浴びないようにするため、全員がベッドから遠ざかったのである。それから「看護婦さんが、……片方を胸のここいらへんに、もう片方をここいらへんに当て」たところ、患者の体は、「こんな高く〔三〇センチ〕飛び上が」ったのである。

心停止を起こした時点で妻がその場にいたというので、私はその後、患者の妻にもインタビューを行なった。患者の妻は、夫に付き添ってＣＣＵに入ったことを覚えていた。また、その時泣き叫んだことも記憶していたし、夫が嘔吐し、意識不明に陥ってベッドに倒れたのも覚えていた。医療チームが電気的除細動の準備をしている時、妻は席を外すよう指示されたという。そのため部屋を出て角を曲がると、その部屋の前壁にはめ込まれた大きなガラス窓を通して蘇生の場面を見ていたのであった。除細動が行なわれる直前、その窓にカーテンが引かれた。翌日面会した時、患者は妻に自己視型臨死体験について話した。最初は「からかっている」と思ったが、しばらくすると、何か不思議なことが起こったに違いないと確信するようになった。その理由を妻は次のように語っている。「私が見た〔蘇生の〕あたりはですね、主人が話してくれたのと同じなんですよ。こういうことがあったのは、主人が意識不明の時だったと思います。意識不明だったら、その時何が起こってもわからないんでしょう。」

その後私は、除細動が開始される直前に妻がその部屋を出たことについて患者に尋ねてみた。それによると、妻が部屋を出たことについては特に気づかなかったというが、臨死体験が始まって少しした時、「見えたのは自分だけでした。自分のことやら先生方がなさってることしか注意が向いてなかったみたい」なので、そういうこともあったかもしれないと答えている。しかし、自己視型臨死体験が始まったばかりの時、その部屋で妻が泣いているのを見たことははっきり覚えており、このことは、妻の証言とも一致しているのである。

第四例

S氏（I―32）は、一九七八年五月に行なったインタビューの時点で四四歳の、フロリダ州北部に住む元空軍パイロットである。五年前患者は、心停止を伴う重篤な心臓発作を起こし、その最中に自己視型臨死体験があった。インタビューの内容は次の通りである。

患者　二回目の心臓発作を前の晩に起こして、次の日の朝に心停止が起こったわけなんです。……眠ってたと思いますね。朝方の二時か三時頃でした。……自分が心停止を起こしているという感じはありませんでした。みんながまわりに駆けつけて来なければ、そういうことはわからなかったろうと思いますね。心停止した時もたぶん眠ってたんでしょうね。最初に覚えてるのは、インターフォンで「コード・ブルー」〔コード99の別称〕を聞いたことです。みなさんが駆け込んで来られたのも覚えてます。

セイボム　病院の職員たちが駆け込んでくるところが見えたわけですか。

患者　そうです。見えたと思います。みなさん方の顔とか看護婦さんとかA先生とかを覚えてます。A先生はその時の内科の主治医で、そんな時間でもたまたま院内におられたんですね。

セイボム　どこからそれが見えたわけですか。

患者　はっきりどことはわかりませんでした。まるで人ごとみたいにですね、その場で起こってる出来事を少し離れたところから眺めてるみたいでした。自分もその場の一員になってるというよりは、自分には関係ないことをただ眺めてるという感じでしたよ。……

セイボム　そこの人たちのまわりにあったもので何か気づかれたものはありますか。

患者　そうですね、先生方はまず点滴の管に注射しました。注射の時に使うゴムの詰めものがそこにありましたね。……その間中ずいぶんリドカインの注射をされました。不整脈があったもんですからね。それから私の体を持ちあげると、合板の上に乗せたんです。その時、A先生が私の胸を拳でドンドン叩き始めました。あばら骨が折れたとしても、痛くはなかったですね。痛みを感じなかったんですよ。

セイボム　顔には何もしませんでしたか。

患者　しなかったですね。

セイボム　人工呼吸についてはどうですか。

患者　酸素を吸入させました。

セイボム　どういうふうに酸素を吸入させてましたか。

患者　顔から酸素吸入させてましたね。こういう細い管を鼻から入れて、それからそれを外してですね、今度は口と鼻に酸素マスクをかぶせたんです。上から押さえつけるタイプのマスクでした。酸素がただ出てくるというんじゃなくて、圧力で来てるみたいでシューシュー言ってました。誰かそれをずっと押さえつけててくれたみたいです。

セイボム　それを顔に押し当ててたわけですか。

患者　そういうことです。

セイボム　どういう感じのものだったか説明できますか。

患者　ちょっと軟かいプラスチックのマスクで、薄い緑色でしたね。

セイボム　何かにつながってましたか。

患者　ホースで酸素ボンベにつながってました。

セイボム　おわかりになる限りで、あなたがいらっしゃった場所からご覧になって、もしあなたの目が開いてたとしたら、マスクが邪魔になって見えなかったようでしたか。

患者　そうですね、その時の姿勢からしますと、立ち上がらなければ見えなかったでしょうね。あお向けに寝てましたから。

セイボム　その部屋で起こってたことで、それ以外に覚えてらっしゃることはありませんか。

患者　看護婦さんたちが、除細動器を台車に載せて引っぱってくるのを見た覚えがあります。しゃもじみたいなものがふたつ付属してましたね。何ワット秒〔ジュール〕にしろ、とかそんなこと言いながら、私にショックをかけたんです。

セイボム　その器械やそれが載ってた台車について細かいことでお気づきになったことはありましたか。

患者　正面にメーターがついていた覚えがあります。たぶん電圧とか電流とかワット秒とかそういうことを計るメーターだと思いますね。

セイボム　そのメーターはどんな感じのものかおわかりになりましたか。

患者　四角い形で針が二本ついてて、一本は固定される方で、もう一本が動くようになってました。

セイボム　針はどんなふうに動きましたか。

患者　かなりゆっくり起き上がってくるようでしたね。電流計とか電圧計とかと違って、速い動きはしませんでしたよ。

セイボム　針はどのくらいのところまで行きましたか。

患者　最初は時計で言えば、一一時から一二時あたりを指してました。二回目は、一二時を越えるところまで行って、三回目は一時半くらいまで行きましたね。

セイボム　動く方の針と固定されてる方の針とはどういう関係だったんですか。

患者　固定されてる方は、ショックをかけたり器械をいじったりするたびに位置が変わりました。先生方は固定されてる方の針を動かしたようですけど、もう一本の方が起きてきてる時はそっちは動きませんでした。

セイボム　動く方の針が固定されている針を越えたことはありましたか。

患者　そういうことはなかったと思いますが、よくは覚えていないのでわかりません。

セイボム　その器械の他の部分はどんなふうでしたか。

患者　ダイヤルがいくつもついてました。その器械はですね、まわりに小さな手すりがついた背の高い台車に載ってて、上に何か載せてありましたね。それから、コードのついたしゃもじみたいなものがふたつあったなあ。

セイボム　それはどんな形してましたか。

患者　取っ手のついたゴロッとした円盤みたいなものだったですけど。

セイボム　それをどういうふうに使ってましたか。
患者　それを両手にひとつずつ持って、私の胸に当てたんですよ。ふたつを同時に強く胸に押しつけたみたいでしたね。
セイボム　その器械をどうやって作動させたかご覧になりましたか。
患者　押しつけるか、しゃもじみたいなものについてるボタンを押すかしてましたね。小さい押しボタンがついた取っ手みたいなものでしたよ。
セイボム　そのパドルを胸のどのへんに当てたかご覧になりましたか。
患者　はい、見ました。
セイボム　その器械を作動させた時、どういうふうになりましたか。
患者　自分の体がショックで飛び上がるのが見えたんですよね。電気ショックなら痛いんでしょうが、痛くありませんでした。
セイボム　全身が飛び上がったわけですか。
患者　そうです。
セイボム　それは何回ありましたか。
患者　三回です。
セイボム　その部屋でそれ以外先生方が何かしたのを覚えておられますか。
患者　先生は私の胸を、ねらいすましたみたいに思いきり叩きました。

セイボム　一連の経過の中で、そのことがあったのはどのへんでしたか。

患者　最初にショックをかけてですね、それから強く叩いたんです。それからまたショックをかけてまた叩いて、もう一度ショックをかけて、そのあたりで自分の意識が回復して自分が自分になってきたのがわかったわけです。……

セイボム　他にお気づきになったことはございますか。

患者　A先生が空軍の制服を着てました。紺のズボンと空色のシャツです。看護婦さんたちはいつもの白衣でしたね。「金魚鉢」と呼ばれてる出窓から人が何人も見てたのを覚えてます。ナース・ステーションとＩＣＵの間に大きな窓があって、角をちょっと曲がったところにＩＣＵに入る小さなドアがついてましたね。

セイボム　その窓を通して見えたわけですか。

患者　そうです。

セイボム　窓の向こうの人たちもわかったわけですか。

患者　そうです。見てる人がいたんです。

セイボム　その人たちはあなたのうしろにいたわけですか。

患者　私の左側の、ちょっと私の足寄りにいたんだろうと思います。

セイボム　その人たちが誰だかおわかりになりましたか。

患者　わかりませんでしたね。というのは、私が本当によく知ってる人たちはみんなその部屋の中に入ってて、私のまわりに集まってましたからね。……

セイボム　そこの人たちが話している内容は聞こえましたか。

患者　はい。最初はモニターの音で、ずっと雑音がしてました。除細動器のワット秒がどうとか言ってましたね。ワットかワット秒かどっちかでしたが。

セイボム　恐ろしかったですか。

患者　いいえ、実際には全然。自分のことのようじゃなかったですからね。恐がりもしなかったし、痛くもなかったですしね。自分がその場にいないみたいな感じでした。でもその時それを全部自分が見てたんですよね。……その場面でも、全然興味を持たずにただ傍観してるだけの、どこか他のところからそれを、多少人ごとみたいな感じで眺めてたみたいです。無感動だし、痛みは感じないし、まるで人がそういう目にあってるみたいな感じで、自分じゃないみたいでしたね。……

セイボム　その時誰を見ていたと思いますか。

患者　それは自分ですよ。でも、どういうわけかそんなことはどうでもよかったんですよね。それでも、何か重大なことが起こってることはわかってました。でもたいした問題じゃなかったんです。「連中がやってること見てみろよ。おもしろいぞ」っていう感じでしたかね。

セイボム　戻ってからその次に覚えてらっしゃることは何ですか。

患者　意識が戻ってからのことですか。

セイボム　そうです。

患者　まだみんなまわりにいて、脈や血圧を測ったりモニターを見たりしてましたね。

セイボム　その時は下から見上げてらっしゃったわけですか。

患者　そうです。ベッドにあお向けに寝て見てました。

セイボム　そうすると、その時見上げてらした場所とそれまで見てらした場所とは明らかに違ってるわけですね。

患者　そうです。全然違ってます。前にいたところは、はっきりどことは言えませんけど、階段講堂にでもいるみたいな感じでしたね。そこからその場面を眺めてるみたいな。方向としてはベッドの足の方か脇の方かどっちかでしたね。……

セイボム　そういうふうに離れた場所にいらっしゃった時に、別の場所にも行けるんじゃないかというような感じはありましたか。

患者　そのへんを動き回ることでも何でもできたと思います。やりたいことは何でもできたし、動き回ることも、その場で起こっている出来事を見ることも自由にできました。……

セイボム　前に蘇生の場面をご覧になったことはありましたか。

患者　いいえ、一度もありませんでした。

セイボム　テレビでご覧になったことはありませんでしたか。

患者　テレビで見た記憶はありませんね。

セイボム　そういう除細動器を使ってる場面をご覧になったことはありましたか。

患者　一回もありませんでした。

ここで要約すると、この患者は、自己視型臨死体験中に次の出来事を見たと主張している。医師および看護婦が冠動脈疾患集中治療病棟（ＣＣＵ）内の患者の病室に駆け込んできた。点滴のチューブに薬物が注入された。患者の体の下に硬い背板が敷かれた。除細動器に充電が行なわれている時、装置前面に取りつけられた目盛の針が振れた。除細動器の電極パドルに上部の「ボタン」を押して通電が行なわれた。除細動が三回行なわれたが、いずれの時にも患者の体が激しく上下した。除細動をはさんで胸骨圧迫心マッサージが行なわれた。薄緑色の酸素マスクが患者の顔面に被せられた。その間、マスクは、「圧力」がかけられているため「シューシュー」という音を発していた。

解説　カルテから本患者は、入院二日目の早朝にＣＣＵで心停止を起こしていることが確認された。直ちに除細動が行なわれ、患者は蘇生している。この時行なわれた心肺蘇生法については、それ以上わからなかった。

一般的な医学的見地から考えると、本患者が行なった蘇生場面の自己視的描写は、集中治療病棟内で熟練した専門家が心肺蘇生を行なう際予測される内容と正確に一致している。除細動器に充電が行なわれている時、そのメーターの「固定される」針と「動く」針について患者は的確に描写しているが、その点に私は特に強い印象を受けた。この二本の針の動きは、この器械が使用されている場面を実際に見たことがなければわからないものなのである。二本の針はそれぞれ、（1）患者に通電する電気量をあらかじめセットするためのもの（「先生方は固定されてる方の針を動かし、〔もう一方は〕動きませんでした」）と、除細動器から電流があらかじめセットされた量だけ充電されているかどうかを示すためのもの（「〔動く方の針は〕かなりゆっくり起き上がってくるようでしたね。電流計とか電圧計とかと違って、速い動きはしませんでしたよ」）である。この充電は、必ず除細動の直前に行なわれる。というのは、いったん充電が行なわれると、特殊な方法で正しく放電されない限り、致命的な故障が発生するからである。また、この患者が述べているようなメーターは、最近の除細動器には見られないが、この患者が心停止を起こした一九七三年頃には、このタイプはごくふつうに用いられていた。

空軍のパイロットの訓練を受けている中で、心肺蘇生に用いられる器械や手法を見聞きする機会があって、そのため患者は、自己視型臨死体験中に自分の心肺蘇生の場面を見ずとも、ここまで正確かつ詳細な描写が可能となったということなのであろうか。インタビューの中で患者は、医学用語や処置法についてかなりの知識をうかがわせる表現（「リドカインの注射」、「除細動器」、「ワット秒」など）をいくつか用いている。この点について質問したところ患者は、自己視型臨死体験中には、聞こえてくる言葉に特に注意していたので、その場にいた医師や看護婦が話していた言葉や内容をかなり記憶していると答えたのである（「除細動器のワット秒がどうとか言ってましたね。ワットかワット秒かどっちかでしたが」）。また、患者は、こうした心肺蘇生法や除細動器の針の動きなどを見たことはこの時以外ないと断言している。この時のインタビューやその後のやりとりの様子から判断すると、こうした点について患者が嘘をつく理由はなさそうに思われる。私がそう考えたのは、ひとつには、私とのやりとりの中で、患者が自分の体験を軽視し続けていたからである。まるで「人ごとみたいに……少し離れているところから眺めている」かのように自分の蘇生場面を眺めていたことや、自分の見たことは事実だと確信しながら、その一方では、出来事そのものには何の印象も受けていない。この患者は、臨死体験が不思議なものとは感じていない、私がインタビューした中でも数少ないグループに属しているのである。

夢みたいでしたね。そこから離れて、それを人ごとみたいに眺めてるんです。……私に考えられる説明としては、脳は、一部死んだり酸素の欠乏を起こしたりしても、まだ働けるってことですね。意識を失ったってみんなが思っても、話したり体を動かしたりはできなくても、……視覚的にも聴覚的にもまだ知覚が残ってるんですよ。……そういうことですよ。そういうふうにできてるんです。でもそれで私の死生観やら来世観やらは変わりませんでした。説明のつかない生命の謎ですよね。

最初にインタビューしてから二年半の間この患者は、いつ私たちと話しても、自らの臨死体験に対して一貫した態度を取り続けた。

第五例

フロリダ州北部の小さな町に住む六二歳の元機械工（I―67）。一九七九年三月に初めてインタビューを行なったが、その一年前、患者は心停止を伴う心臓発作を起こし、その最中に次のような自己視型臨死体験を起こしていた。

患者 みんなが私を病院に連れて行って、診察室に入れて、服を脱がせて台の上に乗せたんです。その時だったですね、本当の心臓発作を起こしたのは。……その時急に、自分の体が上にあがってきたんですよ。それから起き上がりました。その部屋は輝いてるみたいでしたが、光がどこから射していたのかはわかりません。下を見てたんですが、そしたらみんなが私にいろいろしてましたよ。まるでベッドから起き上がったみたいに、上の方から自分を見下ろしてました。みなさん私を生き返らせようとして、一生懸命治療をしていました。最初はそれが自分の体だってことがわからなかったから、自分が死んでるとは思いませんでした。変な感じでしたね。みなさん私の治療をしてくださってるのが見えて、それから治療されてるのは自分だとわかったんです。痛みは全然なくて、とっても安らかな気持でしたね。死は恐ろしいものじゃありません。何も感じませんでしたから。先生が足のつけ根のあたりに注射しました。B先生がいらっしゃって、左に一本注射することにしたんです。腋の下じゃなくて、脇腹でしたね。それから思い直して、反対側に回って心臓に近い方に来ました。……みなさん、こういう当てるものを使って、私を生き返らせようとしているのが見えました。潤滑油みたいなものをそのふたつに塗って、それをこすり合わせて、私の体に当てるんですよ。そうしたら私の体が飛び上がったんです。それでも、その時も何も感じませんでした。それから体を元の位置に戻して、もう一回当てたんです。そしたら意識が回復してきたんです。……〔その後〕B先生が回診の時、あなたは死の瀬戸際まで行って死んだとかどうとか言われたものですから、私は、「先生、私、死んだはずないですよ。何があったか全部わかってたんです」って言ったんです。それから、右の腋の下から顔を上げて、思い直して反対側に行った時のことを話したら、そんなことはない、そんなこと見えたわけがない、あの時あなたは医学上は死んでたんですから、とおっしゃったんです。先生はただ首を振るばかりで、全然わかってはくださいませんでした。ですから「私の言ってることは当たってますか」と聞いてみたんです。そうしたら先生は、「あなたの言うことは確かです、当たっています」っておっしゃったんですよ。そして首を振りながら行ってしまわれたんです。……その時はまるで、今こうして話してるみたいに現実的な感じだったですよ。みなさんの声が聞こえましたし、私の体を治療してくださってるのも見えましたし、看護婦に指示してるのや話しているのも聞こえました。自分の体の上の方にいて、その場で起こってることを全部見てるようでしたね。

セイボム　最初に救命センターに運び込まれた時点では、まだ意識はありましたか。
患者　はい、ありました。
セイボム　そこで意識がなくなられたわけですか。
患者　そうじゃありません。意識は一回もなくなりませんでした。ただ、みなさんが私から離れるみたいにした時だけはわかりませんでしたね。みんな私から離れました。意識がなくなったことは一回もありません。〔B〕先生は、あなたは意識不明だったはずだって言われましたけど、本当に意識がなくなったことはありませんでした。起き上がって動いてたみたいでしたね。
セイボム　下を見下ろしてらっしゃった時、どれくらいの高さのところにおられましたか。
患者　みなさんの頭の上あたりでした。よく見えましたよ。……
セイボム　あなたにどんなことをしてましたか。
患者　こういう物を私の胸に当ててたんです。先生は数字か何かを言われました。考えられるとすればですね、私に電気ショックやら何やらかけていたっていうことでしょうか。こういう物を私に当てるたび、私の体が飛び上がってましたよ。
セイボム　そういう場面をそれまでご覧になったことはありましたか。
患者　いいえ、ありません。
セイボム　痛みはありましたか。

患者　ありませんでした。何も感じなかったですね。そのショックをかけられたのもわかりませんでした。

セイボム　その時ご自分の顔が見えましたか。

患者　そうですね、直接には見えなかったですね。二、三度見ましたけど、みんなが邪魔になってよく見えませんでした。頭のあたりに看護婦さんが立っておられて、脇の方にこういう丸い物をひとつずつ両手で持っている先生が立っておられましたね。

セイボム　先生方がまずしたのは、あなたの胸にパッドを当てることでしたか。

患者　ちがいます。足のつけ根のあたりにまず注射したんです。そのあたりに注射してたようですね。私の左脇にですね。

セイボム　心電計は見えましたか。

患者　見えました。ベッドの足元の右側にありました。最初に見えたのは、私の体が飛び上がって、また死んだようになった時でした。みんな私を生き返らせようと最初されてから、私の体は二、三回飛びはねて、それからまた死んだようになりました。見えたのはそれだけですね。

セイボム　先生方はあなたに何回くらい電気をかけましたか。

患者　五、六回でしょうか。まちがってるかもしれませんけど、五、六回だったと思いますよ。

セイボム　かけるたびに同じことをしましたか。

患者　だいたいそうでした。当てる場所をちょっとずつずらしてたみたいでしたが。集中治療室で意識を取り戻した時、見ると胸のあちこちにやけどの後がありましたね。
セイボム　先生方がどういうふうにその器械を使っていたか、ご覧になりましたか。
患者　見てないんです。先生は何か数字を言われて、看護婦さんがむこうで器械を操作して、先生はそれを両手に持っておられましたけど。
セイボム　あなたの胸に当てられた物はどんな形でしたか。
患者　ちょっと丸い金属製で、一、二センチの厚みでしたでしょうか。
セイボム　先生方があなたの腋の下に針を刺そうとした時のことを話してください。
患者　右の腋の下に刺し始めたんですけど、考えを変えて、左側に刺したんです。腋の下に刺したんじゃなくて、胸と腋の下の間でしたね。私には針に見えましたけどねえ。
セイボム　それで採血してたんですか。
患者　ちがいます。注射だと思いますね。何かの注射でしょうね。
セイボム　それで点滴静注を始めたんですか。わかりますか、意味が。
患者　点滴のことでしょうか。
セイボム　そうです。
患者　そうじゃありませんでした。私のわからないことでしたね。
セイボム　その部屋の中で、他にお気づきになったことはありませんか。
患者　私の服がそこにありました。それをですね、上にあげて最初私の足の間に置いたんですよ。それからあとで別のところへ持って行きました。
セイボム　先生方はあなたの胸を押しましたか。
患者　Ｂ先生が二、三回押されたと思いますけど、その時以外はああいう物を使っておられました。
セイボム　あなたが生き返られたのはどの時点でしたか。
患者　そういう物を二回当てた時あたりでしょうか。私はそれを当て物と言ってますが、それに潤滑剤みたいなものを塗ってました。その時ですよ、私が生き返ったのは。その時でした、私が自分の体に戻ったのは。
セイボム　それは電気ショックをかけられたあとでしたか。
患者　そうでした。次に覚えてるのは、前と同じように自分の体の中に戻っていたことでした。ちょっとヒリヒリしてましたね。
セイボム　それまでとは視点が変わったわけですか。
患者　そうですね。まちがいないですよ。
セイボム　下を見下ろしておられた時にですね、そこにいる人たちの頭のてっぺんが見えましたか。
患者　はい。ほとんどの人が頭に何かかぶってました。私の頭の方と足元の方に看護婦さんがふたりずつ立っておられて、その器械を操作される人も何人かいました。その器械の名前はわかりませんけど、心電図か何かの器械だと思いますね。ともかくその器械を使って私にショックをかけてたんだと思います。その部屋には全部で五、六人いたと思いますけど。

セイボム　話は変わりますが、あなたがご覧になったことは本当にあったことだとB先生は言われたわけですか。

患者　そう言ってました。それからB先生は、そのことをG先生に話してるはずだと思います。G先生があとでお見えになって、まだ死んでなかったっていうことが時たまあるものです、だから物が見えるんだっておっしゃいましたから。けど、私の場合は自分の体の中から見ていたというんじゃなくて、上から見下ろしてたんです、って申しあげたんです。

セイボム　あなたに起こったことについてどう思われますか。

患者　セイボム先生、私は神の御業《みわざ》だと思っているんです。そうとしか考えられないんです。神によってああいうことが起こったのですし、私をそのままこの世に戻さないようにすることもできたんです。こういう経験をさせていただいて、死後の世界があって、死んだら何もなくなってしまうわけではないということがわかりました。

セイボム　このことはたくさんの人に話されましたか。

患者　二、三人に話しただけですよ。頭がどうかしているって思われますから、そんな話したら。でも、自分で見たことはわかってますし、自分のした体験が本物だということもわかってます。そういう話は聞いてましたけど、信じてませんでしたね。

解説　本患者の医学的記録は次の通りである。

患者は六〇歳の白人男性で、午後四時二五分、救急車にて救命センターに運び込まれた。到着時には意識があり、不安そうで、胸部痛を訴えていた。診察時にわずかにチアノーゼが認められたが、心臓および肺にはそれ以外の異常は認められなかった。午後四時五〇分、四分の一グレーン〔約一六ミリグラム〕の硫酸モルヒネを投与し、心電図を測定したが、異常は見られなかった。その直後〔心電図モニター上で〕直線を描く心房細動を起こし、次いで心室細動〔心停止〕が発生した。ただちに全面的心肺蘇生が開始された。電気的除細動が施行され、時おり心室性期外収縮〔不整脈〕を伴うものの、正常な洞調律を回復した。その間、血液ガス分析のため動脈血が採取され、検査室に送られた。午後五時一五分の心電図は、洞性頻拍を示した。午後五時一五分、アトロピン静注、五時一六分、重炭酸ナトリウム一アンプル、五時二五分塩酸モルヒネ四分の一グレーン〔約一六ミリグラム〕投与。患者は、心停止および急性心筋梗塞〔心臓発作〕の疑いで集中治療室に担送された。心停止後、低血圧が続いたため、収縮期圧を一〇〇ミリに保つ目的で、ドパミンの点滴が開始された。

自己視型臨死体験中に「見た」蘇生場面に関する患者の話には、除細動の時の模様が含まれている。患者は、ふたつの「パッド」の表面に「潤滑剤」が塗られてから胸に圧着された、と語っている。患者がここで語っている手続きはごくふつうに行なわれるものである。除細動を行なう時、電極を胸壁に密着させるため、電導ゼリーと呼ばれるゼラチン状の物質を除細動器の「電極パドル」表面に塗りつけるのである。また、電導ゼリーをまんべんなく広げるため、電極パドルをこすり合わせることも少なくない。

患者は、救命処置中、「足のつけ根に注射」が行なわれたと述べている。カルテの記載によれば、心肺蘇生中に血液中の酸素量を測定する目的で、左大腿動脈から採血が行なわれている。この採血は、鼠蹊部に小さな注射器の針を刺して行なわれる。離れた場所から見ると、「注射」されているように誤解されやすいかもしれない。しかしここで食い違いが見られる。患者は、この注射が行なわれたのは右鼠蹊部だと述べているのに対して、検査報告によれば、動脈血ガスはＬＦ（左大腿動脈）から採取されたことになっているからである。しかし、採血がどちら側から行なわれたかは、医学的には重要事ではないので、この点は検査室側のミスという可能性も考えられる。逆に、患者の方が右左を逆転して報告した可能性もある。ベッドのすそ側から自分の体を見下ろしていたのであれば、体の右側は、見ていた位置からすると左側ということになったのかもしれないからである。この患者のインタビューでは、こうした左右の混乱がそれ以外にも起こっている。医師は初め左胸部に針を刺そうとしたが、考えを変えて「反対側に回って心臓に近い」ところに刺した（心臓は左にある）と最初患者は語っていたが、後でその誤りを訂正し、「〔先生は〕右の腋の下に刺し始めたんですけど、考えを変えて、左側に刺したんです」と言い直している。

最後になったが、「腋の下に刺したんじゃなくて、胸と腋の下の間」にさらに「注射」が行なわれたという患者の発言は、胸部鎖骨下両側にある鎖骨下静脈に医師が穿刺《せんし》を行なっている場面を描写したものである。この処置は、中枢神経機能を回復させる目的で、心停止中に薬物を投与するため、ないしは血圧測定用のカテーテルやペースメーカーを挿入するために行なわれることが多い。カルテの記載によれば、患者は蘇生後かなりの低血圧を示したため、点滴静注（ドパミン）を継続的に行なう必要があったという。こうした「注射」が行なわれている時、医師は、血圧を持続的に測定する目的でカテーテルを挿入しようとしていた可能性が高いが、これは、患者の血圧を維持するため投薬が行なわれている時に行なわれてしかるべき処置である。患者が心停止を起こし緊迫した状況にある時には、胸部の奥深くを走っている鎖骨下静脈がなかなか探し出せないものであるが、何度も失敗する場合には、逆の側に移って探すことがふつうである。この推理が正しいとすると、患者の「観察」によればまさにこのような出来事が起こったことになる。この「失敗」については、カルテに記入しても意味がないので記載されてはいないが、あとで患者に聞かれた主治医が事実であると認める発言をしているのはこのことだったのかもしれない。幸い、心肺蘇生が成功し患者は回復したが、それはこの処置が成功したことによるものではなかった。薬物の静脈内投与は、心停止を起こした時点で既に（おそらくは腕の）末梢静脈に挿入されていた静脈針を通して行なわれたらしいからである。カルテの記載によると、午後四時五〇分に「点滴の管」から塩酸モルヒネ四分の一グレーン〔一六ミリグラム〕が投与されている。
私はその後、患者の妻にインタビューを行なった。妻と娘は、夫の臨死体験を、心停止の翌日はじめて知らされた。妻と娘のふたりに対して臨死体験の安らかさを強調しながら患者は、蘇生処置が行なわれている間見た出来事について話して聞かせたのである。さらに患者の妻は、この体験をその後夫はめったに口にしないが、話す時には、最初に聞いたのと同じ内容をいつも繰り返すとも語った。
その後私は、患者の主治医と少しばかり話す機会があった。主治医は、（二年以上前の）この蘇生処置については細部をあまり思い出せなかったが、この種の体験を話してくれた患者がそれまで数名あったので、この患者もそのうちのひとりだったのかもしれない、と語っていた。

第六例

O氏（I―57）は、一九七七年八月、最初にインタビューした時点で六〇歳の元肉体労働者である。一九七六年七月、患者は心停止を伴う心臓発作を起こし、その最中に複合型臨死体験があったという。この時の複合型臨死体験の一部である自己視型体験について、患者は次のように語った。

患者　三度目の心臓発作を起こした時はほんとにびっくりしたねえ。先生たちは俺がいろんな種類の痙攣を全部起こしかかってると言ってましたがね。……痙攣を起こしかかった時、振り返って見ると自分の体がそこに横になってるのが見えたんですよ。……その場で起こってることを見た時、初めはそれが誰かわからなかったんですが、近づいて見ると何と自分だったんです。これはいったいどうしたことだと思いましたね。それで、今と同じようにはっきり、上の方から下を見下ろしてたんですよ。……暗かったり薄暗かったりする廊下みたいなところに浮かんでるような感じで、ゆっくり上に上がってきましたね。先生たちは俺をバンバン叩いてました。俺の上に膝で乗っかってね。実際、骨盤の右側がビシッという音を立てたし、上に昇ってく時、そこに膝が乗っかってるのが見えましたよ。……上に昇ってく時、みんな首を振ってたんですが、こういう電気の器械を〔使って〕……ショックをかけてるのは見えなかったですね。……そういう処置だったと思いますよ。見離された感じもなかったし、後悔も何もしなかったですね。……それから先生たちが俺の胸の真ん中のちょっと左寄りに針を刺してるのが見えました。針を刺して、何かわからん液体を注射しましたよ。……そういうのがずいぶんはっきり見えました。……先生たちはその針を俺に刺したんだけど、何も起こらんかったもんで、もう一度俺の上に乗っかって、胸を叩いたり押したり拳でぶん殴ったりし始めたんです。おかげで左のあばらが三本折れましたよ。……それで考えましたね。これは何だ。いったいどうなってるんだってね。それからどんどん上に上がり続けましたよ。……音は何も聞こえなかったですよ、なんにもね。俺は心の中でいろんなことを秤《はかり》にかけてました。……それから、みんなが廊下を向こうに行くのがはっきり見えたのを覚えてますよ。そのうちの三人はそこに立ってました。女房と長男と長女と、それに先生でした。……外にいても人が見えるはずはなかったんですが、……みんな廊下にいるのがすごくよくわかったんですよ。……そこで起こってたことはわからなかったです。みんなそこでどうして泣いてるのかわかりませんでしたよ。……それからもっと遠くに行ってね。……この世とは違う世界まで行ってきました。……

セイボム　このことがあった時ですね、意識はなかったわけですか。

患者　はい、そうです。

要約すると、この患者は自己視型臨死体験中に、次のような出来事を目撃したと語っているのである。心臓への注射と胸骨圧迫心マッサージが行なわれたこと。妻や長男長女が病院の廊下の向こうに立っていたこと。

解説　この時の心停止の模様については、カルテに記載が見つからなかった。患者が自分の救命処置を見たという中に、薬物の心腔内投与や胸骨圧迫心マッサージが行なわれている場面がある。しかし、この患者の証言で最も興味深い点は、家族の三人が「廊下にいるのがすごくよくわかった」と語っていることと、「外にいても人が〔物理的な意味で〕見えるはずはなかった」と述べていることである。

私はこの証言に関して、患者の妻を患者とは別にインタビューした。妻の話では、翌日に退院を控えて、その晩、患者は外来病棟にいたのだという。夫が間もなく退院して来ることになっていたため、妻はこの晩、面会に来院する予定はなかった。したがって全く予定外のことであったが、長男と長女がたまたま自宅に訪ねて来たため、「それ以上のことはないと思ったので」夫を驚かせようと三人で面会に出かけることにしたのだという。三人は、あらかじめ電話もせず病院に行き、夫の病室に向かって廊下を歩き始めた。三人は、夫の病室近くの廊下で「かなりあわただしい」動きがあるのに気づいたが、「まだ十部屋以上手前のところで」、それ以上行かないようにと看護婦に止められた。妻は夫の白髪頭が目に入り、何か悪いことが起こったことを知った。患者は、小さい二人部屋からベッドに寝たまま運び出されたところで、医師と看護婦数名が患者の治療に当たっていた。患者の顔は妻の方を向いておらず、妻から見えたのは髪の毛だけであった。患者は、妻や子どもの脇を通らずに別の階の集中治療室へそのまま運び込まれた。翌朝、面会が許可された時、患者は見当識がなく「口や鼻に管」が入っていたため、話ができなかった。三日後、患者の容態は快方に向かい、自分の身に起こった出来事を妻に話せるまでになった。妻の話によると、

主人はみんな見たんです。先生方が治療してくださってるところを見たんです。それから主人は、私たちが廊下の隅に立ってるのを見たと申しておりました。それから主人は、頭のてっぺんが私たちの方を向いてた〔顔は別の方を向いていた〕ので、私たちが見えたはずはないんです。私たちが見えたはずはないんですよ。……主人は、私たちを見たことを誓ってもいいと申してました。それで私は主人に、見えたはずないでしょ、と申したんです。それからですね、

心臓発作や何かを起こしたわけじゃなくてただそこに横になってただけでも、そんなに遠くからじゃ私たちのことがわかったわけないんですよね。……それから、おもしろかったのは、私はいつも同じ連れと面会に行ってたわけじゃないんです。私たちには、今は全部巣立ってますけど、子どもが六人いるんです。ですから私たちが主人に面会に行った時はいつも同じ顔ぶれじゃなかったんです。あの娘が行ったりこの息子が行ったり私が行ったりっていう感じだったんですね。ですから、私が誰と一緒に来てるかとか私がいるかとかは、主人にはわからなかったはずなんです。でも主人は、そこに誰が来てたか当てました。……私たちがそこに立って先生と話してたのを見たと申したんです。……私たちは確かに話をしてました。……それから主人は、その時見たいろんなことを私に話してくれますけど、いつも内容は同じなんです。違うことは申しませんね。

私は、この晩病院に面会に来た長女にもインタビューしてみた。この時の面会について長女は、正確に記憶している部分はあまりなかった（患者はこの年心臓発作で数回入院しているため、長女にはどの入院がどうとは即座には答えられなかった）けれども、患者が心停止を起こした時、母親と長男とともに病院に行っていたことは記憶していた。翌日退院する予定の晩に思いがけず起こった出来事だったため、記憶していたのであった。

結論

以上六例の自己視型臨死体験の中で報告された具体的事象を、実際に起こった危機状況や通常行なわれる医学的処置と比較してみたところ、以上の体験者は、自分たちの臨死状態をかなり正確に描写していることがわかった。自分の肉体から離れた場所からこうした出来事を見ていたという体験者の主張が事実かどうか検討するためには、こうした現象が通常の方法では説明できないことをまず明らかにする必要がある。

1　あらかじめ持っていた一般的知識のみで臨死状態が正確に描写できるか　本章の前半で私は、本人が心肺蘇生を受ける前に心肺蘇生法に関する一般的知識を持っていた場合、肉体から離れた位置からそうした場面を実際に「観察」することなく、心停止後に起こった出来事をそれらしく述べ立てることができるかどうかについて検討した。その際二五名の「対照」心臓病患者にインタビューし、心肺蘇生法についてどの程度知っているかの確認を行なった。心停止中に自己視型臨死体験があったと主張する者はいなかったが、個人的背景は臨死体験のあった者と差はなかった。病院内で行なわれる心肺蘇生法のイメージを、自らが持つ知識に基づいて作らせたところ、対照群患者の八〇パーセントが、少なくともひとつは大きなまちがいを犯したのである。一方、自己視型臨死体験に基づいて心肺蘇生の場面を語った患者の場合には、それほどの誤りは見られなかった。このことからすると、自己視型臨死体験をもとに行なった心肺蘇生法の描写は、本人が事前に持っていた一般的知識のみによるものではないことがわかる。

　自己視型臨死体験は、あらかじめ持っていた心肺蘇生法の一般的知識に基づいているとする考え方は、臨死体験に基づく蘇生場面の報告を細かく検討するとさらに疑わしくなる。こうした報告は、本人が実際に蘇生処置を施されていた場面をかなり明確に描写しているように思われ、臨死状態にある他の患者に対して行なわれる処置法とは異なるからである。たとえば第三例の男性は、自分の場合は除細動しか行なわれなかったと述べたが、これは、カルテの記録から推定される内容と一致するのである。第五例の男性は、「足のつけ根の注射」をはじめ、他にも処置がいくつか行なわれたと述べているが、これは本人の受けた蘇生処置とは一致しているが、第三例の患者の状態にはそぐわない処置なのである。また、第三例の患者の自己視型体験の描写は、第五例の患者の医学的状況とは一致しないであろう。このことから、それぞれの患者による描写は、その時実際に行なわれた蘇生処置を比較的明確に記述していると言えそうである。こうした自己視的描写が「事前に持っている心肺蘇生の一般的知識」に基づくものであったとすれば、問題の蘇生処置がそれほど明確に描写されることは期待できないであろう。

2　心肺蘇生の知識がある者から教えられた情報に基づいて臨死状況を正確に描写することはできるか

　自己視型臨死体験が正確なのは、蘇生場面を目撃していた（医師や看護婦などの）関係者が本人にその状況を教えたためではないか、という可能性はたえず存在する。私は、この可能性はふたつの理由から考えにくいと思っている。まず第一に、自己視的描写の中に盛り込まれた情報は、心停止から蘇生した患者にあとで説明されるような内容ではないからである。「心臓が止まった」とか、心調律を安定させるため胸部に「電気ショック」を与えたという事実を蘇生後の患者に説明することはふつうであるが、プラスチックのエアウェイを気道確保のため挿入したとか、頸動脈で脈をふれたとか、瞳孔反射を確認したとか、手背《しゅはい》や鼠蹊《そけい》部から動脈血を採取したとか、除細動器の計器の針の動き方とかの、典型的な自己視型臨死体験で語られるような細かい点については、医師が患者に伝えるとは考えられないのである。第二の理由として、若干の患者では、蘇生した直後に自己視型体験を語ったとされることがあげられる。そのことは、家族にインタビューして確認している。また、このような家族は、患者が最初に語った臨死体験の内容は、その後繰り返し語られたものと一致すると証言しているのである。

3 半意識状態にある時見聞きした内容に基づいて臨死状況を正確に描写することはできるか　全身麻酔下で手術を受けた患者でも、手術室で医師と看護婦が交わした言葉を記憶している例が時おり見られる（第六章参照）が、これと同じように、臨死状態にあって意識不明に陥った患者の場合も、自分が救命処置を施されている間に交わされた言葉を耳で聞いて記憶しているのかもしれない。臨死状態から蘇生した患者がこうした内容を後で想起するとすれば、記憶している言葉をつなぎ合わせて、実際に起こった出来事のイメージを正確に作りあげてしまったのではないか、と考えることもできよう。ところが、先ほど紹介した六例の患者では、自己視型体験の中で感知された出来事のいくつかは、（除細動器の計器についている針の動き方のように）音声によっては表現しにくい類のものなのである。また、患者が臨死体験中に見たという出来事を解釈しようとすると、その出来事は視覚によって知覚されたものであって、聴覚的なものではないことがわかってくる。たとえば、第五例の男性は、「足のつけ根のあたりに注射したんです。……そのあたりに注射してたみたいです……」と述べているが、この時実際に行なわれたのは注射ではなく、血液ガスを測定するために行なわれた大腿動脈からの採血なのである。もしこの患者の描写が、その場にいた者の発した言葉に基づいていたとすれば、この処置について患者が誤解したはずはなさそうに思われる。しかし、本人の言うように、この患者が離れた場所からその場面を見ていたのだとすれば、このような誤解が起こったのも容易にうなずけるであろう。「足のつけ根に注射」という言葉は、小さな注射器の針を鼠蹊部に刺したのを見て、そのことから論理的に考えた結果発せられた言葉のように思われるからである。

　しかし、自己視型体験は、半意識状態にある患者が肉眼により蘇生場面をとぎれとぎれに見た結果であるという可能性は考えられないであろうか。私にはこの可能性も考えにくいように思われる。自己視型臨死体験の中で語られる事象の多くは、救命処置を施されている患者の視野外にある事物や出来事だからである。この種の事例で最も印象的なのは、むろん第六例の男性の事例である。この男性は、自分の顔が向いていない方向に立っている三人の家族を見分けているからである。

　以上のように、事前に持っている一般的知識や、誰かから与えられた情報、半意識状態の中で見聞きした内容などによって、事実と一致するように見える自己視型臨死体験が説明できるかどうか検討してみたが、いずれの可能性も成立しにくいことがわかった。

　こうした結果を説明するには、他の可能性を探る必要がある。この点については、本書の後半の章で検討する予定である。

第8章　「余波体験」――その後も繰り返される自己視型体験

このことがあったのは、一九六四年七月でした。私は歯医者さんに行く途中で、走っていたんですが、その時雨が降ってたわけです。バスに乗らなきゃいけなかったものですから、横断歩道を渡ったんですけど、そこは信号がなかったんですね。……渡ってる時、男の人が私に向って大声で叫んだものですから、振り向いて何を言ってるのか聞こうとしました。その方は私に気をつけるように言ってくださってたんですが、その時私はうしろから走ってきた黒い車にはねられてしまったんです。……次にわかったのは、その事故現場を上から眺めていたことでした。自分の体からずいぶん離れたところにいました。このことはすごい驚きでした。……音を聞いた記憶はありません。誰かが何かしゃべってたような記憶はないんです。その場面をただ眺めていただけでした。……私は上の方に浮かんでるようでしたね。……屋根の上のあたりかもう少し上に浮いてたかもしれません。……すごく離れてました。一番印象に残ったのは、感情が何も感じられないことでした。知性だけしかないみたいでしたね。でも驚いたりはしませんでした。とっても楽しくて、その場面を人ごとみたいに見てたんです。……私の靴が片方見えました。車にひかれてつぶれたんですね。……イヤリングがぺしゃんこになってるのが見えたのも覚えてます。私はおろしたての洋服を着てたんですけど、その時が二回目で、その頃、服を全部あつらえたんです。それで私は、なによ、私の新しいドレスがめちゃめちゃじゃない、って思ったんですけど、私の体もめちゃめちゃになってるんじゃないかとは考えもしませんでした。事の重大さがそこまでわからなかったのは、考えてみるとおかしな話ですよね。その時点では、まだ本当には事の次第がわかったわけじゃなく、たいへんだわ、私、自分の体の外にいるじゃない、いったいどうしたのかしら、という程度の認識しかなかったんです。……次に見たのは、女の人〔その車の運転手〕が泣いてる場面でした。……女の人は車の横に立ちすくんでて、車は、事故現場に停まっていました。……車にへこみができているのが見えたのを覚えてます。それから私の体も見えました。自分の体に注意がいったのは、救急車で来た人たちが私の体を担架に乗せた時でした。……自分の横顔が見えましたね。私は車のななめ前にいて、その様子を全部見ていたんです。救急車はその車のうしろに停まってました。救急隊員の方が私の体を持ち上げて担架に乗せるところを見ていたんです。ほんとにずいぶん離れたところから見ていました。でもちゃんと横顔が見えたんですよね。……隊員の方たちが私の目をのぞき込んでいるのも覚えてます。瞳孔を調べていたんじゃないんでしょうか。それから私の体を変なふうに持ち上げたわけです。私の体をグイと持ち上げて、できるだけ早く病院に運ぼうとしてるっていう感じでした。私をちょっと手荒に扱ってましたけど、それはたいした問題ではありませんでした。……これは、私にはすごくおもしろく感じられました。というのは、隊員の方たちがすごくシロウトっぽい持ち上げ方をしたからです。肩のあたりと膝のあたりを持って持ち上げたんです。担架を私の体の下に入れてそれから救急車に乗せたんじゃなくてですね。救急隊員はふたりでした。この方たちは専門家ということになってるんでしょうけど、自分たちが何をしてるかわかってないんですね。私は私で、事故に遭った人をそんなふうに扱ったらだめでしょ、と全く人ごとのように思っていた記憶があります。何から何まで遠い世界の出来事のようでした。隊員の方たちが私を、というか私の体をですね、救急車に押し込むのを見てましたけど、そのあとのことは何も覚えてないんです。気がついてみると私は救急病院にいて、母と私の教会の牧師さんが来てくれていました。その時にはもうレントゲンとかいろんなものが終わってたんだと思います。……その次に覚えてるのはですね、目が見えないって言って診察室で私が泣いていたことです。……目がさめてみたら目が見えなくなっていて、意識が完全に戻ってからも、三〇分くらいは見えなかったんです。

セイボム　靴やイヤリングをなくされたことをあとで確認されましたか。

患者　はい。両方ともあとで戻ってきました。両方とも返ってきたんですけど、片方のイヤリングはもちろん壊れてました。でもですね、靴の方は本当にダメになってたわけじゃないんです。それがおもしろいんですよね。車がつま先のところをほんとにひいたと思うんですけどねえ、そのことは確かめてませんけど。……それからですね、靴がぬげて飛ばされたのは変だなって思ったのも覚えてます。こういうのがむしろふつうで、車にはねられるとたいていそうなるっていうことがわかったのは、かなりあとになってからなんです。

セイボム　あなたをはねた女の人とお話しになったことはありますか。

患者　あります。前方を見てなかったんだそうです。小さな坊やが一緒に乗ってたそうですけど、あの時はその坊やの姿を見た記憶がないんです。その方に、お子さんは車の中にいらっしゃったんですかって聞いてみたんですが、どうもそうだったようです。私にはそのお子さんを見た覚えはないんですけど。その方は、事故の時お子さんを見てらしたとおっしゃるもんですから、「お子さんはご一緒だったということですか」と聞いてみたんです。そしたら「そうです」って言われるので、「じゃお子さんは車の中にいらっしゃったんですか」って聞きましたら、「そうです」とおっしゃられたんです。そのことを考えると、自分の身に起こったことの方に注意を奪われすぎていたため、そのお子さんが車の中にいるのに気がつかなかったんじゃないでしょうか（I―6）。

この女性は病院で、「重い脳震盪《のうしんとう》」と、「頭の三倍もある血腫《けっしゅ》」を起こしていると言われた。硬脳膜外血腫であった。これは、患者の表現によれば、「脳の中身と頭蓋骨の間」にある動脈が破れて出血した結果起こる症状である。患者は三週間の間、薬物療法と絶対安静を強いられた末、脳障害の後遺症を残すことなく全快した。

私は一九七九年一一月にこの女性にインタビューした。事故から一三年後のことであり、本人は三二歳のセールスウーマンとしてフロリダ州北部に暮らしていた。この女性の体験は、典型的な自己視型臨死体験だったようである。この時臨死体験を起こすまでこの女性は、「心霊」関係の本や記事にはほとんど関心がなかったという。

> でも、その時いったい何が起こってたのか不思議に思ったものですから、そういうことにそれから興味を感じるようになったんです。……私は〔臨死体験中に〕自分の体を本当に離れてるのがわかりました。というのはですね、こういうことがかなり自由にできるようになったからなんです。その時そのやり方がわかったのと同時にですね、自分がたぶん死にかかっていたんじゃないかなって思いましたね。……こういう話はあまり人にはできませんでしたけど。でも母には話しました。そしたら母は、「何てかわいそうな子なんでしょ」というような変な目で私を見たんですよね。ですから私は、この話は母以外、今まで一度もしたことないんです。

この自己視型臨死体験の時に「わかった」ことを説明してほしいと求めたところ、この女性は次のように答えている。

このことがあったあと、どうも私は、自分の体から抜け出せるようになったみたいなんですね。こういう現象はいつも夜中に起こるんです。ただスーッと体から抜け出して、ベッドに寝てる自分の体を見下ろすんです。夫は森林警備隊の仕事をしておりまして、その晩は当直だったものですから、心配だったわけです。でも、自分の体から抜け出して、自分の寝てるところを見ながらいろいろなものが見に行けたみたいなんです。当時、私たちはトレーラーハウスに住んでいました。そのことが最初にあったのは、事故のあとまだ何週間もたたない頃でした。……この時のは自然に起こりました。うるさい音がしていたのですごく心配だったんです。……夜も大分更けた頃でした。何時頃だったかは思い出せませんけど、とんでもない時間でした。私はよく時計を見る方なので、妙な感じがしました。……体を抜け出しました。……トレーラーの中をあちこち歩きまわり、窓や部屋を見てまわりながら異常がないかどうか確認し、それから〔ベッドに〕戻りました。……それから自分の思った高さまで浮き上がれて、自分の体の中にいる時とは違って、限界っていうものがありませんでした。……体から出ている時、すごく意識がはっきりしてましたね。……宙に浮いてたと思います。歩いてる記憶はありませんから。……眠っている間私は、また体から抜け出すんじゃないかと不安でした。そのおかげでなかなか目がさめないんだとうらめしく思ってるみたいな感じでしたね。……「なまけ者ね、そういうふうに横になって、そういうことが起こるのをただ待つつもりなんでしょ。あなたの面倒は誰かが見なきゃいけないんですからね」っていう感じだったでしょうか。今私は、真面目な話をしているんです。こんな話をすると正気の沙汰じゃないように思われるでしょうけど。ほんとにおかしく聞こえますものね。それはよくわかってます。でも、正直言ってそういうふうに思ったわけなんです。腹が立ったんです。自分の体が病気になって、そのおかげで寝込んだ時にはですね、自分の体に腹が立ちませんか。それと同じような感じでしたね。……私はこうしていろいろなものを点検してまわるようになったんです。こういう現象が次に起こった時、限界っていうものがないことがわかったんです。……私は表通りに沿って遠くまで出かけて、また戻って来ました。……そのあたりは夜になると、ほんとに人通りがなくなるんです……〔が〕そのためにですね、そこ〔トレーラー〕に誰もいないまま体を置いて出かけるのが恐ろしくなったわけです。それで、私のこの部分が入ってないと体が動かないと思ったんですね。私の体がそこで寝ていて……私が戻るまでの間に〔誰かに〕体に何かされたりしたら、と思ったわけですね。恐ろしくなったものですから、もうトレーラーから離れないようにしました。……〔一度、体の外に出ている時〕裏口が開いているのを見つけたことがありました。完全に開いていたわけです。トレーラーの裏口がですね。私は体から抜け出して通路の突き当たりまで行ったら、裏口のドアが開きっぱなしになってたわけです。このドアは使ったことなかったのにです。私たちはいつも前の入口から出入りしてるんですよね。その〔体脱〕状態では、それをどうすることもできませんでした。……どうもこういう時には物理的な力が使えないようでしたね。見る力はありましたけど。……それで戻って体の中に入ったわけです。それから体で起き上がって裏口へ行ったら、そこ〔ドア〕が開きっぱなしになってました。……それから一年後、妊娠した時、中古の住宅に引っ越しました。そこは窓がとっても高くて、上でロックされてたんです。椅子の上に乗らなければ窓の鍵には手が届きませんでした。それでですね、ある時私は体を抜け出して、窓が全部ロックされてるかどうか調べてまわったんです。その晩は主人がおりました。何事も異常がないかどうか調べるのが、私の日課になっていたわけです。それで、ほんとに限界のない力っていうものがあることに思いあたった時、ああ、これはほんとにすばらしいことなのねって思いました。でも結局こういうことをするのをやめたのは、息子が生まれたあとに起こったことが原因でした。私はいつも、息子が何ともないかこういうふうにして確かめていて、こんなことができるなんてずいぶん便利ねって思ってたわけなんです。それが、たまたま〔体の〕外に出ていて何かの理由で戻れなくなったとしたら、誰もこの子の面倒を見てくれないだろうな、って思うようになったんですね。何かすばらしいことがほんとにそのおかげでできたということもなかったし、便利なことは確かですけど、それ以上役に立つことも実際には一度もなかったので、こういうことはもうやめにした方がいいんじゃないかってほんとに思ったんです。それでもうやめることにして、それからはやってないんです。それからは一度もやってみようと思ったことはありません。……〔これを続けたのは〕二年くらいで、何十回となくやってました。それでもうすっかり日常的なことになってたわけなんですけど。……この体験に私はすっかり酔ってました。……幽体離脱について書いてある本を二、三冊読んだんですけど、オカルト的なところがあるものですから、読んだ内容についてはあまり信じてません。私のにはオカルト的な点などありませんでしたから。起きている時にもこういうことは何度かありました。夢を見てるわけじゃないってほんとに確かめたかったんです。それで、起きてる間でもそういうことができるだろうかと思って、やってみたらできたわけなんです。体から抜け出してですね、道を歩いて行けば行けたんですよ。でも私は、その〈肉体の〉そばにいました。パッと飛び出して、またパッと入ったんです。ただ、そういうことができるかどうか確かめようとしただけなんです。そしたらそれができたもんですから、うれしかったわけですよ。……それはすばらしいことだったんです。というのは、ほら、今のが夢じゃなければ、こういうことが本当に起こってるのが今わかったんだから、やっぱり本当のことなのか、それとも私が正気じゃないかどっちかだわね、って思ったからです。……

セイボム　では、そういうことは夢とは違うわけですか。

患者　もちろん違います。本当にあることですから。実は私の夢はですね、ほとんどが三人称的なんです。つまり、私の夢では、自分が何かしてるのが見えるんですね。私が夢に出てくる時には、ただ見てるだけなんです。でもその〈体脱〉状態の時にはですね、ほんとに「物理的」

な意味でその場にいてですね、ほんとにそういうことをしてたんです。自分の体から抜け出してますけど、一人称的で、「私」がそこ〔体外〕にいて、肉体は単なる抜け殻だったわけです。……それから、私は薬は一度も使ったことはありませんし、タバコを吸ったこともありません。真面目なバプテスト派の信者でしたから。

この女性の証言によれば、一九六四年に歩行中車にはねられた際に起こした自己視型臨死体験とよく似た「体脱」体験が、以上のように、その後も起こるようになったという。通常は夜間の睡眠中に、自分の肉体から意図的に「抜け出し」、隣室で寝ている息子の様子を見たり、夜、ドアや窓に鍵がかかっているかどうかを確認したりなどの、目的的な行為ができたというのである。こうした体験は、この女性には非常に現実味を帯びて見えた。「体脱」状態の時、全く意外なことを発見し、肉体に戻ってから実際にそれを確認しに行く、ということも時おりあった。トレーラーの裏口が開いていたのを見つけた時のことは、その一例である。ところが、本当の「自分」が中に入っていないと肉体に危害が加えられるのではないかと恐れ、そのため睡眠中に体から「抜け出す」ことに不安を覚えるようになった。結局本人は、「散策」中に肉体に危害が加えられることで、息子の面倒が見られなくなることを恐れ、こうした「体脱」体験を「あきらめた」のである。

今回の調査の中で、臨死状況で起こった臨死体験に引き続き、同様の余波体験が起こるようになったという者が、他にも二名あった。一九六九年にベトナムで地雷を踏みつけ、手足を三本もぎ取られた時、自己視型臨死体験を起こした三三歳の男性は、その後の体験について次のように述べている。

こういうことが起こるようになったのは、ベトナムから帰ったあとなんです。三回ありましたね。三回とも同じような状況で、いろんなことしなきゃいけない状況の時に起こってると思うんです。三、四日気分がたかぶった状態が続いたあとにいつも起こるわけですよ。ひどく疲れて、横になってちょっと寝ますよね。三回とも、自宅のベッドで横になってると、自分の体からムクッと起き上がるんですよ。これも三回ともそうなんですけど、いつも左の上の方にいて、自分の体を見下ろしてるんです。それが自分の体だってことはわかります。こういうことが三回ありましたけど、全部違うことをしたんです。最初の時は、州間高速20号線の上をフワフワ浮かんで行ったり来たりしました。僕はその近くに住んでいるんです。どうしてかわかりませんけどね。……20号線を行ったり来たりしている時にですね、車や人が見えたんです。時速一〇〇キロから一一〇キロで走ってる車のウインドーの横にぴったりついて動かないでいることもできるみたいでしたね。隣りを同じスピードで走ってるみたいに、車の中を覗いてみました。それからまた浮き上がって別の車のところへ行くわけです。まるで誰か人を探してるみたいな感じだったですけど、全然見つかりませんでした。時間の長さは全くわからなかったですね。すごくリアルでしたよ。……二回目の時は、とってもおもしろかったんですけど、本当だったことがわかったわけなんです。隣りの人は看護婦さんで、十年来とても懇意にしていただいてるんですけど、いつか一緒にシャワーを浴びようって言って、いつもからかってたんです。それが、まさかということが起こったんですよ。二回目に体から抜け出した時にですね、建物を飛び越えてこの女性のうちのシャワー室に入って行ったんですけどね、そしたらこの人がシャワーを浴びてる最中だったんです。その二日後にこの人に聞いたらですよ、僕がその時シャワー室に来てるのがわかったっていうんですよ。僕は「君がそう思いたいからそう感じたんだろ」と言ってからかったんです。三回目の時はですね、体の近くから離れずに、部屋の中をフワフワ浮かんでいただけでした。そうしたらですね、急に自分の体の中に戻ってしまったんです。どういうことなのか全くわかりません。ゆっくり入ったというんじゃなかったですね。考える間もなかったんです。パッと一瞬のうちに体の中に戻ってしまった感じだったんですよね。それをどう説明したらいいのかわかりませんけど。そんなこと人に言ったら、まず正気を疑われますよ。僕はそういう力を自由にコントロールできるんですけど、それがどういうものか説明することはできないんです。……すごくはっきりしてましたよ。現実にこうして物事を見てるようでしたね。

セイボム　そういう体験は、ベトナムで体験した内容と似てるわけですか。

患者　いいえ。明るい光がありませんですね。〔戦死した戦友と交わしたような〕交信もありませんしね。ただ、ゆったりした雰囲気だったわけですけど、それでもすばらしい気分でした。……肉体から離れるという点は同じみたいですね。離れているような感じははっきりあったですね。

セイボム　ベトナムから帰国されて以降、こういう体験が三回あったということですが、そういう時に自分が死んでしまった、という感じはありましたか。

患者　いいえ。自分が息をしてるのが見えましたし、そこにいるのがわかってましたからね。でも、三回とも目がさめてみると、体から抜け出してたんですよね。安らかでいい気持でしたから、自由にそういう状態になれたらいいなと思ってるんですけど、そのくらい疲れてればいつも起こるってわけじゃないんですよね。この一〇年に三回だけなんですから。

セイボム　夢とは違うわけですか。

患者　違いますね。体の外に出ていて、自分の体が寝てるところが見えますからね。夢を見てる時は、〔眼を指さしながら〕ここから見ますからねえ。夢を見てる時はですよ、自分の体を通して外を見るんですよね。でも、こういう体験をしてる時は、何かわかりませんけど、体の外にいてそこから体を見ていたんです。……また、夢は必ずしも現実味があるわけじゃないですよね。それに対して、体を抜け出した時の方は非常に現実的でしたね。夢はとりとめもない空想のことが多いし、ほとんどは、起こってほしいことか、今までにもあったけどもう一度やりたいと思っていることですよね（I—68）。

余波体験を語った患者はもうひとりいる。扁桃摘除後に発生した出血性ショックの最中に、複合型臨死体験を起こしたことのある、フロリダ州に住む五五歳のデザイナーである。その数年後、次のような出来事が起こったという。

今まで私はこういう話を聞いたことはありませんでしたし、どなたかにお話ししたこともありません。人さまにお話しするのは、今こうして先生にお話ししているのが初めてなんです。ある日曜日の夜、私は教会におりました。電気はついていましたが、私どもの教会はとっても古くて、天井がすごく高いんです。そしてうしろの方に桟敷席《さじき》が張り出しているんです。私は、説教を聞いていた時、そこの席に坐っている自分の体から抜け出したんです。なぜどういうふうにしてそういうことになったのか今もってわかりませんけど、その時もわからなかったんです。ずんずん上に上がって天井まで行ってしまったんですが、そうなると、席に坐っている自分の体に戻るのがすごく大変でした。霊魂か何かが抜け出して上にのぼっていったにちがいありません。よくわかりませんけど、とにかく上に上がってしまったわけです。天井の一番上までずんずん上がってしまいました。見えるのは教会だけでした。やたら自分が上の方に上がってしまった感じで……天井のすぐ下まで行った時、私こんなところで何してるのかしら、と思いました。恐ろしくなりました。……もし上に昇りつづけたら、いったいどういうことになっていたんでしょう。見当もつきません。天井が開いていたら、そこを抜けて外に出てしまったんでしょうか（I―41）。

今回の調査の中では、余波体験はわずか三例しか見つからなかったので、最初に起こった臨死体験と関係しているとしても、どのような関係があるのかははっきりしない。とはいえ、三例とも本当の臨死体験の後に起こっていることからすると、この「能力」は臨死体験によって何らかの形で誘発されたのではないかと推察される。事実、本章で最初に紹介した女性は、自動車事故の時起こった自己視型臨死体験から「体脱」できる能力を「学び取った」と考えているのである。潜在的な人間の能力が臨死状況によってよびさまされ、非臨死状況でもこうした自己視型体験を繰り返し起こすようになる可能性があるのであろうか。この問題については、本書の最終章でとりあげるつもりである。そこでは、自己視型臨死体験や自己視的「余波体験」、ならびに他の自己視型体験についてさらに考察を進める予定である。

第9章 臨死体験が暗示するもの

こうした臨死体験をした者のその後の生活に対して、あるいはこのような臨死状況にある人々の治療や看護をまかされている医療関係者にとって、臨死体験がどのような意味を持つかについては、これまでほとんど触れてこなかった。本研究を行なう中で私は、臨死状態から蘇った者と医療従事者の両方の立場から、臨死体験の持つ意味について考える機会を与えられた。こうした調査を行なった結果、私は、患者と医師双方にとって臨死体験はきわめて重要な意味を持っていることを確信するに至った。また、臨死状態にある患者がこのような体験をすることで、強力な力を持っているにもかかわらずほとんど解明されていない、「生きる意志」という人間の潜在能力が刺激され、それによって、蘇生作業そのものに何らかの影響が及んでいるのかもしれないのである。

体験者に対して持つ意味

臨死体験の持つ重要な意味は、体験者自身が感ずるものである。本調査でインタビューした体験者のほぼ全員が、自身の臨死体験を、それまでの人生の中で最大級の、きわめて驚くべき重大な出来事だと異口同音に語っている。臨死体験を人生で「最高」の出来事だと述べる者すらあった。人生の目標や生き方を決めるうえで、他の何ものにもまして大きな役割を演じたというのである。このような者に対して臨死体験は、さまざまな方面で影響を与えている。

最も一般的なのは、臨死体験によって死に対する不安が、完全になくなりはしないまでも劇的に減少したことである。それに対して、同じく臨死状態に陥っても臨死体験がなかった者では、死の不安がこのように減少することはなかった（表14参照）。また、死に対する不安が減少することについては、最初にインタビューした時点はもちろん、何ヵ月後、何年後にも容易に確認することができた（表15参照）。こうして死の不安が減少することに加えて、自分の肉体が最終的に死に至った時点で起こる出来事を特別にかいま見せてもらったのが臨死体験だ、という確信が強く起こっている。

死に対する不安がこのように減少することは、開心術後の心停止の際に臨死体験を起こした、ニュージャージー州に住む四三歳の男性の生活ぶりを見ると明らかである。

セイボム　それ〔臨死体験〕によって何らかの影響はありましたか。

患者　ありました。……今はもう死に対する恐怖心はなくなりました。……今でも相変わらず死に対する恐怖はありません。その〔臨死体験の〕おかげだと思ってます。
セイボム　どういうふうに関係しているわけですか。
患者　死ぬ時に、あの人たち〔臨死体験中に出会った死んだ身内〕に再会できると思うようになったからですね（I―44）。

この患者の母親がその後私に話してくれたところでは、息子から臨死体験について初めて聞かされた時、生死の境をさまよったことによって起こった幻覚だろうとして片づけたという。数ヵ月後母親は、自分が息子の体験に対して最初に抱いた印象に疑問を感じ始めた。息子はその話を、「最初に私に話してくれた時と同じくらい鮮明に記憶」していたからである。また臨死体験は、死に対する息子の態度に決定的な影響を及ぼしていた。臨死体験をする以前には、「ぼくは死にたくない。死ぬにはまだ早すぎる」と常々言っていたのに、臨死体験の後には、「できる限りのことをしようと思ってる。それでその時がくれば、その覚悟はできてる」というふうに変わったのである。

患者の死は、開心術および術後の臨死体験があってから三年後に訪れた。その後間もなく患者の妻は、亡夫が術後回復期に語った臨死体験の話を思い出した。まばゆいばかりの光の中で、まだ「ここに来る」時ではないとして「戻る」よう命ずる、今は亡き親族や友人の幻を見たという話であった。妻の話では、夫はこの体験を死ぬまで心に留めていて、どれほど現実的に感じられたかを語り続けていたのだという。また夫は、臨死体験について最初に話した内容を、一度たりとも変えたことはなかった。妻によれば、患者は、「そういう話が書いてある本を読むような人じゃない」という。夫の死が近づいた時妻は、夫がすっかり「覚悟」を決めていて、「私ども〔家族〕に自分が死んだ時の覚悟」までさせているのを見て驚いたのであった。以上のようにこの男性の臨死体験は、本人にとっても、母親にとっても、妻にとっても、若くして死ぬことが予測されたにもかかわらず、そうした不安に対処できるようになったという点で、大きな転機となったのである。

死と「来世」に対する新しい考え方が、先ほど紹介した男性の場合のようにその人の人生に定着すると、毎日毎日を懸命に生きようとする気持が表出することが多い。末期状態にある患者や死を目前にした患者がこうした気持を抱くと、「今この時」を一生懸命生きようという気持になり、死や未知なるものに対する恐怖にとらわれることがなくなるのである。とはいえ、臨死体験をしたからといって、現実の死が迫ってくることを否定したり、早く死にたいと願ったりするようになるわけではない。それとは逆に、生や死を理屈抜きに受け入れるようになる。その結果、「死の意志」が強まるのではなく、「生きる意志」があらためて強化されるのである。私の担当した心臓病患者もこのような経過を辿《たど》っている。この患者は、三三歳の誕生日の直後に重篤な心臓発作を起こし心停止に陥ったが、その時超俗型臨死体験をしているのである。その後私は、外来でこの患者の追跡を続け、本人や家族とかなり親しくなった。医学的な見地から見ると、この患者は手術の不能な心臓病で、病状が重く、そのために働くことができない。しかし、それまで個人的にも職業的にも活動的で満足すべき生活を送っていた状態から、生活形態が一変してしまうほど極度に制約のある生活を強いられるようになったにもかかわらず、そうした変化にうまく適応している患者の生活ぶりに触れた私は、最初に診察して以来いつも心を動かされていた。この二年ほどの間に交わした会話の中で、患者は次のように語っている。

患者　あれ〔臨死体験〕のおかげで人生全体がすっかり変わってしまいましたね。……僕はいろいろなことをくよくよ心配するタイプの人間で、出世ばかり考えてたんです。生活を安定させようとして、働きバチになってお金をもっともっと稼ごうとしてたんです。でも、そういうことはもうしてません。……その日その日を暮らしているだけなんです。それまで僕は、将来のことや過去のことにとらわれて生きてきました。人間は、きのうやあしたには生きられませんよね。今日この日のためにしか生きられないんです。……自分の人生は他の人の人生とは同じじゃないってことがわかったんです。そういうことがわかったわけですよ。でも、これからは、今までしてこなかったことをするつもりですし、喜んでするつもりです。自分が行くところがどこかわかってますから、死ぬことについてもう思い悩む必要はないわけです。……僕は死を一度経験してますから、死ぬことは心配の種にはならないんです。死はこわくありませんね。死ぬことはもう苦痛じゃないんです。死ぬことはそれほど苦しいことじゃありませんよ。……自分の行く先がわかってますし、まだ人生が残ってるんです。今は前よりもずっと楽しく生きてます。

セイボム　心臓が止まっただけで、ああいう体験をしてなかったとしたら、今とは違っていたと思われますか。

患者　違ってたと思います。というのは、ふつうに心臓が止まっただけだったらですね、あの時みたいに死というものを身をもって知ることはなかったからです。本当に死を体験したと思ってるんです。本当にそういうことが自分の身に起こったんですよね（I―15）。

この男性は、もはや死を恐れなくなったが、家族と別れることは悲しいという。このあたりについてインタビューの中で語っている部分を見ると、患者の率直な感情が伝わってくる。

患者　妻には何度となく負担をかけてきましたし、ずいぶんと重荷を負わせてきました。今妻は、一家の大黒柱です。この春僕を再入院させた時のことですが、妻は、また僕が死んだと思ったんです。血の塊が原因で麻痺を起こしたからです。体が全然動きませんでした。その時、妻の悲鳴が聞こえました。こっちが恐ろしくなるほどの叫び声でしたね。妻は僕のいる部屋に入ってきて、僕の身に起こったことを見たんですが、僕は実は息ができなかったんです。その時妻は、僕がもう死んでいると思ったわけです。これは妻には大変な重荷になりましたね。僕がいつ死ぬかわからないからです。僕の身にふりかかることは何でも、妻の一部になっているのだと思います。妻は一緒に死にたいと思っているようです。その一件から僕たち夫婦は、死をそのくらい身近に感じるようになったわけです。僕としては、妻にそこまで考えてもらいたくはありません。そんなことを考えてれば、僕が実際死ぬ時には妻がもっと大きな痛手を受けることになるのがわかってるからです。妻は死を受け入れてはいますけど、それでも、本当に僕が死んだ時には、相当のショックを受けるでしょうね。というのはですね、僕が死ぬ時には、自分が死ぬ時と同じくらいつらい思いをすると思うからです。子どもたちも同じような思いをするでしょうね。いつかその日が来た時——僕は息子と仲がいいんですよ。息子は一四歳でしてね、仲がいいんですが、十代で傷つきやすい年頃ですからね——病院に入院する時、息子が寄って来て、僕は車に乗ってましたが、「帰ってきてね」って言ったんです。それからクルリとうしろを振り向くと、行ってしまったんです。〔しばらく無言〕人が自分から去って行く時には、そのことが打撃になるんです、自分が心配してる相手が行ってしまうとね。そういうことはなかなか受け入れられないもんですよ。〔しばらく無言〕それが人生ってもんですね。

セイボム　かなりいろんなことがあったようですが、何とかうまくやって来られたようですね。

患者　はい。苦しい生活をしてる時は、生きてるってことです。子どもがいて、子どもを置いて死んでく人がけっこうありますけど、そういう人には、僕が今身をもって味わってることがわかると思いますね。なかなか受け入れられないこともありますが、受け入れられるようになってることもあるでしょう。僕は、自分が早死にするのをもう仕方のないことだと思ってます。早死にするでしょうけど、家族もそのことをずいぶん受け入れてくれてるんです。

臨死体験は、臨死状態から回復する時の苦痛から患者を救う役割も果たしている。次の事例は、この点で特に興味深い。腎不全からさまざまな合併症を併発して長期入院していた患者が、何回も危篤状態に陥りながらその危機を乗り越えたからである。この患者によると、試練に耐えている間、救急車の中で起こした臨死体験を思い出し、それを心の支えにしていたというのである。患者は次のように語っている。

ゲインズビルの病院に運ぶのに、先生が私を救急車に乗せた時ですね、あとで家内が話してくれたんですが、先生は運転手に、たぶん間に合わないだろうとおっしゃってたそうです。……その時までに五回近くも痙攣を起こしてまして、半分意識がないような状態でしたからね。……痛みが本当にひどくて……身の置きどころもないくらいでした。それから四、五週間はどうしようもありませんでした。脳出血を起こしたんです。一週間ちょっと昏睡状態が続いて、何度も痙攣を起こしました。……脳出血した時、先生方は私が死んだものとあきらめて薬を全部中止したんです。鼻とかに通してあった管を全部取りはずして、H先生は家内に、こうなったらもう助かる見込はありません、とおっしゃったそうです。当時、脳出血を起こして死なずにすんだ腎臓病患者はひとりもいなかったんだそうです。……腹膜炎をおさめるのに先生方は大分苦労されたということです。そういう段階でサジを投げたわけです。それで家内に、あすの朝までもたないでしょう、とおっしゃったんです。それから血圧が二五〇と一九〇にあがって、脳出血が起こったんです。先生方の話では、たとえ助かっても植物人間のようになるだろうとのことでした。一週間くらい後に私はそういう状態を脱しました。昔消防士をしてたこととか、自分がどういう車に乗ってるとか、どこに住んでるとかそういう類のことがなかなか思い出せない状態が三日ぐらい続きましたね。……それ〔臨死体験〕のおかげでいろいろな変化がありました。……死っていうものは心配するほど悪いものじゃないことがわかりましたので、今はもう死を不安に思うことはありません。……今、死ぬことを考えても不安な気持は起こらなくなりました。おかげさまで、こういう大変な目にあってる間ずいぶん救われましたよ。不安の種は本当にありませんし、そういう時も、少しは気を確かに持ち続ける役に立ったと思いますね（I―53）。

こうした死に対する新鮮な考え方は、最愛の人間の死に対する見方にも影響を与えている。最近亡くなった肉親も、苦痛のない安らかな世界へ旅立ったことが「わかっている」ので、死の悲しみがずっと乗り越えやすくなったという患者が少なくなかったのである。また、このような考えを抱くようになった理由として、臨死体験をあげる者が多かった。次に、ある女性の証言を紹介しよう。この女性は、重篤な子癇《しかん》前症から意識不明に陥り、その間に臨死体験を起こしている。一年後、夫が突然死亡したが、それに対してこの女性は、臨死体験後に身につけた死生観を反映する反応を示した。

主人は、そのこと〔臨死体験〕があってからあまりしないうちに亡くなって、お葬式がありました。いつもならヒステリックに泣きわめいたんでしょうけど、主人は痛みも何も全部なくなって幸せな気持でいるはずだということがわかってましたから、気持を落ちつけていられたんです。死期が迫っている方たちに申しあげたいんですけど、泣いたりわめいたりしてはいけません。主人が亡くなったのは一九五六年だったんですが、義母は、主人が亡くなってもそんなに落ちついていられたのは、赤ちゃんができた〔そしてその時に臨死体験をした〕あとだったからよ、と申しました。誰が死んでも私は泣きません。死ぬと苦しみがなくなることがわかっているからです。（I—48S）。

ベトナムで地雷を踏みつけ、両足と片手を失った時に臨死体験をした帰還兵も、その後、人の死に目にあい喪に服していた時、同様の変化が起こったことを、次のように語っている。

〔臨死体験後〕人の葬式には行かなくなりました。お花をあげることもありませんし、遺族の方にお悔やみを言ったりもしないんです。誰かが亡くなったと聞くと、それはよかったと言うんですよ。人が死んだ時には、パーティしてお祝いしてもいいんじゃないでしょうかね。僕は、死んでも葬式をしたりお墓を建てたりしないでほしいって遺言を書く気でいるんですよ。火葬にして散骨してもらいたいと思ってるんです。葬式やらお墓やらは時間と土地のむだです。人間の死はむしろ祝うべきことですよ。死んだら幸せな世界に入って、気持がよくなるんですから。そういうこと考えてるからって、おかしくなったわけじゃありません。家族はそう思ってますけどね。僕は自分が人より進んでいると思ってるわけです。死ぬのは怖くありませんしね。僕の考えでは、すべての出来事はある目的に沿って起こるんだと思います。……今のように一生懸命生きて、遊んで、働くのは、次の瞬間にはあの世に行けて、その時にはもうこの体に戻ってくることはないってわかってるからなんです。……この世の次にも何かあります。すばらしい気持になれるんです。〔臨死体験中は〕完全に安らかな気持にひたってたと思いますね。ここに戻って来たくなかったですよ。あの世界は何か違ってましたね。生きていないわけでもないし、感情がないわけでもないんです。すばらしい感じがありましたし、それが生きてるってことですからね。それがどういう命であれ、どういう形であれ、あの時も生きていたんです(I—68)。

臨死体験のあった者は、その体験を通じて信仰心が高まるのが通例である。* 以前から抱いていた信仰がこのように強まることは、宗教的活動が公私とも明らかに増加する事実をみるとわかる。ある男性は、この点について次のように述べている。

〔臨死体験の〕前にもイエスさまをいちおう信じてはいましたが、本当に信仰に生きてたわけじゃなかったんです。でも今は信仰に生きています。僕が今日ここにいる一番大きな理由は、思うに、まだやり遂げていないことがあって、そのため、それをやり遂げるようにとイエスさまがもう一度命を与えてくださったんです。……僕が本当に死ぬ時にも、また同じこと〔臨死体験〕が起こると思ってます。……〔臨死体験中〕あのトンネルに入って出てきた時、自分の命がイエスさまに捧げられてることがわかったんです。……でも誤解しないでくださいよ。軍隊にいる時は他の人たちと同じようにいろんな冒険をしてきたと思います。酒も飲みました。商売やってたもんですから、商売をうまくやってくために酒を飲んだりしてつきあってきましたよ。今の世の中じゃ、商売やってくためには、仲間とつきあわなきゃいけませんでしょう。商売を成り立たせるには、できることは何でもしなきゃなりませんものね。でも、商売やってくのに何もあの人たちとつきあう必要はないってことがわかったんですよ。自分はクリスチャンなので飲みませんが、みなさんがお飲みになるのはどうぞご自由ですからって言っとけばいいんですから（I—15）。

＊しかしながら、基本的なレベルでは宗教的信仰の変化は起こらなかった。不可知論者が信者になった例も、プロテスタントがカトリックになった例も、カトリックがユダヤ教徒になった例もなかったのである。

次の事例は、私の勤務先の病院でボランティアを務めている男性である。ある晩、救急外来で胃炎による疼痛の治療をしていた時、カルテの記載から、この男性が以前、心臓発作から心停止を起こしていることを知り質問したところ、意識不明に陥っていた時のことは何も覚えていないと否定した。ところがその一時間後、患者はおそるおそる私に歩み寄ると、先ほど言いそびれた臨死体験をこっそり教えてくれたのである。鮮やかな超俗型臨死体験であった。次いで患者は、この体験によって自分の信仰のあり方がいかに大きく変わったか、なぜ自分が病院でボランティアをつとめるようになったかについて、その経緯を次のように説明してくれた。

セイボム　そのこと〔臨死体験〕はどういうことだったと思われますか。

患者　本当のところは何も言えませんが、その時にイエスさまが私の生活にお入りになられたんじゃないかと思ってるんです。……私の生き方に関する限り、そのおかげですべてがすっかり変わってしまいましたよ。それまではビールやらウィスキーやらいろんなものを飲んでいましたが、今はもう何も飲まなくなりました。……〔臨死体験の後は〕早く教会に行きたくて、退院が待ち遠しくてうずうずしてましたよ。牧師さんのお話ですと、私ほど一生懸命信仰を求めてイエスさまを受け入れようとした人間は見たことないそうです。

セイボム　その体験をなさる前は、教会に行かれてましたか。

患者　いいえ、行ったことはなかったんです。

セイボム　このことは、あなたの生活の他の面にも影響を与えましたか。

患者　そうですね、私は主《しゅ》に、残された人生をあなたのために捧げるつもりですって約束したんです。私がやってきたのがそれなんですよ。今私は、復員軍人奉仕会に入ってボランティア活動してるんですけど、おかげさまであちこちの病院に行って患者さんたちと話したりお手伝いしたりできるわけです。おかげで私の道が開けてきたみたいですよ。ちょっとですけど患者さんたちと話すことができますしね。今この病院で患者さんたちにテープレコーダを二台使っていただいてるんですよ。

セイボム　どういうテープが入ってるわけですか。

患者　日曜学校のテープです。日曜学校で朝と晩にテープをとるんですけど、そのテープは教会からいただけるんです（I―25）。

臨死体験をした後で信仰が深まった男性がもうひとりいる。

患者　そのおかげで主に、それと聖書に、もっと近づくことができました。それで今、主にも聖書にも従って生きていこうとしてるわけです。……前はいつも外に出かけて自堕落なことをしたり酒を浴びるほど飲んだりしてました。でも今はそんなことはありません。……昔は、自分ばかりか妻や子どもたちも傷つけてました。こういう体験〔臨死体験〕からそのことがわかったんです。今は前よりも自分を大切にするようになりました。家族のことも前より心配するようになりましたし。そのおかげで前よりも親密になってきたわけです。

セイボム　それはですね、そういう体験があったためなのか、それとも病気になられた結果なのか、その点についてはどうお考えですか。

患者　そういう体験のおかげだと思いますね。病気になったことでは別に苦痛は感じませんでしたからね。人間は、生まれた時からいずれ死ぬように運命づけられていて、その日がくるまで生きているだけだと思っていたんです。でも今は、ただ漫然と死ぬ時を待つんじゃなくて、生きがいにすべきことがたくさんあると思っています（I—62）。

強烈な超俗型臨死体験によって信仰が深められた男性がもうひとりいる。現在この男性は、一〇〇パーセント主に帰依しているという。

その〔体験の〕おかげで、私は重荷からずいぶん解放されました。でもまだ、信仰に生きるのが難しいこともあるんですけど、神のおぼしめしによってそういうこともすべてうまくいくことがわかってるんです。でも私はこれまでの人生でいつも、つまらないことをくよくよと思い悩んで来たわけなんですが、今は、そういうことを無視するようになりました。主はこの体験を通じて私に、大切なものとそうではないものを区別する方法を教えてくださいました。このことは私にとってすばらしい恵みだったんです。……主はこの体験を通じて私を、主の御腕《みうで》の中に飛び込ませてくださいました。完全な信仰を持たせてくださいました。……全くためらうことなく一〇〇パーセントの信仰を持てるようになるなんて、私の人生にとっては大変なことなんです。おわかりいただけますか。……たいていの人間は自分のプライドがじゃまするんですよね。私にとっては、プライドなんてもうどうでもいいんです。少なくともプライドのことで頭を悩ませることはなくなりました。というのもですね、神のおぼしめしというものをよくわからせていただいたからなんです。それから、私はごくごく質素な農家の生まれでしたから、裕福な暮らしというものに強いあこがれの気持を抱き続けてきたんです。でも、誰でも裕福で困ることはないでしょうけど、私は自分の信仰にとって、裕福であることは何の意味も持っていないと思ってるんです。大切なものどころか本当にばかばかしいくらいのものもあることがわかったわけです。ですから今私に必要なのは、こういう考え方からしますと、心安らかに余生が送れることだけなんです。それから、自分の生活をすべて主に捧げましたので、主は私に、他ではわかりようのないお告げをお示しになり、私を祝福してくださいました。ですから私は、主が私のためにこういうことをすべて司《つかさど》ってくださったんだと、心から信じているわけなんです（I—65）。

臨死体験の後、新たに身につけた生活態度や信仰を毎日の生活に反映できるような仕事に就いた者も少なくない。病院でボランティアとして活動するようになったある女性によると、その病院の職員が、死を冷静に受けとめているその女性の態度に気づき、次のような要求をすることが多くなったという。

その後〔臨死体験があった後〕私は、この病院でボランティアとして働くようになったんです。ここには、心理学者でソーシャルワーカーをしておられる若い女の方がおられて、私の物事に対する感じ方をちょっとわかってくださったんです。それで、これから死を迎えようとしている患者さんに先生がそのことをお話ししなきゃいけない時に、この方がいつも呼ばれてたんですよね。というのは、先生が話をされた後、誰かに患者さんのそばにいてほしいからなんですね。ところがこの方は、気持が動転してしまった患者さんが出るとですね、いつも私を呼んでくださって、その患者さんにお話しするように言ってくださるんですよ。そういう方たちが死を迎えようとしていても、私なら落ちついて対応できるからなんですね。死を迎えようとしている方にそういうことをお話しするのは、私には何の苦にもなりませんでした。そういうお話をさせていただくのがとってもうれしかったですし、話を聞いていただいた方も気持が落ちつかれたようでしたね（I―70S）。

臨死体験があってから、人の世話をやいたり人に愛情を注いだりすることをあらためて重視するようになる例も少なくない。こうした変化は、臨死体験をすることによって得た洞察によるものである。ある病院に勤務するソーシャルワーカーは、「そのこと〔臨死体験〕があったおかげで人の気持が前よりもよくわかるようになったと思います」(I—37)と語っているし、別の女性は、「今では人を見る時、本当に自分が人に愛情を持っていることがわかるんです。そういうことは以前には全然わかりませんでした」(I—40S)と述べている。また、「私たちは、他人のためにどういうことをしているかで判断される部分が多いと思います。私たちがこの世に生まれてきたのは、お互いに助け合うためだと思います。……私たちの世界で一番大切な法則は、愛です」(I—52)と語る者もあった。

インタビューの最後に、臨死体験をしたことで人に何か伝えたいと思ったかどうかについても何人かに質問してみた。次に紹介するのは、それに対する回答の典型例である。

もし人が死を受け入れて、死は恐いものではないこと、いつかはやってくる、直面せざるをえないものだということを受け入れれば、もっとずっと生きやすくなると思いますね(I—15)。

率直に申しあげますと、そういうこと〔死〕は心配していません。その時が来れば、平安な気持に包まれ、本当に安らいだ気持になるからです(I—55S)。

死期が迫っている方たちに申しあげたいんですけど、泣いたりわめいたりしてはいけません。……誰が死んでも私は泣きません。死ぬと苦しみがなくなることがわかっているからです（I—48S）。

以上のように、臨死状態からの回復期にある患者の生活にも、長期にわたって末期状態を続けている患者の生活にも、健康を回復し、ふつうの生活に戻りつつある患者の生活にも、臨死体験はほとんどの場合、重要な意味を持っていることがわかるのである。

医療制度に対して持つ意味

臨死状態から蘇った患者の多くにとって、臨死体験が重要な意味を持っているとすれば、重症患者や死に直面している患者の治療に携わる医師その他の専門家は、患者に対する態度や実際の診療をどのように変えていったらよいのであろうか。しかし、その前に臨死体験の本質と実在が、専門家の間で認められる必要がある。私の感触では、この点についてはまだあまり広くは認められていないようである。

『かいまみた死後の世界』が出版されて二年後の一九七七年秋、フロリダ大学で開催された、臨死体験をテーマにした精神医学巡回講演の参加者に簡単な調査票を配布して回答を求めたところ、パラメディカル・スタッフ五八名、医師二一名、看護婦一六名の計九五名から回答が寄せられた。そのほぼ全員が重症患者や死に直面している患者の臨床に携わっていたが、自分の受け持ち患者に臨死体験があったことを知っている者はわずか一〇名にすぎなかったのである（この九五名が勤務するフロリダ大学病院では、臨死状態から蘇った患者にインタビューした結果、四三パーセントに臨死体験のあったことが判明している）。とはいえ、この講演が終了した段階では、今後臨床を行なっていくうえで、こうした体験があることを承知していると役立つにちがいない、とほとんど全員が感じているのである。私自身の経験では、昏睡状態にある患者や心停止を起こしている患者のすぐ脇で医師その他の職員が、不用意にも、患者の状態について絶望的だというようなことを口走る場面を見て肝を冷やしたことが一再ならずあった。臨死状態にあって意識不明に陥っており、その場で行なわれる処置を全く自覚していないと思われる患者の中にも、自分の肉体周辺で起こっている出来事が「見」聞きでき、あとで思い出せる者が少なくないのである（第七章参照）。現在の知見からすれば、こうした「意識不明」の患者に対しては、完全に意識がある患者に接する時と同じような態度で臨む必要がある。

また、こうした現象を、一過性の精神異常と考えてはならない。権威ある医学書の中にも、臨死体験について触れられているものが稀ながら存在する。その中に次のような記述が見られる。

心停止から蘇生した患者の場合、心停止中に起こった出来事を明確に記憶していることはまずないと言ってよいが、カナダのある病院で心停止を起こした六八歳の男性患者は、その間の出来事を鮮明に記憶しているという〔マクミラン&ブラウン、一九七一〕。この患者は、心筋梗塞を起こすおそれがあったため心電図モニターが行なわれていたが、その間に心室性期外収縮がT波上で発生し、心室細動〔心停止〕の様相を呈した。除細動を施行した結果、患者の蘇生は成功した。ところが患者は、この間の出来事をきわめて鮮明に記憶していた。自分の時計を見て、その時間を覚えていたのである。患者は、突然自分が大きく息を吐き、頭が「ガックリ」と右を向いたのを意識していた。そして、この時点で意識不明に陥った模様である。それから患者は、体から抜け出し、自分の体を「真正面から」見ることができたという。自分が宙に浮かんでいて、気分はかなり落ちついており、「死ぬ時にはこういうふうになるんだな」と思ったことを覚えているという。空中を高速で飛行した後、体の左側を突然大きな金づちで叩かれたような感じがあり、このようなショックが六回続いた後、目を開いた。……この体験の後、患者は主治医に、空中に浮かんでいる感じがした時は、「もしもう一度体の外に出ることがあれば、もう呼び戻さないでください。あそこにいる時は、とにかくきれいでした」と語るほど、奇妙に美しかったという[1]。

以上の短い記述以外には、この臨死体験の原因についても意味についても全く述べられていない。しかし、この記述は、「心蘇生に際して起こるその他の器官および器官系の合併症」と題した章の「精神科方面の合併症」という節に収められているので、医療関係者がこれを読むと、こうした体験は明らかに精神科的な合併症であるという印象を抱いてしまう。また、この記述は、「重篤な人格崩壊」や「急性脳症候群」、集中治療病棟での治療によるストレスに対する「その他の精神科的反応」といった項目の間にはさまれているのである。とはいえ臨死体験は、異常な「精神科的反応」であることが明らかになっているどころか（第一〇章参照）、身体的に臨死状態にあって意識不明に陥ってはいるが心理的に安定している患者に、かなり高率に起こるようなのである。臨死体験は幻覚的、精神科的なもの（つまり異常なもの）ではないかと医療関係者が考えようとする限り、こうした患者の多くが自分の体験をその場にいた医師その他の医療関係者と話し合おうとして味わった疎外感を、患者はいつまでも味わい続けることであろう。

たとえばある女性は、心停止から蘇生した直後、その場にいた医師や看護婦と自分の臨死体験について話し合おうとした。この患者は、自己視型体験の中で自分の蘇生場面を目撃し、その意味について知りたいと考えたのである。

セイボム　このこと〔臨死体験〕をその場にいた人にお話しになりましたか。

患者　はい。その場におられた先生や看護婦さんの何人かにですね。でもみなさん私のことをちょっとばかにしただけでしたね。どんな感じかおわかりになるでしょう。……それで「今あったことが私にも信じられないんです」と申しました。もちろんみなさんは、何があったか知りたがりましたので、そのことをお話ししたわけなんですけど、私を見てちょっとばかにしたんですよね。……みなさんおっしゃるには、痛みが原因でそういう感じがしたのであって、そんなことを実際に見たわけじゃないっていうんですね。

セイボム　その時にですね、現実のことのような感じがされたわけですか。

患者　はい、すごく現実的でした。

セイボム　そのことはどういうものだとお考えになりますか。

患者　そうですね、今でも本当のことはわかりませんね。不思議なことだと思ってずいぶん考えましたけど（I—45）。

また、この体験について先入見を持たずに理解してもらえるような雰囲気で、誰かと話し合えることを強く望んでいたと語る者も多かった。ところがそれができなかったため、ひとりで思い悩み、自分は精神異常なのではないかと考えるようになった者も少なくなかったのである。ある男性は、心停止中に起こした特に鮮かな超俗型臨死体験の後、この点について次のように述べている。

セイボム　その時には、そのこと〔臨死体験〕が真に迫って感じられましたか。

患者　信じてください。そういうことでしたからあとですごく苦しい思いをしたんです。自分の家族にもすぐには何も申しませんでしたが、回復してきて集中治療病棟から個室に移った時に、向かいの病室にカトリックの神父さまが入院しておられたんです。それでそのことを打ち明けて話し合いました。私は自分がだんだんおかしくなってきてるんじゃないかと思ったんですが、神父さまはそういう例をいくつか聞いておられたので、「そんなことはありません」とおっしゃってくださったんです（I―61）。

自己視型超俗型臨死体験の後、自分が精神異常なのではないかと思った患者がもうひとりいる。しかしこの患者も、笑われるのを恐れて、その悩みを人に打ち明けることができなかったのである。

セイボム　あなたと同じような体験をしている人の話をお読みになったりお聞きになったりしたことはありませんでしたか。

患者　ありませんでした。だからこそ自分がおかしいと思ったんです。だからこそこわくなったわけなんです。他にそういう目にあった人間はひとりもいないなんて考えたくありませんからね。でも、その意味では私は珍しい人間だと思いますよ。……ほんとにおかしなところが他にもいくつかあったもんですから、気が変になってきてるんじゃないかと思うことが時どきあるんです。……

セイボム　ご自分の体験をたくさんの人に話されましたか。
患者　いいえ、あまり話してません。実は先生が初めてなんです。
セイボム　どうしてですか。
患者　そんなことを話したら正気を疑われますよ。女房にもまだ話してないくらいですからね。そんなこと話したら、女房のやつ、私を二階〔精神科病棟〕に移さなきゃいけないなんて思うでしょうよ。でも、先生は私の体験に関心を示してくださいましたし、真面目に考えてくださってると思います。でも先生にもまだ全部お話ししてるわけじゃないんです。私のことをですね、あんまりおかしく思われない程度のことしかまだお話ししてないんです。もう少したって、先生のことがもっとよくわかって、こういうことを先生が本当に真面目に考えてらっしゃることがわかってからお話ししますよ。すごくおかしなことがあったんです（I—19）。

ある女性の例では、実際に精神科受診まで行っている。この患者は、何年も前、十代の頃に起こした大きな自動車事故の直後にあった臨死体験を、両親と主治医に話していた。

私は先生に、その時起こったことをお話ししたんです。「これこれの光が見えてこれこれの声が話しかけてきたんですけど、神さまだったんでしょうか」って申しあげましたら、その時はまだ一四歳だったんですけど、先生は「ちがうね、そんなことないと思うよ」と言われたんです。それから先生は私の両親に話しました。両親はそのことを長い間考えたそうです。それからそのことを私に聞いたんです。それで私は、見たこと聞いたことをありのままに話しました。……私は全然心配してませんでした。最初両親は、私がショックを起こしてると思ったんですけど、しばらくすると、大丈夫だってわかってくれたんです。全然心配してませんでしたね。両親は、今言ったことは本当かどうか聞きました。根掘り葉掘り質問したので答えると、最後に「わかった」って言ったんです。それから二ヵ月して、町か何かに出かけた時、これこれの先生のところに行って見てもらおうと言いました。私は、両親のためだと思って「いいわよ」って言いました。その時の先生は精神科の先生だったので、私は「だましたのね……」って言いました。この体験を最初に話したのは事故の手当てをしてくださった先生でした。その先生が私を精神科に連れてかせたわけなんですね。……その精神科の先生は両親に、これは事故の後遺症だとおっしゃったんですけど、私は何かあったことを話したかったわけなんです。でも三人は私に、事故の後遺症にすぎないと無理やり納得させようとしました。本当に起こったことをしゃべってしまったのはまずかった、と思いました。今はそうは思いませんけど、気持が落ち着くまでには何年もかかりましたね。あれは神だったと思います。私にとってはすごく宗教的な体験でした。私はクリスチャンです。……今三七歳ですが、それ以来そのことは胸にしまって、誰にも話さないようにしてきたんです。*

臨死体験は、現在の医療制度に対してもうひとつの意味を持っている。この二、三年の間、自分の診療業務の中で気づくようになった、医師＝患者関係である。近年、医療関係者は、医療技術面にばかりとらわれ、患者との心のつながりをあまり重視しない傾向があるとして痛烈な批判を浴びている。こうした批判は、かなりの部分、末期患者ないしは死を目前にした患者の口から発せられている。こういう状態にある患者こそ、「欠陥医療」の犠牲であり、医師に支えになってほしいと心から願っている人々なのである。またこのような患者は、長い闘病生活の中で臨死体験をしている可能性も高い。

重症患者や死を目前にした患者の多くにこうした要求のあることを知った私は、実際の診療の中でどうすれば患者のためになるかが少しずつわかるようになった。本研究を開始した時、私が最初に目指したのは、臨死体験の実在性を確認することであった。ところがインタビューが進むにつれ、こうした体験について患者と話し合うことは、学問的に興味深い事実やデータを収集する以上に役立つものであることに気づくようになった。臨死体験をした者からすると、こうしたインタビューによってある要求が満たされるように感じられたからである。このような患者は大半が、いくつかの理由から、こうした体験についてそれまで人に話せないでいた。その体験が自分にとって相当重要な意味を持っていると思っていたにもかかわらずである。自分が「おかしくなってきた」のではないかと思い悩んでいる者が多かったが、私と話したことによって、自分以外にも正常な人間が、意識不明の臨死状態に陥っている時に同じような体験をしているという事実を知って、安心した者も少なくなかったのである。
慢性の心臓疾患を持つ私のある患者は、一九七六年に心停止を起こし、その中で臨死体験があったという。患者は自分の臨死体験について話してくれた後、主治医や担当の看護婦にその話ができないことでどれほど気持が不安定であったかを語った(「どこかおかしいんじゃないかと思われるのが心配だったんです。作り話なんじゃないかとか、頭がおかしいんじゃないかとかですね」)。蘇生後に生じた不安については、主治医や看護婦がカルテの回復記録欄に次のように記している。

入院当日　(心停止および蘇生法に関する記述)
入院二日目(午前)「極度の不安状態が見られる」
入院二日目(午後)「まだ神経質で不安そう。繰り返し質問してくる。……『自分がここにいて、でも痛みから一メートルちょっと離れてるみたいに感じるような妄想がいくつかある』*という」

＊本例の女性の場合、同じ車に乗っていた者がこの事故で数名死亡しているが、この女性自身は意識不明に陥ったかどうかはっきりしないので、本例にはインタビュー番号を振らずにおいた。また本研究の分析には本例の臨死体験は含めていない。
＊看護記録には、この男性の「妄想」は二回以上あったように記されているが、患者自身によると、心停止を起こした時に一回あっただけだという。

入院七日目　「相変わらず神経がまいっている」
入院一二日目　「医師がひきとめたにもかかわらず」自己退院。

この患者には、デメロールという麻酔性の鎮痛剤が、入院した晩に心停止を起こすまで投与されていた。患者は、また心停止が再発するのではないかという不安に苛《さいな》まれながらも、胸部痛を軽減させるため、入院中はデメロールの注射を受け続けた。この不安についてはカルテに明瞭に記載されている。四年後のインタビューの中で患者は、心停止中に発生した「妄想」はデメロールの注射よりもはるかに大きな悩みの種になっていたと語った。この「妄想」とは実は自己視型臨死体験であり、患者はこれについて、「ちょっと浮かんでました。……自分の顔が見えたんですよ。顔は一メートル二、三〇センチくらい下にあって、ちゃんと見えました。……自分がそこに寝てるのがわかったんです」と話してくれた。この臨死体験中に考えたことで患者は、その時、罪の意識をかなり感じたという。

いつでも自分の体から離れて行くことはできたんですが、そう考えると罪の意識がありましたね。行きたい〔死にたい〕と思いましたけど、俺には女房もいるし、子どももふたりいましたからね。ほんとにそのまま行っちまいたいと思いましたよ。死にたきゃただそう考えるだけでよかったんです。そうすりゃ、あそこにそのままいられたでしょうね。それはわかってました。でもそのことで長いこと罪の意識に悩まされたんです。一年くらいでしょうかね。考えるだけで恐ろしいことでした。人の幸福よりも自分の幸福を優先させたいと思ったことで、罪の意識を感じたわけですよ。本当にそのまま行っちまいたかったんです。でも今じゃ、そのことに罪の意識はないですね。そう考えるのが自然だと思うようになったからです。あのときは、どっちかを選ばなきゃいけなかったんです（I—5）。

この患者が蘇生してから抱いた不安の少なくとも一部は、「どこかおかしいんじゃないかと……頭がおかしいんじゃないかと思われる」ことなど心配せず、自分の臨死体験を医師や看護婦と率直に話し合うことができていたら避けられたのではなかろうか。私の患者のひとりは、一九七八年にフロリダ大学で心臓カテーテル検査を受けた後、自分の臨死体験を医療スタッフと話し合う必要性について語ってくれた。カテーテル検査の最中に患者は、短い心停止を起こしたが、すぐに蘇生している。その日遅くなってから、カテーテル検査の結果を説明していた時、患者は、心停止を起こすことに対する不安と、「意識不明」の最中に「感じたこと」に対する不安とを明らかにした。（この時点では患者は、私が臨死体験に関心を持っていることを全く知らなかったし、この時の私の目的は、本研究のためのインタビューを行なうことではなかった。）私は患者に、その時に「感じたこと」を詳しく教えてほしいと求めたところ、患者はためらいがちに、自己視型臨死体験を語り始めた。患者は、私たちが蘇生させようと懸命になっている時、病室の隅からその場面を「眺めて」いたのだという。私たちはその体験について詳しく話しあった。最後に患者は、「他の人にもこういうことがあったってお聞きして、本当にうれしいですね。そのことでほんとに悩んでたんですから」（I—30）と語ったのである。

臨死体験というものは、臨死状態にある「正常」な人間にふつうに起こるものだ、ということを簡単に話しただけでも、手術中に超俗型体験のあったある女性にはかなりの救いになった。それまでこの女性は、「そのことを全部分析しようとしたんですけど、できませんでした」（I—40S）という。「不安定」と診断されるのがいやで、自分の臨死体験を主治医に話すことがそれまでできなかったのである。体験自体は楽しいものだったにもかかわらず、これにまつわる悪夢は数回見ていた（「私は心の中で、〔臨死体験の意味に対する〕答えを見つけようとしてたんですけど、見つかりませんでした」）。その後患者は、地元の医大で私が行なった臨死体験に関する講演の新聞記事を読み、私と連絡を取り、会う約束をしたのであった。別れぎわに患者は、自分の体験について話し合えたことと、他にも同じような体験をしている人間がいることがわかったことで、ずいぶん気持が楽になったと話してくれた。

以上の事例でおわかりいただけるように、先入見のない雰囲気の中で主治医や看護婦と、自分の臨死体験について話し合う必要性の高い患者は少なくない。また、そういう体験は精神病のあらわれではないことを穏やかに話して聞かせるのも、こういう患者にはかなり効果的である。このような対話が患者と医師の間で生まれれば、医師・患者間の信頼はさらに深まるのではなかろうか。そのため私は、臨死状態から蘇生した患者全員に、臨死体験があったかどうかをその後も聞き出すようにしている。もちろんそれは、こうした体験をさらによく理解するためのみならず、患者との信頼関係を一層強固なものにするためでもある。

臨死状態にあった患者とその主治医が、危篤状態の中で患者が体験した内容や感情について、もっと率直かつ直接的に話し合えれば、医師にとっては、死に対する自分の考え方を進展させる絶好の機会ともなろう。若干の研究を見ると、死に対する医師の態度は、ある程度の修正が必要かもしれないことがわかる。この点について著名なふたりの精神科医は次のように考えている。

人によってその死が妥当であるとされたり悲劇であるとされたりするのはなぜか。奇妙なことに、医療の世界では毎日数えきれないほどの死を扱っているし、精神科医は、多方面にわたって死の精神病理学的研究を行なっているのに、どこの世界でも死は、研究の手の届かない暗黒の象徴とされてきた。精神科医は、さまざまな形態の自殺を研究するのにためらいは感じないが、自殺が発生する状況の裏面、つまり、死によって物事が解決するのではないかという思いが強いあまり、自分という存在が死によって消滅してしまうことに対する恐怖がどこかへ行ってしまうという状況については、ほとんど問題にしない。ひとつにはそれは、医師が自分の死に直面したがらず、自分も死ぬということを考えたがらないという点にある。絶望はさまざまな仮面をかぶっている。唯物論とは、その脆《もろ》さが露呈するのを嫌い、わが身を守るために堅い殻をまとっているものかもしれないのである。死の機先を制するに熱心なのは、死は絶対に妥当なものではない、と医療関係者が考えている現われなのである。(2)

この発言は極端に聞こえるかもしれないが、他の研究でも、死に対する自らの不安や恐怖心への対処の難しい医師が少なくないことが明らかになっている。その結果として医師は、死を間近にした末期患者と率直に話し合うことが難しいということなのかもしれないのである。「医師が死を考える」と題された論文によれば、八一名の医師(内科医、外科医、精神科医)を対象にこうした感情について検討し、ふたつの対照群(年齢を対照させた健常者群と重症患者群)との比較を行なったところ、次のような結果が得られたという。

医師群では、(重症)患者群よりも、有意に(五パーセント水準で)死を否定的に考えていることも明らかになった。また、健常者群よりも有意に(五パーセント水準で)この方面について考えることを避けているという事実も判明した。……自身の死について考えることに対する拒絶も、医師群では、患者群、健常者群よりも強かった。他人の死に対する医師の反応には、その特徴がよく現われている。患者群や健常者群からは、「気の毒に思う」という反応があったのに対して、医師群では、「自分もいつかこうなると考えさせられる」という反応が群を抜いて多かったのである。おもしろいことに、医師群では圧倒的多数が、不治の病にかかったら自分にはそのことを知らせてほしいと考えている一方で、自分の家族には知らせてほしくないと思っている者が、患者群よりも有意に（一パーセント水準で）多かったのである[3]。

以上の結果は、「末期患者に対する精神科医の態度について」と題された論文によっても裏づけられる。この研究では、調査対象になった精神科医の全員が自分の病気を知りたいと答え、しかもその九三パーセントまでが診断の時点で知りたいと答えている一方で、受け持ちの患者が死病にかかった場合、そのことを本人に告げるかどうかという質問に対しては、いつも告げていると答えた者はわずか五四パーセントにすぎなかったのである。また、時々告げると答えた者は三四パーセントであった[4]。

医師と患者の間で率直な話し合いが以上のようになかなか行なわれないことについては、末期患者の病室をのぞいて見るとはっきりわかるかもしれない。

ある患者はこの点についてきわめて率直に語っている。

私はね、ベッドの足元あたりまで来て二分で行ってしまうような人たちとですよ、死についてどう思ってるとか死が迫ってることをどう感じてるなんてこと話すもんですか。まっぴらごめんですよ[5]。

以上の調査結果から、末期患者と対話し、末期患者の持つさまざまな問題に対応していくうえで、現在の医療制度が抱える不備が浮き彫りにされた。こうした問題点は、アメリカ癌学会の支部が後援するＣＩＴＥ（「癌は終わりではない Cancer Isn't The End」の略）というグループに参加して活動を続ける中でさらに明確になった。このグループの目的は、癌患者とその家族が一堂に会し、癌とともに生きる中で直面するさまざまな問題点を一緒になって語り合うことである。これまで最も論じ合われることが多かったのは、癌患者と医師との間で対話がうまくいかないという問題である。癌という診断が下された時点から、患者や家族は、医師からの情報や支持の必要性を訴えているにもかかわらず、この要求はほとんど満たされることなく過ぎ、しかも病気の進行とともに強まるものなのである。

癌患者や家族が表明するこうした要求が満たされていないことの現われが、医学的には効果が確認されていない癌の民間療法が広く、しかもますます頻繁に用いられてきているという事実である。アンズの種子から抽出されたレートリル（アミグダリン、ビタミンＢ17）という製剤がその一例である。販売が禁止されており、しかも医学的には効果が確認されていないこの薬剤を、癌治療に正式に使えるようにしようとする運動がこのところ活発化してきた。『ニューイングランド医学雑誌』に最近掲載された論文で述べられているように、「この運動はすべて、わが国の名立たる癌の専門家や主だった医学団体のほとんどすべてから強い反対を受けながら行なわれている」のである。続いてこの論文は次のように述べている。

現時点で考えられる方策は何か。ひとつの道は、その効果を遡《さかのぼ》って検討すべしという条件つきで、レートリルの使用を認可することである。……〔第二の道は〕それでは職業倫理に反するではないかとする一部の反対を押し切って、管理条件下で臨床実験を時間を追って行なっていくことである。……〔最後の道は〕現在集積されている臨床例を遡って検討し、他覚的〔客観的〕治療効果の得られた証拠があるかどうかを確認していくことである。(6)

しかしながら、「わが国の名立たる癌の専門家や主だった医学団体のほとんどすべて」の見解に背を向けている何千何万という癌患者の心を変えるのに、「研究がもうひとつ」行なわれたくらいで、はたして十分であろうか。それとも、この方面に関わりのあるふたりの医師が、先ほどの論文に関する次のような投書で述べているように、まだ他に見落とされている大きな問題があるのであろうか。

……レートリルの認可を望む国民の背後にあるものは、この周辺に潜む真の問題点を医学が理解していないことに対する抗議なのである。……レートリル問題が解消するとすれば、それは、廃疾や死に対する人間の恐怖心について医学が発言するようになった後のことであろう。来年は、コーヒー浣腸のようなまやかしの治療が大きな社会問題になるかもしれないが、不安やら一縷《いちる》の望みやらに起因するものである限り、このような状況はいつ果てるともなく続くことであろう。読者諸兄よ、これ以上研究費の無駄使いをやめ、死に対する自らの恐怖心と取り組んでいる患者の叫びに耳を傾け、その要求に応えよ。(7)〔傍点セイボム〕

この指摘は私には痛いほどよくわかる。癌を発病している人々も一般の国民も、医療関係者に対して「おまえたちはわれわれの要求を満たしていないではないか」と言っているのである。われわれがこの言葉を無視し続け、レートリルの無効性を証明しようとやっきになっている限り、患者はまた新しいレートリルを見つけるだけなのである。(8)

医療制度の観点から見ても、死や臨死に対する医学的な態度は再考の余地がある。ここでも死は、恐ろしい、冷酷な敵として見られてきたからである。合衆国のある一流病院の壁面に飾られている死の象徴が、それを端的に表わしている（左上図参照）。患者や職員の目につきやすい場所に飾られているこの彫刻には、現代医学の持てる力と技術とが、骸骨のようなグロテスクな死の象徴（「死神」）と血みどろの戦いを演じている様が描かれている。多くの人間の健康を回復させたり寿命を延長させたりする力が医学的研究にあるとすれば、死をこうして否定的に考えることが本当に必要ないし妥当なのであろうか。私たちは末期患者に対して、死とはこのようなものだと本当に伝えたいと思っているのであろうか。またその多くは、このような死のイメージに従って死んで行くので

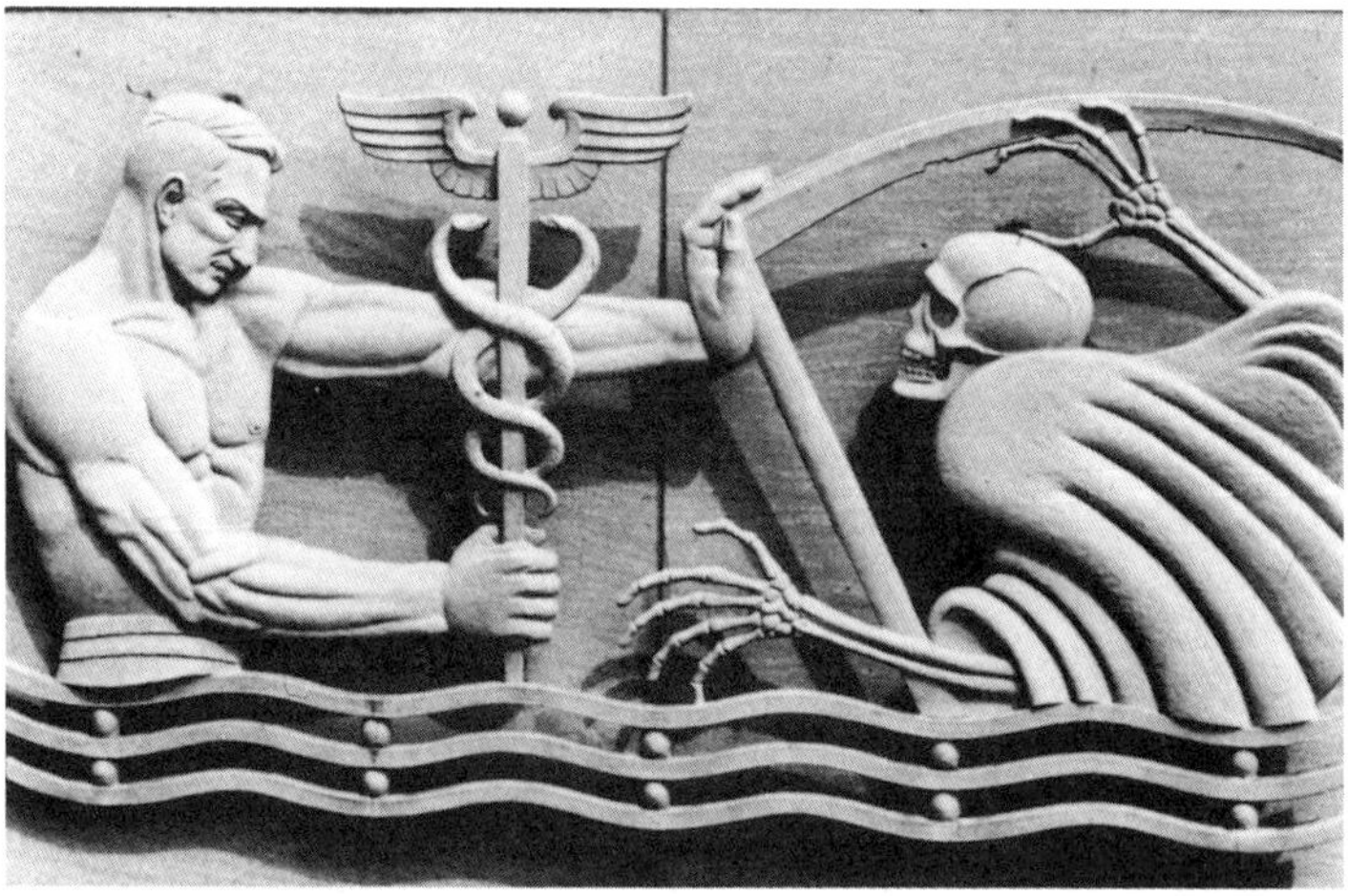

アメリカ合衆国の一流病院のホールの壁に掲げられている「死」の象徴

あろうか。結局その裏には、医療制度の暗黙の支持があるのである。

現在の医療制度の中で死や臨死がこのようにしかとらえられていないために、医学教育の中でもこの方面が軽視されるという結果を招いている。先ほど引用した「末期患者に対する精神科医の態度について」という論文によると、受け持ちの患者が死病にかかった場合、そのことをいつ、いかなる形で告げるかを学ぶ最善の方法は、それについて正規の臨床実習を受けることだと答えた精神科医が七三パーセントにものぼったという。また、九三パーセントが、「『末期状態や死や臨死』に関する教育を学部および大学院の必修課程にすべきだとしている」のである。残念ながら一九七八年五月現在では、医学界の体制側は、「死に目ざめる運動」が生み出した医療改革案を受け入れることに対して、依然として及び腰である。合衆国の医科大学では、死は、人間の崩壊であり、医師の能力に対する挑戦であり救命幻想に対する脅威である、と考えられる場合が多い。コロンビア長老教会医療センターの死学財団が合衆国の医大一〇七校を対象に行なった最近の調査によると、正規の死学講座がある大学は、わずか七校にすぎなかったという(9)。

以上のように、現在の医療制度が前提にしているような見方で死を見ていたのでは、死に直面している患者の要求はほとんど満たされることがない。また、このような見方は、他の多くの患者にも不安や恐怖心を必要以上に抱かせる元凶になっているかもしれない。死に対するこうした考え方は、死や、死に直面している患者を臨床の場で科学的に研究した結果形成されたものではなかった。死の謎が、管理された研究の俎上《そじょう》に容易に載らないにしても、このような考え方は、むしろ、こうした研究が行なわれなかったために生まれたものなのである。にもかかわらず、死に直面するとはこのようなことだという最も手近な証拠――つまり、現実に死に最接近した人間の考え方や体験――は、医学の世界でも科学の世界でもほとんど無視されてきた。しかし、「科学的」に検討してゆくと、意識不明の臨死状態に陥っていた間に起こった具体的出来事を記憶しているという臨死生還者の大多数はこうした出来事を、「死神」との遭遇としてどころか、静かで安らかなものとして語るのである。このような「データ」は、私たちの医療制度の基本的姿勢や目的を明確化し、リードしていくうえで、もっと真剣に考えるべきものなのではなかろうか。それにより、重症患者や末期患者の要求を満たすことはできないものであろうか。

死や臨終に対して持つ意味

一九六九年に『死ぬ瞬間』[10]（邦訳、中公文庫）が、私たちの社会に住む死期が迫った患者の要求や関心を雄弁に物語る書物として登場した。エリザベス・キューブラー＝ロスという、合衆国で医学教育を受けた精神科医によって書かれたこの書は、末期患者の問題に対する世の関心を新たにかき立てた。「死と臨終」という分野が、ひとつの研究領域として独立したのである。この新たにつくられた分野の目標としては、（1）これまで死が私たちの文化の中で忌避《きひ》され否定されてきた現状に異議申し立てを行なうこと、および（2）死の恐怖を軽減する方法を探し求めること、（3）死を人生の一部としてもっと肯定的に考えることができるような理論的枠組みを探し求めること、などがある。

臨死体験は、体験者自身から見ればこうした目的をほとんど達成している。臨死体験のない者にとっては、このような体験の存在を知ることは、たとえば『意識の変容状態――死の教育の一形態』という最近の論文で示唆されているように、やはり役立つであろう。

科学者の中からは援助がほとんどないにもかかわらず、こうした目標〔先ほど紹介した三通りの目的〕を達成しつつある者がかなりの数にのぼり、しかも次第にその数を増してきていることは明らかである。たとえ「非科学的」と呼ばれようと、目標が達成されつつある理由を無視するだけの余裕が、現在はたしてあるであろうか。……伝統的な科学的合理的枠組みの中で否定的に見られてきた人間の能力は、死に対する適応という点で否定しがたい成果をあげているようである。死の教育に携わる者は、根底的な意識の変容状態をどう「解釈」するにしても、このような成果があがっているという全く意外な事実に直面せざるをえない。一定の霊的方法を通じて意識状態を変容させようとすることにより誘発されるのか、生理学的介入によって誘発されるかはともかく、こういう変化が起こっていることだけは事実のようである。死に対する考え方を永続的に変えてしまう力を秘めているこの状態は、薬物により誘発されたものかもしれないし、「臨床死」の一部なのかもしれない。この、臨死体験と呼ばれる体験は、近年かなりの注目を集めている。……もし、五感によらない知覚を引き起こすこの体験が、事実、死や臨死に対する世間一般の考え方を一変させるようなら、「非科学的」かどうかはともかく、こうした体験は死の教育に携わる者の目標を推進させてくれるのである。(11)

こうした「五感によらない知覚」（特に臨死体験）が死の教育に携わる者の目標を推進させてくれるとしても、どのような形で将来利用されることになるのかについては、これまでのところはっきりしていない。しかし私は、この点について次のように見ている。この二、三年私は、実にさまざまな団体や集会で本研究の成果を発表する機会があった。そうした講演が終わると、決まって聴衆が何人か私に近づいてきて、自分が死病にかかっていることや最近身内を亡くして悲しみのどん底にあることを話してくれたうえ、講演を聞いてどれほど慰められたかを説明してくれたのである。こうした短いやりとりを繰り返すうち私は、この臨死研究の結果は、死に直面している患者のカウンセリングに使えるのではないかと思うようになった。こうしたカウンセリングは、ホスピスで最近行なわれるようになった。ホスピスとは、死を迎えようとしている患者や家族のためにつくられた施設である。

もし臨死体験が、死の教育やカウンセリングの中で利用されるとすれば、本研究の成果は、死を迎えようとしている人間やその家族が、自らの信念体系の中に組み込みやすいような形で公表しなければなるまい。臨死体験は、死後の世界が存在するという「科学的証拠」にはならないし、そのような形で紹介されるべきでもない。それよりもこの体験は、死が多くの者にとって静かで安らかなものらしいことを教えてくれる体験であり、世間一般に広く見られる出来事として紹介されなければならないのである。臨死体験をすると、当人の生活がいかに前向きに変わるかを知らせれば、同様の状況に直面している者を慰めるのに利用できるかもしれない。要するに、臨死体験およびこの体験が持つ意味は、死や臨死を扱う者が掲げた目標を少なからず達成するうえで役立つかもしれないのである。

「生きる意志」

本章の前半で見てきたように、臨死体験は、慢性病患者や末期患者が死に対する恐怖を軽減させるうえで重要な役割を演ずることが多く、そのおかげでこのような患者は、以前よりも充実した生き方ができるようになっている。とはいえ臨死体験は、こうした者が早く死にたいと願う原因にはならず、自分に死が近づいているという事実を冷静に受け止めさせるのに与《あずか》って力があったのである。このような前向きの死生観は、臨死体験があった後に、つまり自分の体験の意味を自己の死生観に組み入れる機会があった後に形成されている。しかしその一方で、臨死体験という静かで安らかな世界にい続け、病気による痛みや苦しみの世界に「戻り」たくないという気持を、臨死体験の最中や直後に強く抱いたという者が多いのである。自分の肉体に「戻り」たくないというこの強い願望は、死が間近に迫っている状況では、身体の回復に何らかの影響を及ぼす可能性はないであろうか。心拍や呼吸など、臨死状態からの転帰を決定する身体的要因と多分に関係するとされる「生きる意志」の喪失が起こるなど、心理的な理由によって死を招来する可能性はないものであろうか。心理的な理由で死に至る可能性が実際にあるらしいことは、いくつかの事実から明らかになっている。

他覚的な医学的所見による裏づけが存在しないにもかかわらず、自分の死ぬ時期を正確に予言できる者が少なからずあるという事実は、かなり以前から知られている。こうした予言は、死を迎えようとしている者にしかわからない何らかの直観によるもののように思われる。この種の不可思議な死の予感については、イギリスの一流医学雑誌である『ランセット』誌所載の、老年の末期患者を扱った論文でも論じられている。

七名の患者が死の予感を抱き、死の一時間前に「さようなら、もうお別れです」という言葉でその予感を看護婦に伝えている。また、与薬を担当している看護婦に、今までのことを感謝し、あしたからはもう薬はいりませんから、と語った患者もあった。鬱血性《うっけつせい》心不全の患者は、死の前日に、今までお世話になりました、と看護婦全員に感謝したし、慢性関節リウマチの女性は、死の三〇分ほど前に友人を呼んでほしいと看護婦に依頼した。このような患者が、自分に死が迫っていることに気づいたのは明らかであるが、どのようにしてわかったのかについては、確認できなかった。(12)

ツーレン大学医学部教授ジョン・ハンター・フィリップスは、養護施設で受け持っていた老人患者の「死のメカニズム」について、同様の観察結果を報告している。

養護施設で老年患者の診療に当たりながら、私は、老人の死のメカニズム、特に、死が差し迫っていることを予言する患者に関心を寄せてきた。このような患者は、「もう死ぬ覚悟ができた」と語るものであるが、その段階になると、医師が患者の死を食い止める手立てはまずなかった。その時点でも、死が差し迫っている徴候は全く見つからないのがふつうであった。心電図も、胸部エックス線も、血液検査もすべて正常であるにもかかわらず、患者がこのような言葉を口にすると、通常二四時間から四八時間以内に死が訪れたのである。このような転帰を取る患者が出ると、私はひどく不安になった。死亡診断書の「死因」欄に書き込み、署名する時にも、絶えず不安に襲われる。なぜこの患者たちは死亡するのか、その理由が私には見当すらつかないからである(13)。

危険性の低い手術を受ける前に、今度の手術では助からないことが「わかっている」、と静かに語る患者が時おりいることも知られている。こうした現象については、ワイスマンとハケットによる「死への偏愛」という論文の中で検討されている。それによると、「偏愛」患者は、自分の死を確信しているのに、不安や抑うつ状態をほとんど示すことがないという。そしてこのような患者の多くが、実際、手術中に死亡したのである。こうした現象の重大性を認めた著者らは、医師たちに対して、「患者が死を強く確信し、かつその裏づけとなる身体的異常がほとんどあるいは全く認められない場合には、心理的〔傍点セイボム〕要因が主因となるので、このような患者は精神科的治療の適応である。こうした症例は、文明圏、未開文明圏を問わず報告されている『心霊死』の可能性がある」(14)と訴えている。

直観的レベルで人間の生死に何らかの影響を及ぼす、こうした心理的要因が存在するとした場合、それは「生きる意志」なのであろうか。「生きる意志」が枯渇すると、人間の生死に決定的な影響を与えるのではなかろうか。スローン＝ケタリング癌研究所の所長であり、臨床医としても有名なルイス・トーマスは次のように述べている。

生体が、自分は終わったと認め〔つまり「生きる意志」を失い〕、間もなく臨終を迎えようとしている時、外傷や病気に対する身体反応の（またおそらくは肉体の老化の）ある段階で、きわめて重要な展開が起こるようである。この時、死に向かって進行する一連の事象が、足並みをそろえて動き始める。肉体の機能は次々と不可逆的に停止し、この過程が進行する中で、この時のために準備されていたある神経機構にスイッチが入る。ロサンゼルスのある病院の玄関先で心停止を起こして倒れ、病院にかつぎ込まれて電気ショックをかけられ、心臓がまた動き始めた患者が、ぴくりとも動かない自分の身体を乗せたストレッチャーの周囲に、人間がたくさん集まって大騒ぎしている場面を見て驚いたのを思い出した、という例があったが、この心停止は、こうしたメカニズムによるのであろう。死に直面した時こうしたメカニズムが働くとすれば、複雑なメカニズムであればどこかで誤りが起こっておかしな結末になる可能性があることを念頭に置きながら、そのプロセスの病理を監視しなければなるまい。呪術や魔法をかけられて死亡したとされる中で、かなりはっきりした証拠が残されている事例では、このようなことが起こっているのかもしれないのである(15)。

呪術や魔法の事例は、オーストラリア先住民の原始的部族の間にかなり広く見られる。有名な生理学者ウォルター・B・キャノンは、『アメリカ人類学者』誌所載の「ブードゥー死」と題した論文の中で、こうした施術に関する検討を行なっている。キャノンは、ある呪医が骨で相手を指すことにより魔法をかける実例(「骨指し症候群」)を次のように紹介している。

敵に骨を向けられているのに気づいた人間は、本当にあわれなものである。死を招く媒体の流入を防ぐかのように両手をあげ、恐ろしげな尖端を見つめながら呆然とするのである。このような状態に置かれた人間は、そうした媒体が自分の体内に注ぎ込まれていると思い込み、頬は青ざめ、目はどんより曇り、顔はひどく引きつってしまう。……悲鳴をあげようとするが、声は喉《のど》で閉塞してしまい、口からは泡を吹くばかりである。体が震え始め、筋肉は不随意によじられる。体はうしろに傾き、地面に倒れたかと思うと、間もなく気絶するのである。しかしすぐに、まるで断末魔にでもあるかのように悶え苦しみ、顔を両手でおおいながらうめき始める。しばらくすると非常に落ちついた状態になり、這うようにして自分の小屋に入る。この時から、嘔《は》き、いらいらするようになり、拒食し、部族の日常的な行事から遠ざかる。呪医《ナンガリ》の手で魔術を解く儀式が行なわれ救いの手が差しのべられない限り、比較的短期間のうちに死を迎えるが、もし呪医が都合よく来てくれれば、この者は救われることもある。(16)

またキャノンは、第一次大戦で従軍した軍医から聞いた「心霊死」に関する同様の報告も紹介している。この報告によれば、兵士の中には時おり、長期にわたってショック状態を続け、集中的治療を継続したにもかかわらず死亡する者があったという。このような死は、戦闘中発生した何らかの出来事による重篤な心理的外傷の結果起こるものであろうが、剖検（解剖による検査）によってはっきり確認できるほどの身体的外傷は残していなかったのである。

実験室の中でも、人間の「心霊死」症候群の動物版とも言えそうな現象が、全くの偶然によって発見されている。ジョンズ・ホプキンズ大学のカート・リクターは、ヒゲを切り落とした実験用のネズミを水槽に入れると、突然死を非常に起こしやすいことに気がついた。正常なネズミは七二時間も泳ぎ続けることができたのに対して、ヒゲを切り取られたネズミは、数分のうちに泳ぎをやめて死亡し、水槽の底に沈むことが多かったのである。ところが、ヒゲのないネズミを溺死寸前で救いあげると、急速に回復するのが常であった。そこで、一度助けあげられたネズミをもう一度同じ水槽で実験したところ、今度は対照群のネズミと同じくらいの時間、泳ぎ続けることができたのである。ヒゲを切ったネズミを深い水槽に入れると、それだけで急速に致命的な状況に陥ったわけであるが、いったん助けあげられると、「呪文」が解け、水槽内で生存を続ける時間が正常のネズミと同じになったのである[17]。

このように、原始的部族に属する人間の場合でも、戦場で戦っている兵士の場合でも、実験用のネズミの場合でも、生理学的には死のおそれが全くないにもかかわらず「死に向かうメカニズム」のスイッチが誤って入ってしまったかに思えることがある。要するに、「生きる意志」が一時失われたり遮断されたりするため、身体的原因以外の原因によって死が起こったように見えるのである。

ここで臨死体験に戻ると、人間が生死の境目という重大な局面にある時に、臨死体験という影響力の強い体験をすると、生きる意志に何らかの影響が及ぶ可能性があるのではなかろうか。「戻り」たくないという気持が強ければ、それが臨死状態からの転帰に影響を与える可能性があるのではなかろうか。自身でも臨死体験をしているある医師が私に話してくれたところによると、その医師は、臨死体験にはこのような力があると確信しているので、重体の患者が臨死状態に陥るたび、このことを念頭に置きながら診療にあたっているという。

〔臨死体験中〕私は、心がものすごく落ちつき、安らかになったものですから、肉体には戻りたくありませんでした。それから先生方が蘇生法をいくつか開始され、間もなく私は生き返ったわけですが、その間、戻りたくないなと思っていたんです。……こういう体験があったあとに、患者さんをふたり受け持ったわけです。ひとりは出血多量になってしまいまして、輸血を始めるのに少々手間取ったんですが、患者さんに「○○さん、あなた死ぬはずないよ」と一生懸命言い続けてました。こういう言い方はこういう状態の人を生き返らせるのにほんとに効果があると思います。というのはですね、こういう状態にいる人たちは、生き返りたがってないからなんです。私も生き返りたいとは思いませんでしたね。……それが生き返ってそういう場面に立ち会ってからは、ああいうことが自分にあったのはずいぶん幸運だったなとつくづく思いますね（I―49）。

臨死体験中、生きるべきか死ぬべきかの決定を迫られる状況に直面したという者は他にもある。ある男性は、心停止がかなり長く続いたが、その間次のようなことを考えたという。

そうですねえ、そのまま行ってしまいたかったんですけど、行きたくないって気持もあったんですよ。女房子どもを残して行きたくありませんでしたからね。でも、それが妻子のためじゃなかったら、どうやってでも天国で暮らしていたと思います。その決定をしなければいけなかったようでしたね（I―63―1）。

ある男性は、もしもう一度臨死体験の中でこの決定を迫られたら、「戻る方を選ぶ」かどうかは、はなはだ心もとないと語っている。

家族と別れるのは心残りだけど、自分が死ぬことについてはもう不安はないね。……でもねえ、いざ死に直面して、生死の境目まで行った時には、そのまま行く方を取るんじゃないかと心配なんですよ。それが一番の心配の種なんだ。その気持がどのくらい強いかはわからないけど。もう一度その立場に立った時にね、戻ってくるのとそのまま行っちゃうのとどっちを選ぶかはわからない。……内なる霊が人間の健康をずいぶん支配してるんだと思う。だから、そのまま行っちゃいたいと思えば、そうできますよ。生きるのをあきらめる人間は、そういうことやってるんだね（I—5）。

臨死体験中は安らかな気持が満ちあふれ、痛みもなかったのに、長期にわたる回復期には痛みや苦しみが続く、というふうに対照がきわ立つため、臨死体験後は病気に「負ける」ことを考えたという男性もある。当時この患者を担当していたインターンの献身的努力のおかげで、患者は回復に向けて「あと押し」された。

あのこと〔臨死体験〕があってからは、死ぬことが全然恐くなくなったんです。それから、先生方がどうして私を生かし続けることができたのか、どういうふうにされてたのか、その点については全くわかりません。私は、それ〔死〕と闘うことはしませんでした。それは主に、先生が死と闘い続けてくださったからです。先生はこうおっしゃってたねえ。「好きなだけ怒りなさい。いくらでもぼくたちの悪口を言ってください。そして生きるんです。闘い続けるんです。今がんばらなくちゃだめです。それもだんだん大変になるでしょうけど」ってね。その通りでしたよ。考えたのはその時でした。……自分がサインするか家族に頭を下げさせるかして、昏睡状態の自分を何とかしてもらうことを真剣に考えたのはこの時でした。でも、昏睡状態は、先生がつきっきりになるほど長くは続かなかったですよ。……具合はすごく悪かったんですが、私が悪い方に考え始める時は、いつでも先生がおられました。どういうわけかわかりませんがね、先生は、私が考えることを考えるより前にわかっていたんだと思います。先生は私を、回復に向かってあと押し続けなきゃならなかったんですよ。……私にわかるのは、先生が私の病気を治したいと思ってくださっていたことだけです。私に催眠をかけたかどうかはわかりません。……そのことはほんとにわかりませんでしたね。〔臨死体験中〕私がどういうところにいたか、先生はわかっておられなかったと思うからです。先生には話したことはありません。今まで全然話さずにきたんです（I—23）。

ここでまとめると、いくつかの証拠から、生死の境目にある患者の生命を左右する強力な心理的要素――「生きる意志」――があるらしいことがわかる。臨死体験の最中ないし直後には、体験中遭遇した苦痛のない安らかな世界へ「戻り」たいという願望を強く抱いている者が多い。このような人たちは、臨死体験から死を連想する傾向が強かったので、もう一度臨死体験をしたいという願望は、死にたいという願望と心理的には全く等しかった。以上のように、死に対するこうした願望（つまり、生きる意志の喪失）は、臨死という生死の境目にある患者の転帰を左右する可能性があるのである。

　こうした推論は、臨死体験中に、「やり残した仕事」があるので身体に「戻り」たいと希望する患者にも、逆の意味で当てはまるかもしれない。肉なる生命を継続させたいとするこの心理的衝動のおかげで蘇生が成功し、臨死状態から回復するのかもしれないのである。こうした心理的衝動は、臨死状態からの転帰に実際どの程度の影響を及ぼすのであろうか。この点については、判断が難しいことは言うまでもない。とはいえ、生死の境目にある人間の生命を左右する要因は、身体的なものばかりにとどまらず、臨死体験や生きる意志をはじめとする精神身体的要因の複雑な絡みあいも、そのひとつかもしれないのである。

第10章　臨死体験の解釈

宇宙時代の今日、空想の市場には、たくさんのアイデアや理論が所狭しと並んでいる。空想という宇宙空間から大気圏に再突入し、地上の生活に戻るのは興醒《きょうざ》めかもしれない。途方もない空想を巡らすのは楽しいことであろうが、もうそのような空想をやめ、地に足のついた生活に戻る時が来ているのである。もっと冷徹な科学の目で検討していけば、いずれ現在の「死後の生命」ブームも去るが、次にまた別の空想的なお話がもてはやされることは、長い眼で見れば歴史の必然である(1)。

マサチューセッツ大学心理学教授
ロバート・カステンバウム

一九七六年春、『かいまみた死後の世界』を初めて通読した時、私もカステンバウム同様、こうした体験を、一般大衆やマスコミの空想をかき立てるよう仕組まれた「空想的なお話」のひとつと考えた。そしてこの著書は実際に、世間の耳目《じもく》を引いたのである。その結果、同じような「霊界旅行」をしてきたと称する者の証言が、新聞や雑誌の紙面をにぎわすようになったし、俗受けするタブロイド版の新聞にも、死後の世界がとうとう「証明」されたという見出しが頻繁に現われるようになった。また、最優秀の「体脱」体験記を寄せた者には賞金を授与するという体験募集が毎週行なわれるようになったし、SF映画の特撮技術を使って臨死体験を映像化した「ドキュメンタリー」映画の撮影に億単位の金が使われたし、このセンセーショナルなテーマで金儲けをしようとして、何十冊もの本が出版されたのである。

レイモンド・ムーディの著書が発端となって急速に湧き起こったマスコミのこうした「流れ」に対して、アメリカの医学会は烈火のごとくいきり立った。次に紹介する、『アメリカ医師会誌』一九七九年一一月二三日号に掲載された論文は、その反応の典型例である。

……このような「死の体験」をする者は、低酸素状態にあり、その状態の中で、医学的な処置や会話から誘発された不安に心理的に対処しようとするのである。……ここでわれわれが相手にしているのは死の幻想である。……この幻想によって天国は不動のものとなる。そしてその天国で、過去に死んだ人間と再会することも、死後の生活を享受することもできるのである。そのおかげで人間の数多くの謎が解け、科学と宗教のかけ橋ができるというが、空想好きの者には、それがたまらない魅力となっている。医師が宗教的信仰を科学的データとして受け入れるにあたって特に慎重にならなければならないのは、まさにこの理由からなのである。(2)

「眠ること、もしくは夢見ること……」と題された、医師会誌所載のこの論文の中で、リチャード・S・ブレイチャーは、本研究を開始した当初の私とよく似た感想を述べている。しかし私は、四年後には臨死体験に関する考え方を一変させている。『アメリカ医師会誌』一九八〇年七月四日号に掲載された、ブレイチャー論文に対する私なりの回答をご覧になれば、その点がはっきりおわかりいただけける。次の通りである。

私は最近、このような体験について組織的な調査研究を行ないました。……私は、ブレイチャー先生と同じく、こうした体験はそれだけでは、死後の世界を証明する証拠にはならない、と考えております。……〔しかし〕占い師たちがマスコミで死後の世界についてセンセーショナルな形で触れまわっている内容を、逸話的体験を対象に行なった科学的調査で反論することはできません。同様のことは、〔ブレイチャー先生ご自身に対しても、この体験に関する先生のいくつかの医学的説明に対しても〕言うことができると思われます。……ブレイチャー先生は、「医師が宗教的信仰を科学的データとして受け入れるにあたって〔は〕特に慎重にならなければならない」と指摘しておられます。私といたしましては、科学的信仰を科学的データとして

受け入れる場合にも、同様の注意が必要であるという点をつけ加えさせていただきたいと思います。(3)

臨死体験の説明として「科学的信仰を科学的データとして」受け入れるにあたって、なぜ私は慎重に考えているのであろうか。本章ではその理由を中心に考察するつもりである。

臨死体験の説明を考えるにあたって、本研究で対象にしている臨死状況の意味をまず再検討してみよう。第一章で私たちは、臨死状況を定義して、患者が意識不明になり、身体的にも臨死状態に陥った医学的状況であるとしている。つまり、大半の場合不可逆的な生物学的死の到来が通例予測され、緊急の加療を（可能であれば）要するような身体的状態を考えたわけである。意識不明については、本人が、自己およびその周辺に対する意識を自覚的に完全に失っている時間帯と定義しておいた。要するに、気を失っている状態ということである。本人が実際、身体的に「臨死」状態にあったことについては、ほとんど全例で、当人の証言以外の情報源（医学的記録等）によって裏づけられている。しかしながら、身体的な臨死状態に加えて本当に意識不明に陥っていたかどうかについては、第一章で述べておいた理由（一二ページ参照）から、確認することができなかった。したがって、意識不明という点については、体験者自身の主観的判断に委ねられた。その時点の患者は、他人の目には全く意識不明のように映ったかもしれないし、そのような状態（つまり心停止の状態）にあれば意識不明に陥っていたであろうと論理的には推定されたかもしれないが、最終的な判断は患者自身に任されたのである。

ところで、このように意識不明と思われていた患者が、実際には意識不明ではなかった場合を考えてみよう。一九七八年にフロリダ大学で行なわれた臨死体験に関する医学巡回講演の席で、ある医学部教授は次のような指摘を行なった。

> 私どもは、死んだように見えた患者を蘇生させた経験を誰でも持っておりますが、そういう患者があとになって、救命処置をしていた時の私どもの会話の内容を思い出す場合があります。こういうふうに、臨死体験中の出来事を「正確に」話してくれる人たちがいるわけですが、そういう人は、その時半意識状態で聞いていた話の内容を、心の中で視覚的なイメージに移し変えて話したわけじゃないということが、どうしておわかりになるわけですか。

半意識状態

人間が意識を失う過程で、聴覚が最後まで残ることについては疑う余地がない。重傷を負ったり重病になったりすると、ほとんど生命徴候が見られない状態で閉眼のまま微動だにせずいることがあるが、そのような状態でも話の内容は聞き取れるものである。こうした状態を示す劇的な実例を次に紹介しよう。

……管理的な立場にあり周囲の尊敬を集めているある看護婦は、救急医療センターに入院した時のことを記憶している。この女性は、自動車事故で他の三名とともに重傷を負っていた。……本人は声を発するどころか、身動きすらできなかった。ところが、外傷を負った多くの者と同様、周囲の声や物音を聞き取ることができたのである。ひとりの声が、「この人は亡くなった。じゃあ次の患者だ」と言っているのが聞こえたという。この女性は、自分が死んだと見誤られたことがわかった。これに対してこの女性は次のように語っている。「私は憤慨しました。ただただ憤慨しました。あの人たちのためにも、死んだままでいてやるもんか、と思いました。……心の中では、『まだ死んでなんかいないわよ、こん畜生』って叫んでましたよ。この言葉があの人たちに聞こえたどうかはわかりませんけど、音は少しは漏れたと思います(4)」

では、自己視型臨死体験の「視覚的」描写は、先ほどの医学部教授が指摘するように、半意識状態にある(が誤って意識不明と見られた)患者が聴覚的に知覚した情報をつなぎ合わせて、その場で起こった出来事の「心像」を正確につくりあげただけのものなのであろうか。しかしこの点については、いくつかの証拠から、そうではないらしいことがわかっている。

まず第一に、第六章で考察したように、大手術中に全身麻酔をかけられていた患者を催眠により退行させると、その場に立ち会っていた医師や看護婦が交わした会話の記憶が出てくるが、それはあくまで聴覚的な記憶であり、視覚的なイメージではない、という事実があげられる。麻酔状態ないし半麻酔状態にありながら、その間の会話の内容を記憶している者は、閉眼のまま身動きもせず横たわっているが、にもかかわらずその場の出来事を耳で聞いている、半意識状態の患者や重病ないし重傷の患者と同様の状況にある。手術に怯えている患者ですら、その時の状況をこのように記憶しているわけであるが、その内容は、臨死体験の詳細な「視覚的」イメージとは異なり、聴覚的なものなのである。また、手術場面ではないが、半意識状態で横たわっていた先ほどの看護婦の例からも、半意識状態にある患者が聴覚的に知覚した内容は、後で想起される場合、視覚的なものではなく言語的なものになることが裏づけられる。

第二に、臨死状態にあった者が、半意識状態の中で知覚した（聴覚的、触覚的、その他の）内容をもとに作りあげた自己視的イメージを語っているのだとすれば、電気的除細動の比較的適応であった患者とさまざまな点で比較することができる。除細動では、心調律を正常化させるため胸部に通電を行なう。この処置は、心調律の異常を矯正するため、比較的適応例に行なわれることも少なくない。ご記憶であろうが、電気的除細動は、生死にかかわる心調律の異常を矯正するため、心蘇生法の一法としても用いられる。除細動の比較的適応例では、電撃による苦痛を最小限に食い止める目的で、薬物を投与（たとえばジアゼパムを静注）するため、患者は感覚が鈍麻し半意識状態に陥る。しかし、このような半意識状態にあった場合、周囲で交わされていた会話や電撃を受けた時の感覚を思い出せることがある。たとえば、「体の内側から何もかもがバラバラにちぎれたみたいです」

とか「内側から微小な震えが起こって体が引き裂かれるようでした」とか「その時のショックは、大きくドーンと響く感じでした」といった記憶である[5]。もし臨死状態の患者が、臨死体験中、単に半意識状態にあるだけであれば、臨死体験をした患者からもこれと似た感じが聞き出せることになろうが、除細動が行なわれた時の描写は、臨死体験のある患者の場合、これとは全く違っているのである。

自分の体がショックで飛び上がるのが見えたんですよね。電気ショックなら痛いんでしょうが痛くありませんでした。……痛みもありませんでしたし、不安もありませんでした。……痛みはなかったんです（I―32）。

先生方がそれをこすり合わせて、それから私の体が台から飛び上がったんです。……三〇センチは飛び上がりましたよ。体が弓なりになったみたいでした。……〔見ている間〕とても安らかな気持でいたようです（I―8）。

高い電圧をかけすぎたんだと思いました。そうすると、私の体が診察台から五、六〇センチも飛び上がったんですよ。……〔見ている間〕フワフワ浮かんでて、気分が穏やかで、気持よくて、悪くなかったですね（I―19）。

このように臨死体験中の除細動は、苦痛のない心地よい感じと結びついているのに対して、半意識状態で除細動が行なわれた比較的適応例の場合には、同じ電気ショックでも明らかに不快だったのである。

第三には、臨死状態にあった時に、半意識状態の中で周囲の会話を聞いた後に「視覚的」臨死体験を起こした者が数名あるが、前後の感じ方は全く違っていたと述べている点である。

> 看護婦さんたちが、脈とかが不安定だったためコード99を鳴らしたわけです。それで、起こってることを看護婦さんに話してたんですが、それから、だんだん眼が見えなくなってきたんです。心臓がまた動き出せば視力は元に戻ってくるとも看護婦さんに言いました。そういう話をしたのは、話を聞いてる相手が関心を持ってくれると思ったからなんです。それからそれっきり眼が見えなくなって、真暗闇の世界にいました。動くことはできませんでしたが、声や物音はよく聞こえましたし、意味もわかりました。先生方や看護婦さんの話が聞こえたんですが、私の血圧がゼロだとか誰かがどうだとか言ってました。それからJ先生が、「脈拍を測ろうか」って言ってるのも聞こえました。私は答えたかったので、答えようとしたんですが、できませんでした。……それは、その体験〔臨死体験〕があった時でしたね。音も何もしなくなったあとは、もう何も聞こえませんでした（I―3）。

半意識状態で知覚した聴覚的記憶を残しており、かつ意識不明の中で臨死体験をしている男性がもうひとりいる。この男性も二通りの状況を比較できる立場にある。

何年か前のことですが、自動車事故を起こしたんです。……そこ〔救命センター〕で横になっている時にですね、ふたりの看護婦の話し声が聞こえたんです。そのふたりは、私の血圧を測ろうとしてました。ひとりがもうひとりに、「こっちじゃ測れないわね」とか何とか言ったら、もうひとりが、「じゃ反対側で測ったら」と言ってました。こういうやりとりが全部聞こえましたし、ふたりがそこにいることはわかったんですが、話しかけることはできませんでした。それから館内の放送で「この階におられる先生方は救命センターに急行してください」って言ってるのがはっきり聞き取れました。私はそこに横たわりながら、へえ、誰か救命センターにひどい状態で入っているのかなあ、と思ってました。まさかそれが自分のことだとは気がつかなかったんですね。……その先生が私に何をしてくださったのかわかりませんけど、とにかく生き返らせてくださいました。誰かが頭からお湯をかけたみたいでした。……それから先生は、「あなたはね、生命徴候も何も全然なかったんだよ」と言いました。でも私には何も見えませんでした。声が聞こえただけなんです。心停止〔および臨死体験〕を起こしたこの時は、天井のあたりから下を見下ろしてました。それはもう、まちがえようはありませんでしたね

（Ⅰ―14）。

以上の二例からおわかりいただけるように、半意識状態で起こった聴覚的知覚と臨死体験の中で起こった知覚とは、両者を経験した者から見ると、はっきり区別できるものなのである。

最後に、周囲に誰もいない状況で自己視型臨死体験のあった例が若干みられたが、こうした事例では、半意識状態の中で言葉を聞き取ることはできなかったであろう。当然のことながら、周囲に言葉を発する者がいなかったからである。

以上のように、先ほど紹介したフロリダ大学医学部教授の指摘とは異なり、自己視型臨死体験は、臨死状態の最中に起こった出来事を半意識状態にある患者が聴覚的に知覚した結果作りあげられるものだとする可能性は、どうやらなさそうである。とはいえ、臨死体験とは、体験者を自称する者による、意識的作話にすぎないという可能性がはたして否定し切れるものであろうか。「すべてでっちあげ」の可能性はないのであろうか。

意識的作話

ここで認めておかなければならないことがある。『かいまみた死後の世界』を初めて読んだ時私は、著者レイモンド・ムーディが自称体験者の作話に欺《だま》されたか、ベストセラーを作るためムーディ自身が患者の話を脚色したかのいずれかだろうと思ったことである。五年間にわたって一一六名の体験者をインタビューした結果、私は、最初のこの疑念はいくつかの理由でまちがっていたと確信するに至った。

第一の理由は、かなりの数の患者を対象にインタビューを行なったわけであるが、患者が臨死体験を語っても、事実上ほとんど無報酬だったことである。共同研究者のサラ・クルージガーとともに私は、ふつうに病歴を取っているように見せかけながら、細心の注意を払って対象者に近づいた。また、インタビューの後半になるまでは、私たちが臨死体験に関心があることについて患者たちには明かさなかった。そのうえ各患者には、この調査の結果を発表する場合、身元を明かすことはしない旨約束しているのである。本研究を開始して最初の一年ほどの間に、私の側にもし先入見があったとすれば、こうした臨死体験報告の信憑性をむしろ認めたくないという気持が働いていたことであろう。(私は最近、本研究を開始した当初インタビューした患者から指摘を受けて、この事実を思い出した。この女性は、その四年後に会って話していた時、「初めてお話しした時先生は、こういう体験を何とか反証しようとなさってるようでしたね」と自分の方から言い出したのである。)他にも、本研究を開始してまもなくわかったことがある。こうした記憶が非常に奇妙なものであるにもかかわらず、体験者自身は、自分の体験が現実のものだということを信じて疑わないように感じられたことと、他人から嘲笑されるのを恐れて、それまで人にその話をしてこなかったことである。この体験は、センセーショナルな話題を提供する目的で気軽に人に話すようなものではなかったのである。事実、

「ご自身の体験を他にもたくさんの方に話されましたか」という質問に対しては、おおかたが次のように答えている。

二、三人だけですね。本気にしてくれそうな時話しただけです。でもあまり詳しいことは話しませんでしたよ。こいつ、ちょっとおかしいんじゃないかって思われますから（I―47）。

ああ、二、三人ですね。笑ったりからかったりする連中がたくさんいますから、そういう連中にはもう話すこともしないんですよ。あいつ、頭がどうかなったんじゃないかって思われますからね（I―25）。

誰にも話してません。気が変になったんじゃないかって思われると思いましたから（I―14）。

いいえ、先生が初めてなんです。……正気の沙汰じゃないと思われますよ。……今までこのことを心に留めて三年も生きてきましたけど、精神病扱いされるのはごめんですから誰にも話しませんでした。……ものすごく現実味がありましたね（I―19）。

第二に、こうした患者の実生活に治療を通じて関わった結果、臨死体験を話してくれた患者の生活態度や物事の考え方に変化が起こっているのに気がつくことが少なからずあったことである。宗教的信仰が深まり、職業選択上の関心が変化し（たとえば病院でボランティア活動に携わるようになり）、それまで以上に博愛的な活動に関心を向けるようになるのがふつうだったのである。また、患者の人生観は、重病という当面の試練をそれまで以上に首尾よく乗り切れるような形に変化する場合が多かった。（第九章で行なった詳細な考察を参照のこと。）このように、生き方や信仰がはっきりわかる形で変化したことについて聞かれると、患者たちは異口同音に、臨死体験のおかげだと思うと答えたのである。こうして臨死体験は、体験者の多くに強力な影響を与えるに至った。このような効果が臨死体験にあったということは、臨死体験が意識的な捏造《ねつぞう》によるものではないことの間接的証拠になる。

第三に、本研究を開始した時点では、本人の夢や空想がかなり反映されると思われたため、臨死体験の骨格や内容に大きなばらつきが見られるのではないかと考えていたが、インタビューが進むにつれ、すべての臨死体験は一般に、自己視型、超俗型、複合型体験の基本パターンのいずれかに分類されることが明らかになってきたことである。また、このような一貫性が見られるのは、モデルとなる体験がひとつあって、それを骨格にして勝手に肉づけした作話ではないことの現われであるように思われる。その理由としては次の三点があげられる。（1）自分が臨死体験をする以前には、臨死体験の存在を知らなかった者が多いこと、（2）本研究のインタビューの大部分は、（対象患者の大半が住む）フロリダ州北部という郡部の住民に、『かいまみた死後の世界』やそれにまつわるマスコミの報道がまだ一般に知れ渡っていなかった時期に行なわれていること、(3)インタビュー前に本人が他の情報源から臨死体験について知っていた時には、自分の体験の内容が他者の体験とどのように違うかを述べる場合が少なからずあったこと、の以上三点である。たとえばジョージア州北部出身の五七歳の建設作業員は、他の体験報告について次のように述べている。

セイボム　こういう体験について書いている方が他にもおられますが、その内容についてどうお思いになりますか。

患者　九割五分まではくわせものだと思いますよ。連中が、死んだおばさんやらお父っつぁんやらのことを言うのを聞くとそう思いますよ。そんなのはくわせものですよ。常識ってもんがあれば、誰だってわかりますよ。死んだおばさんやらかわいがってた犬やらがですよ、死体が泥のかかった穴ん中に入ってるってのに、どうして体ん中に入って会いに来れるってんですか。お墓ん中に入ってるってことでしょう。こういう夢は、ずいぶん具体的で長いからね、こういうことがある時までには、出てくる人間は死んで腐ってなきゃいけませんよ。そんなふうに出てくるんなら、骨から離れて肉だけになってるはずですよ。

セイボム　ご自分の体験は本当のことだったと思われますか。

患者　そりゃそうです。自分としてはね。ほんとのことだったですよ。……

セイボム　ご自分で体験される前に他の人から同じような話をお聞きになったとしたら、どう思われたと思いますか。

患者　大ボラだと思ったでしょうね（I—5）。

本研究の他の患者と同じく、この男性にとっても、「百聞は一見にしかず」だったのである。私は最初、こうした報告の信憑性を疑っていたため、自己視型臨死体験中に目撃されたという医学的処置の具体的内容に特に注意を払ってきた。このような内容が患者の口から語られると、本人の報告以外の情報源を活用しながら、あらゆる努力を傾けてそれが事実であるかどうかを明らかにしようとしてきた。その結果、多くの事例でその事実性が明らかになり（第七章参照）、臨死体験は単なる作話ではありえない、という結論に到達したのである。

では、報告された体験が意識的に作りあげたものではないとして、臨死体験の説明としてこれまで考えられてきた他の解釈を検討することにしよう。

無意識的作話

自分自身の死は、全く想像を絶することである。したがって死を想像しようとする時はいつでも、自分はその見物人として生きのびていることになる。それゆえ……心の底から自分が死ぬことなど信ずる者はいない。別の言い方をすれば、無意識の中では誰もが自分の不死を信じ

て疑わないということである。(6)

一九一五年　　ジークムント・フロイト

臨死体験とは、フロイトが述べているように、自分が消滅することに対する恐怖心に打ち勝ち、「見物人」として最後まで生き残りたいという人間の無意識が作りあげたものなのであろうか。確かに、自己視型臨死体験の場合には、「見物人」的な性格があるので、この点フロイトの考え方と表面的には符合するかもしれない。事実、自分の体験を、まるで傍観者か冷徹な観察者の立場で見ていたかのように語る者が多かった。しかし、もし臨死体験がこのような無意識的作話にすぎないとすれば、人間の自我が死のおそれを強く感じた時には、いつでも臨死体験が起こるはずであろう。つまり、臨死状態にある本人の自我が「保身」のため、必要に迫られて作ったのが臨死体験だとすれば、自分が同程度ないしそれ以上に重篤な臨死状況にあることがわかるたび、こうした「保身」が行なわれるはずだ、ということになる。ところが実際にはそうではなかった。本研究の対象患者の中には、臨死状態に二回以上陥りながら、臨死体験をひとつしか記憶していない者が数名あったのである。また、臨死体験があった場合でも、生命の危険はほとんどない（つまり、重体ではあったが、死亡するおそれがほとんどない程度の状態である）と体験者が感じた（し、カルテにもそう記載されている）ものが何件かある。つまり、もし臨死体験が、肉体が死んでも生き続けたいという無意識の願望から生じているのであれば、この願望は気まぐれにしか起こっていないらしいことになる。

また、臨死状態を繰り返す中で、臨死体験が二回以上あった者も何人か見つかっている。このような場合、それぞれの臨死体験の内容に違いが見られることもあるが、各体験は、自己視型、超俗型、複合型のいずれかに当てはまっている。たとえばある男性は、一九六九年に心停止を起こした後、典型的な超俗型臨死体験があったと報告している。

あの世に行ってた時、こういう不思議なことがあったんです。……それは、私が八歳の時に死んだ母のようだったんです。母は丘の上にいて、うしろ側に明るくて大きな光がありました。そこに這って登ろうとしていたら、母は私に向かって手を差しのべてくれたんですよ。あと何センチかで母の手に届くところまで行ったんですけど、あとは丘を転げ落ちてしまったみたいでした。その時意識が戻ったんだと思います（I—63—1）。

この患者は、九年後もう一度心停止を起こしているが、その時には純然たる自己視型臨死体験があったという。

ベッドの脇から乗り出して吐いたのは覚えてるんですが、そのあとはわからなくなってしまって、次に覚えているのは、天井のあたりをフワフワ浮いてたことですね。……私の体は、両側に柵を立てたベッドに横になってました。そこには先生がおられて、かみさんもいて、他にも誰かいましたね。病院の助手か何か知りませんけどね。看護婦さんは、ベッドのこっち側のその器械のそばにいました。その看護婦は、そのショックをかけるものを取って、ひとつをこっちに、もうひとつをこっちに当てたんですよ〔電極パドルが当てられた場所を正しく指し示す〕。そうしたら、私の体が、こんなふうに飛び上がるんです。そしたら体に戻ったんです（I―63―2）。

無意識的作話というフロイトの理論で考えると、自分の身に二度同じような危機が迫った時、この患者の無意識は、「自我存続」のパターンを全く違ったものにする必要性を、なぜ感じたのであろうか。患者の無意識の欲求が九年間のうちに変化し、そのためにふたつの体験が異質なものになったのであろうか。そうかもしれない。では、このふたつの相異なる体験が、他の患者に共通する臨死体験の三通りの基本パターンと、それぞれ合致するのはなぜなのであろうか。臨死体験というものは、人間の無意識による自己防衛的反応というより、人間が共通に体験するもののようである。このような見方をすると、臨死体験はむしろ、多少の個人差はあっても、それぞれの無意識に潜む気まぐれやとりとめもない空想とは無縁の、共通した基本的骨格を持つ自然な現象となるのである。

自我感喪失

自我感喪失は、生命の危機状況でしばしば見られる反応である。人間の神経系は、適応パターンのひとつとして、自我を分裂させるおそれのある情動を阻止しつつ、その一方で生体に危険が迫っていることを警告するのである。また神経系は、心理的メカニズムのひとつとして、危機に瀕した人格を死の恐怖から守ると同時に、そうした現実の統合を行なう。そして、この現象が、意味ありげな体験として神秘的に加工されることにより、霊的意義を持つと考えられるようになるのかもしれない。このような形で死と対峙する時、自分が生まれ変わったと感ずる場合もある。(7)

アイオワ大学精神科教授
ラッセル・ノイエス

死を真剣に考えると、自分の死を傍観者として眺めているような空想が起こるというフロイトの考え方は、ラッセル・ノイエスの到達した結論といくつかの点で関連がある。ノイエスは、自分の死という心理的現実にいきなり直面させられた人間の主観的体験を幅広く研究してきた。たとえば、車を運転していて急にハンドルを取られたとしよう。フルスピードで路肩を越えるのを、なすすべもなく呆然と見ていると、目の前に大きな岩が迫ってくる。そこまでくると、もはや死が目前に迫っており、避けるわけにいかないことを悟る。そして岩壁に衝突するが、重傷を負うことなく奇跡的に助かったとしよう。このような場合、衝突直前の短い時間に、一連の奇妙な主観的イメージが頭の中を駆けめぐった記憶が残されるのである。このイメージをノイエスは、「生命の危機に直面した時の自我感喪失」と呼んでいる。

レース中に起こった事故のため、空中を一〇メートル近く飛ばされた若いレーサーも、こうした体験をノイエスに報告している。しかしこのレーサーは、その事故の時意識を失ったことは全くなかったし、臨死状態に陥ることもなかった。

「その人が目に入った瞬間、このままではねてしまうと思いました。……何もかもが永遠の中で起こってるみたいでした。動きがすべてスローモーションで、自分が舞台に立って芝居してるのを見てるみたいな感じでした。ぼくの体は車の中で転げ回ってました。自分が観客席に坐って、目の前で起こってる出来事を見てるみたいでした。……でもこわくはなかったです。……何かものすごく奇妙な感じでした。……全体的に夢みたいな感じでしたが、意識がなくなったことは一度もありませんでした。……宙に浮いているような感じでした。……結局、車はサーキットに激突してぺしゃんこにつぶれ、ぼくは体を揺すられて我に帰りました」(8)

このような報告からノイエスは、「生命の危機に直面した時の自我感喪失」症候群の特徴をいくつか抽出した。その特徴とは、時間知覚の変化、急速な思考の流れ、肉体との分離感、非現実感、情動の欠如、記憶の再現、宇宙との調和感ないし一体感、視覚や聴覚の鋭敏化などである。

ノイエスはこうした体験を、きわめて強い死の恐怖に対する心理的反応と解釈したため、危機に直面した人間が、自分に死が迫っていることを明確に認めた後に、自我感喪失症候群が出現するはずだと考えた。つまり、死を直観すると、自我感喪失反応の引き金が引かれるということである。ノイエスは次のように続ける。

患者の主観的報告から、そうしたもの〔臨死体験〕が完全に発現するための主たる要件は、死が差し迫っている事実に気づくことであるらしいことが示唆される。……〔したがって〕心停止を起こした患者には、自分に死が迫っている事実を確信しない限り、こうした体験は起こらないであろう[9]〔傍点セイボム〕。

リチャード・S・ブレイチャーも、本章の前半で引用した論文（二七六〜二七七ページ）の中で、臨死状態の中で主観的体験が発現するための鍵となる要素は、本人が死を自覚することであろうと述べている。

まず第一に、こういう体験〔臨死体験〕は徐々に心停止が起こった時にのみ見られることは明らかである。このような体験は、アダムス・ストークス発作〔心停止によって脳の血液循環が停止するため、全く前兆なしに突発する意識の喪失〕が出現する時に起こることはない。この発作を起こした患者は心臓の停止を続けるが、その間感覚は全くないという[10]〔傍点セイボム〕。

以上のように、ノイエスとブレイチャーによると、自らに「急死」が迫っていることを自覚するだけの余裕がなければ、（臨死体験のような）主観的体験が起こることは考えられないという。

私は、本研究の中で、ブレイチャーが引き合いに出しているアダムス・ストークス症候群から心停止が発生し、突然の意識喪失を起こした事例を数例見つけている。ところが、そのうちの何名かは、この発作により意識を喪失した後に臨死体験が起こったことを報告しているのである。そのうちの一例は、急性の心臓発作と一過性の完全ブロック（心臓の完全な停止）を何回か起こしたため、私がゲインズビル復員軍人病院に入院させている。この患者は、フロリダ州北部に住む中年の農場主であった。私が応急的にペースメーカを挿入する準備をしている時、患者は完全ブロックを数回起こし、その途中で突然に意識を喪失したのである。この発作がそれ以上長びけば、癲癇性の大発作が起こる。ペースメーカの挿入を完了した後、この患者にインタビューしたところ、患者は、病院に運ばれる前に起こした、次のような臨死体験を話してくれた。

車に乗ろうとして駐車場を歩いていました。……意識がなくなったんです。地面に倒れたところは覚えてません。次に覚えているのは、自分が車の上に浮いてたことです。ほんとに不思議な感じでした。フワフワ浮かんでる感じなんです。実際に上から自分の体を見下ろしてたら、人が四、五人私の方に走ってきました。この人たちの言ってることが聞こえましたし、意味もわかりました。私にとっては本当に不思議な感じでした。痛みは全然ありませんでした。全く痛みを感じなかったんですよ。それから感覚が戻ってみると自分の体に戻っていて、倒れた時打った頭のうしろが痛みました（I—20）。

この男性は、自分の「死」が心理的な意味で近いことを完全に認識するだけの時間的余裕がなかったのに、自己視型臨死体験を起こしているのである。

ノイエスと私の研究でもうひとつ違う点は、対象患者を選ぶ際の基準である。ノイエスは何よりも、心理的には臨死状態にあっても身体的にはそうではない患者を中心に選んでいる。心理的にも身体的にも危機状況が迫っている者（つまり「重症群」）に対しても、少数ながらインタビューを行なっているが、後者では、「心理的」臨死状態のみの者とは報告内容に有意な差が見られたという。

重症群では明らかな相違が見られた。（こうした体験をもとに評価される）項目のほとんどでより高い頻度を示したばかりか、二倍にのぼったものもかなり見られたのである。また重症群では、このような体験が起こる背景も異なっていた。自身に死が迫っていると思い込んでいた者は八〇パーセント、意識不明に陥った者は七一パーセントであったが、助かろうと努力した者は五〇パーセントにすぎなかった。以上の理由から、重症群は比較的小さかったこともあり、それ以上の分析からは外すことにした(11)。

別の論文の中でもノイエスは、心理的危機状況にある患者と身体的危機状況にある患者の語る体験にこうした相違が見られることを述べている。

臨死体験には実にさまざまなものがあるという事実に注目することは、重要なことのように思われる。著者〔ノイエス〕が研究した体験は、心理的には死に近いが、身体的には必ずしもそうではない者が報告したものである。身体的疾患や心停止等を起こし、危篤状態に陥りながら死をまぬがれた者が報告する体験は、これとは違っているのである(12)。

以上のように、ノイエスによる「生命の危機に直面した時の自我感喪失」の理論は、心理的に臨死状態にあると感じた者の体験に基づいた仮説である。身体的な死をかろうじて免れた（本研究で対象にしているような）者は、これとは違った体験を語るが、このような体験は、死が切迫していることがはっきり予測できない状況でもしばしば起こる。このように、自我感喪失という心理的理論では、意識不明を伴う身体的臨死状態に陥りながら蘇生した者が語る臨死体験の説明にはならないのである。

自己視的幻覚

自己視、すなわち「自己」や自身の「複体」を見るという、あらゆる民族に知られている奇妙な体験は、太古から人を不思議がらせ、その空想をかきたててきた。

イギリス、ブリストル市、バロウ病院

A・ルキアノヴィッツ

『神経学精神医学紀要』一九五八年八月号所載の「自己視的現象」という論文は、以上のような書き出しで始まっている[13]。その中でルキアノヴィッツは、自己視的幻覚があったという数名の患者の症例報告を行なっている。私の知る限りルキアノヴィッツは、この見解を臨死体験の説明として自分の論文で使ったことはない。ところが、その可能性があるのではないかとして、次のような分析を私に迫る医師が少なくないのである。

「自己視」とは単に自分の姿を心に描くことにすぎない。しかし、自己視的幻覚と臨死体験では、同じく自己視といっても内容がかなり違っている。ルキアノヴィッツによれば、自己視的幻覚は、主としてうつ病や癲癇や精神分裂病の患者に見られる稀な精神症状であるという。こうした患者は、何の前ぶれもなく突然、自分の体の一メートルほど前方に投射された自分の顔や上半身の影像を見る。この影像はふつう無色透明であり、まるで鏡でも見ているかのように、「本物」の動作や表情をすべて真似ることも少なくない。この状況を患者は「非現実」ととらえるし、悲しみや疲労感が残ることもしばしばである。ルキアノヴィッツの症例を次に紹介しよう。

……夕暮の薄暗闇の中でAさんは、自分の目の前に貴婦人が立っているのに気がついた。そこで右手をあげて電気をつけた。するとその見知らぬ婦人も左手で同じ動作をしたのである。そのため、ふたりの手が触れあった。……Aさんは、右手に冷気を覚え、まるで血液が手先からすべて流れ出してしまうような感じがあったという。電灯がつくと、その婦人は自分のコートや帽子やベールとそっくり同じものを身につけているのがわかった。……本人は脱衣を始め、ベールを取り帽子やコートを脱ぎ捨てた。すると黒装束の婦人もそっくり同じ動作をしたのである。その時初めてAさんは、自分自身の姿を見ていることを知った。相手の女性は、鏡の中にいるかのように、自分の動作をそっくり真似ていたからである(14)。

影像と「本物」とが直接に働きかけあう例も時おり見られる。

〔患者がよく見たのは〕「まるで鏡に映ってるみたいな」自分の顔の影像である。この幻の顔は、自分の顔の表情をことごとく真似たので、D〔患者〕はよく「それと一緒に遊び」、自分の物真似をさせようとした。自分の複体に対する患者の態度は、明らかに加虐的であった。……たとえば、患者はよくその幻の頭を叩いたが、幻は、それを避けることができなかったのである。(15)

自己視的幻覚と臨死体験の内容を比較すると、いくつかの相違点が明らかになる。自己視的幻覚では、(1)肉体(「本物」)の投影像(「複体」)が見えること、(2)「本物」と「影像」との間に直接の相互作用が存在すること、(3)実在のものではないと感じられること、(4)一般に陰性感情が起こりやすいこと、などの特徴があげられるが、こうした点で臨死体験とは異なっているのである。このような理由から、自己視的幻覚は臨死体験の説明にはならないように思われる。

夢

夢は、夢見の最中にはかなり現実味を帯びて感じられることがある。臨死体験と鮮明な夢ではどこがどう違うのか。(16)

ある医学部教授

夢は、人間なら誰でも知っているありふれた体験である。本研究でインタビューした対象患者の中には、夜間の睡眠中によく夢を見ると語ったうえ、自分の臨死体験との比較を行なった者が少なくなかった。

おやおや、何て夢だったんだと思ったですが、夢じゃなかったんですね。非常に現実味があったし、本当のことだったんですね（I—55—S）。

患者　夢みたいでしたね。そこから離れて、それを人ごとみたいに眺めてるんです。

セイボム　でも、その「夢」というのは本当に起こってることなんですか。

患者　そりゃそうです。本当のことでしたよ（I—32）。

あれは現実にあったことです。自分じゃ空想的なもんじゃないことがわかってるんですよ。いわゆる夢とかそんなもんじゃありませんでした。本当にそういうことが起こったんです。実際に起きたんです。自分じゃわかってるんです。そういうことがあったんです。その時意識がなくなってたとしても、そういうことがあったのは確かです（I—15）。

私は今までずいぶんいろんな夢を見てますけど、あの時のはどんな夢とも違ってました。本当のことでした。すごく現実味があったんです。それからあの安らぎですね。あの安らぎが、夢とは違う点ですよ。私はよく夢を見る人なんですから（I—59）。

臨死体験と夢を比較するとどうかと質問すると、全員が以上のように、臨死体験は実際に起こったことであるのに対して、夢は現実のことではないという点を強調した。夢体験を非現実と感ずるのは、フロイトによれば、「今体験したばかりの内容の重要性を減じ、引き続き見る内容に耐えられるようにするための」保証を本人に与えるためであるという[17]。つまり、夢を現実的なものではないと思うことにより、本来は本人の人格を分裂させるような内容を見ているにもかかわらず、睡眠を続けることができるというのである。それに対して臨死体験は、体験中にも後で振り返って考えた時にも、疑う余地のない現実であると感じられる。また夢では、人や日によって、内容に極端な差があるが、臨死体験の場合には一貫性が見られるのである。このような理由から、臨死体験を夢として片づけることもできないようである。

事前の期待感

人間性とは人間であることなので、われわれの多くは、未知なるもの〔この場合は死〕を否定し続け、それを、オペラ(「愛の死」)や、「恋人岬」などの物語で行なわれているように、ロマンチックなものに変形してしまう。もちろん、(キリストの腕に抱かれたいとして)「安息の地に帰る」ことを望む年老いた者や生活に疲れた者、宗教を信ずる者もある[18]。

メリーランド大学精神科教授
ネイザン・シュネイパー

臨死体験は、シュネイパーが指摘するように、死をロマンチックに考えた結果抱いた期待感が、そのような形に現われたものなのであろうか。この疑問に答えるには、臨死体験前に患者が、自分の死についてどのような期待や幻想を抱いていたかを調べるのもひとつの方法である。そのため私は、「ご自分でそういう体験をされる前に、同じような話を誰かから聞かされたとしたら、どう考えたと思いますか」という質問を、インタビューの際にしばしば行なっている。これに対する典型的な回答としては、次のようなものがある。

他人がそういう話を真面目に聞くなんて考えたことなかったですよ。空想みたいな話を聞けばですよ、いちおうは信じる方に傾きますが、その時の虫のいどころによっては、その人がうそをついてると思いますね（I—15）。

そういう話〔臨死体験〕を聞いたことがありましたが、笑ってすませました（I—44）。

私なら、他の人と同じように、せせら笑ったでしょうね（I—60）。

そういう連中は頭がどうかしていると思いました。そういう話は全然信じませんでした。絶対に信じなかったですよ（I―14）。

臨死体験をする以前、死についてどう考えていたかを他の者にも質問しているが、ある患者はそれについて次のように答えている。

セイボム　この体験〔臨死体験〕はどういうものだと思われますか。
患者　しばらくの間、死んでたんだと思います。少なくとも霊的な意味ではですね。しばらくの間、自分の魂が体から抜け出したんだと思います。あれが死というものだったら悪いことじゃないですね。
セイボム　そういう体験をされる前にはですね、死とはそういうものだと思われてましたか。
患者　いえ。あの体験をするまでは、人間は死んだら死ぬものだって思ってました。それだけです。でも今では、魂が体から抜け出すんだと思っています。
セイボム　そのおかげで死に対する考え方が変わられたわけですか。
患者　その通りです（I―63―1）。

もうひとりは、一九六九年にベトナム戦争で致命的な負傷をした元アメリカ兵である。この男性は、負傷前、死についてかなり考えたことがあったという。ベトナムの戦場で片手と両足を失い、ショックを起こし、半意識状態で横たわっていた時、死の「三段階」について「聞かされて」いた話を思い出し、その時点で自分が感じていることを、その三段階に沿って考えていた。

自分の体が吹っ飛ばされ、地面に叩きつけられた時、上体を起こして坐った覚えがあります。見ると右腕と右足が吹き飛ばされて、左足が左側の方に転がってました。それからうしろに倒れて、そのことをすごくはっきり覚えてます。僕はもう起き上がれませんでした。……僕はいつも、人間は死ぬとき、三段階を通ってから本当の死が来るという話を聞かされてました。第一の段階は、目が見えなくなることです。確かに両眼が開けられなくて、目が見えなくなった覚えがあります。第二の段階は、感覚がなくなって、痛みや圧迫感が感じられなくなることです。僕の場合も痛みが感じられませんでした。第三段階は、完全に解放された状態になった状態で終わることです。僕は、そこに横たわってて、こういう三段階を考えていました。その結果、今の自分の状態は、死にかかっているか、既に死んでる状態かどっちかだということがわかったんです（I—68）。

この段階までは患者の死は、本人の期待通り進行していた。ところが、次に、突然別の段階が出現した。

僕は、戦場に横たわっていると、自分の体から抜け出し、手足を三本失って下に横たわってる自分の体を見下ろしていました。それが自分だということはわかりました。自分だとわかったんです。自分がどういう姿形になってるかはわかりませんでした。……地面に横たわっているものには生命が感じられませんでした。体の外に出てる自分の方こそ生きてるっていう感じがしました。その自分は、手足が三本もなくなってるわけではありませんでした。何かの形をしてましたが、何だったかはわかりません。何かがついているようには見えませんでした。でも宙に浮いてるのはわかりました。地面にはついていませんでしたね。宙に浮いてたようでした。

以上のように、こうした実例から、本人が考えている死（あるいは臨死）の概念が直接臨死体験となって現われる、という可能性はなさそうである。

薬物による幻覚ないし妄想

重体の患者には鮮明な幻覚妄想体験がありますが、これは、この種の患者に投与されている鎮痛

剤によるものと考えることができます。臨死体験はこれとどう違うのでしょうか。(19)

ニューヨーク州アルバニーのアルバニー医科大学で一九七八年に行なわれた臨死体験に関する私の講演を聞いたある医師

幻覚ないし妄想体験の原因となった数種類の薬物は通常、緊急症が発生した際に用いられるものである。たとえば硫酸モルヒネは、心臓発作による胸部痛や急性心不全による肺鬱血《うっけつ》を鎮めるのにかなりの効果がある。本研究で臨死体験を報告した患者の少なくとも一部は、臨死状態に陥っている間、モルヒネやモルヒネ類似の幻覚誘発剤の影響を受けていたことは明らかである。したがって、臨死体験は、薬物により誘発される幻覚が原因で起こる可能性についても検討しておく必要がある。

薬物により誘発される幻覚の内容と構造を医学的に検討した研究を見ると、こうした体験はきわめて多彩な変化を示すうえ、特有の特徴を持っていることがわかる。医療の中であれ、法を犯してであれ、麻薬性の鎮痛剤を使用すれば、陶酔感や満足感に「酔う」か、恐ろしいほど知覚が歪む「ひどい幻覚状態《トリップ》」を起こす。後者については、大手術後の激痛をアヘンによって鎮静している中で「ひどい臨死体験」をしたという男性から、次のような報告を受けたことがある。

それから、手術が終わって意識が戻ってきた時にですね、幻を見たんです。主治医が来て、ベッドの端に腰かけてですね、「さあ、時限爆弾の隠し場所を白状なさい」と言ったんです。私は時限爆弾のことなど考えたことはありませんでしたが、誰かの時計のチクタクという音が聞こえたので、それが時限爆弾だと思ってしまったんです。……それから、ふたりでレストランのテーブルについてるような感じになりました。はじめは先生はベッドに腰かけてたんですが、次の場面になると、レストランの隅の方で一緒に坐ってたんです。……それから、私の友人たちもまわりに坐って食事してたんですが、先生が、「これじゃ怪我する人間が多すぎるな。その爆弾のありかを何とかつきとめにゃいかんな」と言いました。それからしばらくして目がさめると、看護婦さんに、「おやすみになってらした時、何かものすごいことおっしゃってましたよ……」と言われてしまいました。ところで私はほとんどレストランには行きませんから、そういう幻を見た理由がわからないんです。私はチクタクいう時計を持ってますので、それで時限爆弾とかいう話が出てきたんじゃないかと思います。[20]

この男性が手術後に起こした妄想は、臨死体験とは明らかに異なっている。周囲の事物や人間（たとえば時計や医師）の意味をひどく取り違えて解釈したうえ、それを核にして「時限爆弾」が近くにあるという妄想を発展させたのであった。それに対して臨死体験は、話の筋道が明確で「視覚的」であるという点で特徴的なのである。

病気によって誘発された幻覚と臨死体験の興味深い比較を行なった患者がもうひとりいる。幻覚を体験している時には、見ているものは「自分ではない」という感じがあったのに対して、続いて起こった臨死体験では、本当の「自分」が肉体から抜け出したという感じがはっきりとあったのである。

私は一週間ちょっと昏睡状態が続いて、何度も痙攣を起こしました。その時幻覚を見たんですけど、同じじゃありませんでしたね。本当のことだったんです——つまりですね、夢みたいなものじゃなかったんですけど、救急車の中で見たのとは違ってたんです。幻覚の時には、自分はむしろ見物人という感じだったんですが、自分の体から抜け出して浮き上がったこの体験〔臨死体験〕では、自分の方が抜け出したんです（I—53）。

次の事例でも、鎮痛剤の静脈内投与によって起こった幻覚体験と臨死体験の対比が行なわれている。

患者　〔激しい頭痛を抑えるため救急診察室で鎮痛剤の静注を受けた後、本人は〕車を運転して家に向かいました。それで、このことを誰も教えてくれなかったんですけど、車のフロントガラスから道路を見ると、遠ざかるにつれてだんだん細くなって見えなくなるって感じじゃなくて、道路がどこまでも続いてるんです。地平線の向こうに消えるような感じには見えないんですよ。

それで、ずっと向こうのすごく細かいことまで見えるんです。三〇〇メートル以上も先に生えてる木がトネリコかニレかわかるんですから。葉っぱの形でわかるんです。そういうところまでよく見えました。ここの〔インタビューした病院の〕ベッドカバーで言えば、そうですね、小さな縫い目とか、縫い目と縫い目のすき間とかまで見えるくらいだったんです。それどころか、カバーの生地の糸一本一本がはっきり見えるほどでした。ここから先生のシャツを見るとすると、織地の糸のすき間がひとつひとつ見えるくらいの感じでしたね。

セイボム　あなたが心停止を起こされた時になさった体験と同じような感じでしたか。

患者　似てはいますけど違います。……〔頭痛を鎮めるため薬物の投与を受けた後には〕幻覚を見ていることがわかってたんです。そのことを完全に承知してたわけです。それと同時に、いやだなって気持とすぐに終わるだろうって気持があったんです。だから、ただがまんすりゃ消えちゃうんだから、頭痛も一緒になくなるんだから、と思ってました。だからじっとがまんしてたんです。

セイボム　怖かったですか。

患者　そりゃそうですよ。薬が効いてる時に何かやるのは怖いですよ。でも、自分がそういう幻覚に完全にのめりこんでれば、実際にはそうじゃなくても、安全だってあっさり思い込んだんでしょうけども、そういうことはやっちゃいけないってわかる程度の常識は、まだありましたね。

セイボム　心停止を起こされた時には、幻覚を見てたと思われますか。
患者　そうは思いませんでした。本当のことでしたから。……今までこのことを心に留めて三年も生きてきましたけど、精神病扱いされるのはごめんですから誰にも話しませんでした。……ものすごく現実味がありましたね（I―19）。

臨死状態に陥っている時投与される薬物によって、臨死体験の発現や想起が妨げられるという可能性についても、少し触れておかなければならない。この可能性については、子癇《しかん》前症から癲癇性の大発作を起こした時に自己視型臨死体験をした女性の証言によって、裏づけが得られている。この患者が、痙攣する自分の体をはっきり「見て」いる時、主治医がある「注射」（おそらくフェノバルビタール）を打ったところ、患者の「視覚」が少々不明瞭になったらしいのである。

それからですね、先生がその注射をするまでは、その場で起こってることが全部見えたし、隅々まですごくはっきりしてたんですよね。……ところがですね、注射されてからは、気持がずいぶん沈んじゃったんです。それから、最初の時のようには全部のことが見えなくなりましたし。はっきりした感じがどっかへ行っちゃったみたいでした。声とか物音とかもあんまりよく聞こえなくなりましたしね。だんだん暗くなって、自分が消えちゃうみたいな感じでした。……それから眠っちゃって、次の日の朝に目がさめたんです（I―28）。

要するに、重症の患者や鎮痛剤の投与を受けた患者が語る幻覚や妄想は、内容、構造ともに臨死体験とはかなり異なっているのである。また、幻覚を誘発する薬物を使用していない状況で臨死体験が起こったことが確認された事例も多数集まっているので、薬物による誘発仮説を支持することはできない。

エンドルフィンの放出

……脳内では、モルヒネによく似た化学物質が産生される。この物質は、モルヒネを特に受け入れやすいとされるモルヒネ受容体に選択的に作用する。……脳内でこの種の物質が過剰に生産されるのは、死が予定された時点かそれ以前からかはともかく、その時には死が始まったと考えてよいのかもしれない。いずれにせよそのおかげで、死に至るまでは当然のことながら痛みがなく、おそらくは楽しいものなのであろう(21)。

ニューヨーク
スローン＝ケタリング癌研究所所長
ルイス・トーマス

最近、人間の脳内で新しい化学物質が発見された。ベータ＝エンドルフィンである。この物質は、硫酸モルヒネの特徴と共通する部分がかなりあるらしく、人によっては重傷を負っても痛みをほとんどあるいは全く訴えない理由の説明になるかもしれない。したがって、臨死体験中に痛みが消えてしまう理由の説明として、ベータ＝エンドルフィンが取り上げられることは驚くにあたらない。ベータ＝エンドルフィンの投与によって得られる効果を臨死体験と比較できるような研究が、これまでにも若干報告されている。

イギリスの医学雑誌『ランセット』誌の一九八〇年一月一九日号所載の「予報」(22) 部門に、播種性《はしゅ》癌が原因で生じた難治性疼痛を持つ患者一四名の脳脊髄液に、ベータ＝エンドルフィンを直接注入して行なった研究が掲載されている。それによると、一四名の患者は全員が疼痛を完全に消失させたという。そのうちの一二名では、注射後一分から五分までの間に痛みの消失が起こり、無痛状態が二二時間から七三時間続いたというのである。この結果は、臨死体験の場合とは異なっている。臨死体験では、体験中しか無痛状態が持続しないからである。臨死体験では、体験の終了直後に痛みがぶり返す。ある男性は、自己視型臨死体験の最中およびその直後の痛みの変化について、次のように述べている。

〔臨死体験中は〕なかなかよかったです。痛みもなかったですし。何の感じもありませんでした。目は見えましたけど、何の感じもありませんでした。……そこにあるものはよく見えましたね。……看護婦さんは、ベッドのこっち側のその器械のそばにいました。その看護婦は、そのショックをかけるものを取ってですね、ひとつをこっちに、もうひとつをこっちに当てたんですよ。そうしたら、私の体が、こんなふうに飛び上がるんです。……無理やり元に戻らされたみたいでしたね。……〔意識を回復した後〕痛くて痛くて。……やけどしてて、胸毛がすっかりこげて、なくなってしまって、あっちこっち火ぶくれになってました。……それで看護婦に、あんなのもうやめてくださいって言ったんです（I—63—2）。

別の男性は次のように述べている。

痛みが本当にひどくて……でも急に、その痛みがすっかり消えてしまって、自分が自分の体から抜け出して上に上がってく感じがしたんです。天井のあたりまで上がって行って、振り返って見ると、自分の体が見えました。私は死んでるみたいでした。先生が私を一生懸命治療してくださってるのも見えました。……それからまた自分の体に戻り始めたんです。自分の体に戻ったとたん、痛みがまたぶり返してきました。おそろしいほどの痛みでした（I—53）。

臨死体験中に生じた無痛状態が、脳内にベータ＝エンドルフィンが多量に放出されたためであるのなら、臨死体験一般の、秒ないし分単位の持続時間よりもはるかに長く持続するはずである。

第二に、ベータ＝エンドルフィンを注射された患者の大多数では、その主たる効果として、傾眠状態や入眠が起こると報告されている点があげられる。この事実は、臨死体験中に起こるという「過覚醒」（高度な覚醒状態）とは一致しない。臨死体験では、「視覚」や思考が明瞭なのである。

最後に、ベータ＝エンドルフィンを注射された一四名の患者では、「痛みが軽減している間も、静脈穿刺《せんし》の時の感覚や軽く触れられた時の感覚はそのまま残っていた(23)」というが、この点も臨死体験とは異なっている。臨死体験では、痛みや不快感が全くないのである。事実ある女性は、自分が「体の外」にいて、主治医が静脈穿刺を行なうため手首のあたりに針を刺して血管を探しているのを「眺めて」いた時のことを、次のように述べている。「看護婦さんがですね、私に針を刺して血管を探してらっしゃる時ですけど、何も感じなかったんですよ。変な感じでしたね。ふつうならわかりますものね。……針を刺しても痛くないってほんとに思ったのは、この時が初めてなんです」（I—45—2）。

ベータ＝エンドルフィンに関する現在の知見からすると、この物質が臨死体験の説明になるとは考えられそうにないのである。

側頭葉発作

ムーディの報告にあるような体験は、側頭葉発作によるものにすぎない。発作を起こした時同じような体験があったという患者を週に数例は見ている。ワイルダー・ペンフィールドは、一九五〇年代初頭に、脳を電気刺激することによりこうした現象が起こったことを報告している。これはペンフィールドが、ムーディのように宗教的なとらえられ方をされる以前のことである。ペンフィールドは、その時点までの神経学にきわめて重要な貢献をしたのである。(24)

ある神経学教授

大脳の頭頂葉ないし側頭葉から発生する癲癇性放電によって、精神発作と呼ばれる一連の複雑な現象が起こることがある。このような発作については、モントリオール神経学研究所のワイルダー・ペンフィールドによって詳細に研究されている。長年の手術経験をもとに開発した神経外科的技法を用いてペンフィールドは、意識の保たれた患者の側頭葉および頭頂葉の一部を露出させ、さまざまな部位を電気的に刺激することにより、精神発作の自覚的側面の研究を行なった。このようにして人工的に誘発された発作の最中に、ペンフィールドの患者は次のような報告をしている。

1　周囲の事物の大きさや置かれている場所の歪み（錯視）、音量や音源の歪み（錯聴）、自己や自己の置かれている場面から遠ざかった感じ（離隔の錯覚）をはじめ、四囲《しい》の事象の解釈が歪むなどの錯覚が起こること。

2　喜びや楽しさをはじめとする陽性感情がなく、恐怖感、悲愴感、孤独感などの陰性感情が起こること。

3　「恐ろしい、人を脅すような」人間に似た形をしたものを見たり、変わった音楽や声を聞いたり、昔の体験が「再演」されたりすること。

両側側頭葉の上面および側面を刺激した時、複雑な幻視および幻聴が発生した。電気刺激によって、一連の過去の経験を蘇らせることが可能なのである。この場合、まるでテープレコーダないしは、音声のついた映画フィルムが、脳内で回り始めたかに見える。過去の体験が、その光景や音声や考えが、手術台の患者の心を通り過ぎるように見えるのである。実際の体験の中でも本人が関心を抱いた事柄が意識に浮かび上がるなど、非常に細かい部分まで鮮明に蘇る。同時に患者は、現在という時間も自覚している。一方で現在とのつながりを維持しながら、過去のある時点を再体験するのである。通電を中止すると、即座に過去の体験の想起は停止する。しかし、通電を再開すると、想起も再開されるのである(25)。

4　雑念が患者の心の中に、ひとりでにしかも無理やり割り込んでくること。

精神発作の以上四通りの特徴以外にも、側頭葉ないし頭頂葉の特定の部位を刺激すると、さまざまな感覚を起こすことができる。

ヘシル回ではブンブンいう音が、鉤《こう》では匂いが、島《とう》では消化管感覚が、島の真上の皮質では味覚が、島上部の「第二次感覚」領からは体性感覚が、側頭葉先端の深部では頭部感覚と身体感覚が起こるのである(26)。

精神発作と臨死体験の特徴を比較すると、次のような明確な相違点が明らかになる。(1)精神発作では周囲の知覚が歪む場合が多いのに対して、臨死体験では歪みが見られない。(2)精神発作では恐怖感、悲愴感、孤独感が特徴的に生ずるのに対して、臨死体験では、安らぎ、落ちつき、喜びといった感情が支配的である。(3)精神発作の多くでは嗅覚や味覚が起こるのが特徴的であるが、臨死体験ではそのような現象は見られない。(4)精神発作では、特に重要でもない過去の出来事がランダムにひとつずつ想起されるのに対して、臨死体験では、過去の重要な出来事がひとつながりになって急速に想起される。(5)精神発作では思考が外部から強制される感じがあるのに対して、臨死体験ではそのような傾向は見られない。以上のように、ペンフィールドをはじめとする研究者により記述されている側頭葉発作(精神発作)は、臨死体験とは一致しないのである。

意識の変容状態

……死後の世界や死後の生命に関連する話はすべて、現象的には意識の変容状態として説明することができる。一次的な原因論としては、次の三通りがあげられる。（イ）生理学的原因としては、低酸素症、無酸素症、肝性譫妄《せんもう》、尿毒症、メズーナの炭酸ガス療法などであり、（ロ）薬理学的原因としては、「幻覚剤」、麻酔、ステロイド、ペンチレンテトラゾール（メトラゾール）、インシュリン、バルビタール系の薬物、その他の向精神薬であり、（ハ）心理的原因としては、乖離《かいり》性反応、恐慌状態、精神病その他である。(27)

メリーランド大学精神科教授
ネイザン・シュネイパー

アーノルド・ラドウィッグは、『一般精神医学紀要』一九六六年九月号所載の「意識の変容状態」という論文の中で、「意識の変容状態」という用語を次のように定義している。

さまざまな生理学的、心理学的、薬理学的手段ないし原因により誘発され、意識が清明な覚醒状態にある時の本人の一般的水準からは、主観的経験ないし心理的機能が相当に隔っていると、本人（ないしその観察者）により主観的に認められる、あらゆる精神状態のことである。(28)

ラドウィッグによれば、意識の変容状態にある者は、ふつう次のような報告をするという。（1）

集中力、注意力、記憶力、判断力の変化、（2）時間感覚の障害、（3）現実との接触の喪失に対する不安、（4）歓喜によるエクスタシーから極度の恐怖感に至るまで、感情が極度に動揺すること、（5）心が体から分離すること、（6）知覚の歪みが起こること、（7）深遠な真理や洞察を得ること、（8）筆舌に尽くしがたいこと、（9）新たな希望が湧き起こること、（10）被暗示性が高進すること、の以上一〇点である。

ラドウィッグの基準を用いると、臨死体験は、本節の冒頭に引用した、シュネイパーの論文が示唆しているように、意識の変容状態という包括的なカテゴリーに当てはまりそうである。意識の変容状態が起こる原因としては、ラドウィッグが簡潔に述べているように、さまざまなものがある。その多くは本章で既に検討してきたように、譫妄状態（幻覚や夢など）、薬理学的原因（麻酔、エンドルフィン等）、心理的原因（自我感喪失、事前の期待感、無意識的作話等）がある。しかしながら、低酸素症と高炭酸症については、まだ考察が必要である。

脳内低酸素症は、臨死状態の生理的結果としてふつうに起こるものである。通常、脳には、豊富な動脈血が供給されているため、酸素が適度に補給されている。ごく短時間であれ脳内の血流が妨げられると、精神機能に著明な変化が生ずる。心停止を起こした時のように脳内の血流が完全に停止すると、秒単位で意識不明に陥り、三分から五分以内に脳の障害が進行性に発生する。しかし、意識不明に陥る以前に、低酸素状態を呈しつつある者が一連の主観的現象を体験することがある。こうした現象は、一括して、脳内低酸素症の進行による意識の変容状態と考えてよいかもしれない。

一九二〇年代に、Y・ヘンダーソンとH・W・ハガードというふたりの医師は、志願者を空気室に入れ、酸素濃度を徐々に減ずることにより、低酸素症の心理的生理的影響の研究を行なった[29]。その結果ふたりは、酸素の吸入量が減少するに従って、人間の精神的生理的能力が次第に損なわれ、ついには痙攣が発生し呼吸停止に陥ることを発見したのである。しかしながら、臨死体験類似の体験は報告されていない。

一九三〇年代に、R・A・マクファーランドという医師も、脳内低酸素症の影響を研究している。マクファーランドの研究は、チリに遠征した国際高高度探険隊の隊員を対象に行なわれた。その結果、高山で低酸素状態に置かれた登山者は、作業を行なうのに通常以上の労力を要すること、倦怠感が起こり易刺激性（刺激への過敏性）が高まること、注意力や記憶力が減退し、論理的思考が緩慢になることを訴える、という事実が判明した[30]。

以上の研究から、脳の酸素供給量が減少すると、認知能力が混乱状態に陥っていくことがわかる。臨死体験では意識が清明であり、精神機能も十全に保たれているので、脳内低酸素症とは明らかに異なっている。また、脳内の酸素分圧が意識不明になるまで低下しても、臨死体験特有の一連の事象が生起することはなかった。したがって、脳内低酸素症のみでは、臨死体験の典型例を説明することはできない。

脳内の炭酸ガス分圧が高まった高炭酸症によっても、意識の変容状態が起こることはある。炭酸ガスは、脳細胞の新陳代謝の結果として、脳内で絶えず産生されている。脳に酸素を運ぶ血液が豊富であれば、この血液が炭酸ガスを脳から運び出し、肺に放出する。ところが、心停止等により血液の循環が停止した時には、血液の供給が断たれる結果、脳は急速に高炭酸ガス状態に陥るのである。

一九五〇年代に、イリノイ大学の精神科医L・J・メズーナは、精神神経症の治療に炭酸ガス療法が有効であることを証明しようとして、さまざまな段階の高炭酸症を研究した。精神神経症患者一五〇名と対照群の健常者五〇名に、炭酸ガスと酸素を三対七の割合で混入した気体を、口に密着させたマスクから（回数を変えながら）吸入させたのである（通常の大気中には酸素が二一パーセント含まれているが、炭酸ガスはほぼ〇パーセントである）。

このような炭酸ガス療法の最中に被験者たちは、実にさまざまな主観的感覚的現象を訴えた。その中には、まばゆいばかりの光を見たり、体から離れた感覚が生じたり、過去の記憶が蘇ってきたり、筆舌に尽くしがたい感情が起こったり、宗教的存在とテレパシー的に交信したり、宇宙の重要性やエクスタシーを感じたりなど、臨死体験にきわめて類似しているものがあった。たとえば、

まるで自分を見下ろしてて、空中のずっとこっちの方にいるみたいな感じでした。……ちょっと離れてる感じがしました。

すばらしい感じでした。本当に不思議なことでした。自分がすごく軽くなったみたいで、自

分がどこにいるのかわからなくなったんです。……それから、自分の身に何か起こってると思いました。夜ではなかったし、夢を見てるわけでもありませんでした。……それから、まるで自分が宙に浮いているみたいなすばらしい感じがあったんです。

自分が離れて行く感じがしました。自分の魂が肉体から離れて、どんどん上に上がって行き、地球から脱出して神のみもとに辿り着いて、神と交わりを持ち、そしたら今までにないくらいものすごく気持が楽になって、強い安心感が起こりました。(31)

しかしながら、高炭酸症には、明るい色彩の複雑な幾何学図形やパターンが見えたり(「ステンドグラス現象」)、空想的なイメージが運動するのが（楽譜が空中に浮かんでいるところなどが）見えたり、数学の難問や謎を解きたい衝動に駆られたり、物が二重三重に見えたり、「姿や形のない恐ろしいもの」の存在を感じて恐怖に震えたり、など、臨死体験とは無縁の症状もあるのである。

こうした違いはあるものの、このような著しい類似点があることからすると、両者には一部共通点のあるらしいことがわかる。脳内に炭酸ガスが貯留してくると、臨死体験を起こす引き金が引かれるのであろうか。そうかもしれない。しかしながら、炭酸ガスの混合体を九〇回以上吸入させられたメズーナの被験者の中には、極度の神経学的機能異常も同時に示した者が多かったのである。

瞳孔は強直し、眼球は上方に反転して、強直性発作や四肢の緊張性伸展、無反射症が続いて発生する。このような緊張性発作は、マスク除去後も三〇秒から九〇秒ほど持続し、一分から二分ほどの昏睡状態が続発する。これは除脳硬直（脳の機能が麻痺して体が硬直すること）に典型的に見られる症候群である(32)。

脳内に炭酸ガスの残留が高濃度で発生した場合の症状に関する、以上の生理学的記述を見ると、心停止をはじめとするさまざまな臨死状態にある患者の臨床報告と、多くの点で似通っていることがわかる*。また、主観的体験についても、高炭酸症を起こした被験者と臨死状態にある患者の報告は、一部類似性が見られる。高炭酸症実験の被験者の体験について、メズーナは次のように述べている。

炭酸ガス療法中、それぞれ相異なる感情的欲求を持ったさまざまな人間の脳は、同様のあるいは同一の現象を起こす。またこうした現象は、それぞれの機能に特有のものではない。……「本物」の夢と炭酸ガスにより誘発される知覚現象にはほとんど差が見られないことから、同一の結論が導き出されるようである。

1　夢や幻覚や直観像といった現象はすべて、脳のある構造の根本に存在する生理学的機能によって生ずるものである。この機能は、精神医学で言ういわゆる人格とは独立して活動している。

2　こうした現象が、本人の心理的問題によって受ける侵襲や変形は表面的なものにすぎない[33]。

以上のように、「それぞれ相異なる感情的欲求」を持つさまざまな患者を対象としているにもかかわらず、メズーナは、極度の高炭酸ガス状態に置かれた人間の体験に、共通した筋書が見られることを認めている。そして、この共通の内容を、本人の「人格」や「心理的問題」とは無関係に活動する「脳のある構造の根本に存在する生理学的機能」によるものと考えたのである。メズーナが得た結果は、臨死体験を対象にした私の研究成果とかなり共通している。私の研究でも、臨死体験は、体験者自身の個人差は多少反映されるものの、本人の無意識に潜む気まぐれな考えや空想とは無関係の、基本的に共通した骨組みを有する自然な現象のように考えられるからである。しかし、まだ問題は残される。メズーナの患者が報告した、臨死体験類似のこうした体験は、炭酸ガス濃度が上昇したこと自体によって起こったものなのか、それとも、炭酸ガスによって患者が臨死状態に陥ったことと関連する、何らかのメカニズムが原因で起こったものなのか、という問題である。

*とはいえ、メズーナによれば、炭酸ガス療法の被験者には重篤な副作用はなかったという。

この点を考察するための材料となる事例を、私は本研究の中で見つけ出している。この男性は心停止の最中に臨死体験を起こしているが、その時点で、酸素分圧と炭酸ガス分圧が実際に測定されているのである（一八五ページ参照）。自己視型臨死体験があった時点では、身体的には意識不明だったにもかかわらず、血液ガス分析を目的として医師が大腿動脈から採血しようと鼠蹊部に針を刺している場面を、この患者ははっきりと「目撃」している。この時採取した血液を検査室で分析した結果、動脈血酸素分圧は正常値よりもかなり高く（心肺蘇生中の患者に高濃度の酸素を吸入させると、しばしばこのような現象が起こる）、動脈血炭酸ガス分圧は低いことがわかったのである（実測値は、$pO_2=138$, $pCO_2=28$, pH=7.46）。この時の採血を患者が「見て」いたという事実からすると、この採血は本人の体験の最中に行なわれたということである。したがって、本例の場合には、低酸素分圧（低酸素症）も高炭酸ガス分圧（高炭酸症）も、この時の臨死体験の説明にはならないのである。

第11章　臨死体験の意味

前章の冒頭で私は、『アメリカ医師会誌』一九七九年一一月二三日号所載のリチャード・S・ブレイチャーの論文に触れた（二七六〜二七七ページ）。この論文の中でブレイチャーは、臨死体験とは「死の幻想」ではないかと指摘したうえ、「医師は宗教的信仰を科学的データとして受け入れるのに特に慎重でなければならない」という警告を行なっている。その数ヵ月後、ブレイチャー論文に対する私の投書が同誌に掲載された。その末尾で私は、臨死体験を考える場合、「科学的信仰を科学的データとして受け入れる場合にも同様の注意が必要である」という指摘をしておいた。このような指摘をあえて行なったのは、これまで提出されてきた臨死体験の科学的医学的説明はいずれも、臨死体験を十分説明できないからである。ブレイチャーは、私の見解に対して次のような反論を行なっている。

セイボム先生は、そういう現象〔臨死体験〕を「幻想」と述べたことで私を批判しておられますが、私としましては、幻想という言葉を使うことで、この現象を患者の精神内界のものであるとしているわけです。……この現象を精神内界のものとしなければ、何物か〔霊魂？〕が実際に本人から抜け出して診察台の上を飛びまわっていることになってしまうでしょう。霊が救急センターをうろつき回るという考え方を受け入れないからと言って、人が科学信仰を持つことを弁明しなければならないとは、私には思えません(1)。

それはその通りである。客観的な観察法や分析法によって事実性が確認されていない考え方は受け入れない、という科学信仰を持っているからと言って、それを弁明しなければならない理由はない。本研究を開始した時点で私は、自然現象に関する人間の知識を増進させるためには、科学的方法が最善だと強く確信していたし、その点については今も同じである。しかしながら、ある考えが科学的な意味でまだ受け入れられていないからといって、未だ説明のつかない現象を説明する方法として、少なくとも科学的レベルではその考え方を取るべきではない、ということにはならない。科学的方法がこうして有力な研究法となるのも、客観的に中立な立場に立たなければならないことを前提にしているからである。考えられるあらゆる仮設を厳密に検討したうえでなければ、結論を導き出すことはできないのである。

では、臨死体験の体験者自身による報告に戻ることにしよう。典型例としては次のようなものがある。

ほとんど教会に通ったことのない四五歳の大学卒の男性は次のように語っている。「私が見たのは、自分の体がベッドに寝ていることだけでした。私はそれ以来誰に対しても、霊魂が体から抜け出したと言い続けてるんです。そうとしか考えられませんから」（I―60）。

毎週教会に通っている四八歳の高卒の男性は次のように述べている。「でも急にですね、その痛みがすっかり消えてしまって、自分が自分の体から抜け出して上に上がってく感じがしたんです。天井のあたりまで上がって行って、振り返って見ると、自分の体が見えました。私は死んでるみたいでした」（I―53）。

毎週教会に通っている五〇歳の大学卒の男性は、「心停止〔および臨死体験〕を起こした時、天上のあたりから下を見下ろしてたんです。その点については、もしもでもありませんね」（I―14）と述べている。

ほとんど教会に通わない四六歳の高卒の男性は次のように語っている。「体から離れたところにいるみたいでしたね。……こっちの上の方〔天井付近〕にいたわけなんだけど、私も体もひっつかまえられて、無理やりに元に戻されたみたいでした。……本当だということはわかってます。自分が上の方にいたこともわかってます。神様に誓ってもいいです。……そこにいた人にもそのことは証明できません。誰も私が見えたわけじゃありませんし。証明する方法はありませんけど、たしかにそこにいたんですよ」（I―63―2）。

前章では、以上のような臨死体験報告を、従来の科学的発想に立って検討した。従来の科学の枠内で臨死体験を考えると、肉体外部から周囲が見聞きできるような印象を与える、ある種の心の産物（たとえば、夢、幻覚、幻想）が、死に直面した人間の意識に浮かび上がったものにすぎないことになる。ところが、そう考えたのでは、臨死体験の要素をすべて説明することはできない。では、中立の立場に立って客観的に研究していこうという精神で、別の観点から臨死体験を考えてみることにしよう。このやり方では、臨死体験の本態についてあらかじめ仮定を設けることはしない。ではまず、臨死体験が実際に体験者が語っているような形で起こる可能性はあるか、と問うことから出発しよう。つまり、本当に何ものかが体から抜け出すのかどうかということである。

しかし、臨死体験とは「何物か（霊魂？）が実際に本人から抜け出して診察台の上をとびまわ」ることだという可能性については、科学的にはどう考えればよいのであろうか。西洋の科学的発想には、人間の意識のすべての面（つまり人間の「全存在」）は、脳細胞の生理学的活動によって説明できるかいずれ説明される、という大前提がある。換言すれば、人間が経験する内容は完全に「精神内界」の出来事だということである。現段階ではつかめていない人間のある部分が脳を抜け出し、肉体とは別の位置（つまり「精神外界」）から現実界を見聞きできるという可能性を考えることは、西洋科学が伝統としてきたこの大前提を無視することになる。しかし、この前提は科学的「事実」なのであろうか。それとも、科学の世界ではまだ実証されていない理論や仮説に基づく思い込みにすぎないのであろうか。

残念ながら、科学的方法の大きな問題点は、真理をまちがいなく記述しているとされる事実群であっても、実際には、一定の枠組みの中でしか事実としての地位を与えられていない理論的存在にすぎない。また、ある心理学教授がいみじくも語ったように、「観察によって事実であることが判明したと言うためには、それが本当に意味がある（つまり事実である）と確定するための理論が必要である。事実というものは、理論が存在してはじめて重要な観察事実になるのであって、偏りのないデータや『決定的な』データなどは存在しない[2]」のである。

したがって、臨死体験を「体脱」体験のひとつと考えるためには、まず第一に、そういった説明には「意味がある」と見なされる「理論的枠組み」を作りあげる必要がある。こうした枠組みからすると、次のような疑問が生ずるはずである。臨死体験中には、本当に肉体の外側から外界を見聞きしているのであろうか。もしそうであれば、人間の何らかの要素（心？）が意識を司る身体的要素（脳？）から分離して、このような驚くべき現象を起こしているのであろうか。

一九三〇年代にノーベル医学生理学賞を受賞したチャールズ・シェリントン卿は、この枠組み（つまり、人間は「心」と「脳」という二通りの基本要素で構成されているという可能性を認める考え方）を正当だと考え、次のように述べている。

　われわれは脳と心の関係を考えるにあたって、まだこの問題が解明されていないことはもちろん、その解明の糸口となる出発点すら判然としていないという事実も、念頭に置かなければならない。……人間は二通りの基本要素〔脳と心〕から成っているという考え方は、一方〔脳〕のみから成るという考え方と比べて、可能性という点では特に差はないように思われる[3]。

シェリントンは、人間は脳と心から成っているという二元論的な考え方を取ったが、その衣鉢《いはつ》を継いだワイルダー・ペンフィールドは、自らの半生を捧げ、人間の脳の構造と機能を神経外科学的に研究する中で、この考え方をさらに発展させている。研究を開始してまだ日の浅い一九三〇年代にペンフィールドは、最高位の脳機構（つまり意識のコントロール）は大脳皮質という広範な脳回にあるとする、当時有力であった考え方の再検討を行なった。そして、大脳皮質を外科的に相当量切除しても意識が完全に破壊されることはないが、高位脳幹に位置する間脳の場合には、ごく一部侵襲が加えられるだけで意識不明が起こる、という事実に着目したのである。そこでペンフィールドは、間脳こそ意識の状態をコントロールする「最高位の脳機構」の座と考えた。

癲癇の患者を対象に臨床神経外科学的研究を長年続けた末、ペンフィールドは、この「最高位の脳機構」という概念をさらに発展させた。癲癇患者の大脳皮質を一部外科的に露出させ、この目的のため特に開発した電気刺激法を用いて、発作を起こす焦点を探り出し治療を行なったペンフィールドは、難治性の癲癇発作を起こす患者に新たな希望をもたらしたばかりでなく、脳の解剖学的領域の非常に複雑な「地図」をも作成したのである。この研究により、脳は、相互に関連してはいるがふたつの独立した領域に二分されるのではないかとペンフィールドは考えた。「コンピュータ的機構」と名づけられた部分は頭頂葉に位置し、脳の運動感覚機能を司っているのに対して、「心的機構」と名づけられた部分は、脳の解釈的能力を担っているというのである。そして両者の中枢は間脳、つまり「最高位の脳機構」にあるという。このような枠組みを用いてペンフィールドは、発作のさまざまな表現型を説明することができたのである。

たとえば、「コンピュータ的機構」である頭頂葉に発作の焦点があると、主として脳の運動感覚機能が刺激され、その結果、四肢に発作的な痙攣が生ずる〔大発作〕。一方ペンフィールドによれば、「心的機構」である前頭葉や側頭葉に発作の焦点があると、脳の解釈的能力が抑制され、「自動機械」のように「心を失った人間」に成り下がってしまう。こうした発作が起こると、

患者は突然意識不明に陥るが、脳の他の機構は働き続けるので、患者は自動機械に成り下がってしまう。混乱を起こして無目的に歩き回ることもあるし、最高位の脳機構が働かなくなると、患者の心が何らかの行動を自動的な感覚運動機構に引き継ごうとしていた場合には、その行動を続けることもあるし、ステレオタイプな習慣的行動パターンに従うこともある。いずれの場合でも、この自動機械には、これまで下したことのない決定はほとんど下せない。……この間の記憶は完全に失われてしまう。……〔この自動機械には〕ユーモアのセンスという、あのいわく言いがたい特性は存在しない。美しい夕焼けを見て感動することもなければ、満足感や幸福感、愛情、同情を感じることもない。こういったものは、あらゆる認識と同様、心の働

きだからである。[4]

一九七〇年代半ばに死去する直前、ペンフィールドは、自らの神経外科医としての総決算を『脳と心の正体』(邦訳、法政大学出版局)と題する著書の中で行なっている。その中でペンフィールドは、手の込んだ解剖学的生理学的理論を用いても、人間の脳の「コンピュータ」的機構も「心」的機構も説明できないことがわかったと述べている。「これまで得られた証拠の最終的検討」という章の中でペンフィールドは、結論として次のようにまとめている。

私はこれまで、自分の半生をかけて、脳によって心を説明しようとしてきた。そして今、これまで集積された証拠をこうして最終的に検討してくると、驚くべきことに二元論的な仮説の方がより合理的なようだということが、明らかになってくるのである。……心が最高位の脳機構によって働いたり働きを止めたりするのは事実である。だが心はエネルギーを持っている。しかしそのエネルギーは、神経線維を伝わる電気的なものとは異なっている。ここから先は、私の出る幕ではない。[5]

バイオフィードバックという技法に関する最近の研究から、人間は実験場面で、これまで随意にはコントロールできないとされてきたある種の身体機能のコントロールが可能であることが明らかになってきた。特殊な手がかりや強化法によって、人間は、自らの血圧や体温、痛覚閾値、あるいは脳波すらコントロールする「訓練」ができるのである。もし最高位の脳機構を司る脳細胞の働きが意志の力でコントロールできるとすれば、こうしたコントロールをしようとする主体は何もので、その座をどこに置いているのであろうか。

この問題をはじめ、人間の脳に関する疑問に答えられるようになるまでには、確かにまだ長い道のりが必要である。しかし、シェリントンやペンフィールドらが提起した以上のような理論から、臨死体験を「体脱」の実例、つまり脳と心が分離した実例と考えるための枠組みを、少なくとも作ることはできる。もし人間の脳が、「心」と「脳」というふたつの基本要素から成り立っているのなら、多くの人間では、臨死状態によって心が脳から一時分離する引き金が引かれる、という可能性はないものであろうか。ペンフィールドによれば、意識不明に陥った肉体が「コンピュータ」すなわち生気のない自動機械に成り下がっても、分離した「心」は、満足感や幸福感、愛情、同情、周囲に対する意識を持つことができるというが、臨死体験中の「分離した自分」とは、その分離した「心」なのではなかろうか。このような現象が臨死体験の中で起こったことを、個人的背景や信仰がさまざまに異なる人間が一様に語っているようである。「霊魂が体から抜け出した」(I—60)とか、「自分というものが体から離れて浮かび上がるように感じられた」(I—53)とか、「〔除細動によって〕私も体もひっつかまえられて、無理やり元に戻された」(I—63—2)などである。しかし、こうした臨死体験の内容から、体脱や心・脳分離という考え方が成立するものであろうか。

自己視型臨死体験では、自分の肉体が意識不明のまま横たわっている場面で起こる出来事を、肉体から離れて上方から見聞きしていたと体験者は主張する。その真偽が確認できる事例では、こうした知覚内容が事実と正確に一致することが全例で確認されている。またこの場合、体験者が五感を用いてこうした観察を行なったとする説明は成立しないようである。では、何ものかが体から抜け出したとすれば、体験者による解釈（たとえば「霊魂が体から抜け出した」など）と、自己視型体験が「視覚的」に正確だという事実の双方が説明できるであろうか。

この点について私見を述べれば、私自身はこうした考え方に傾いている。体脱仮説は、これまで蓄積されたデータと最もよく符合するように思われるからである。とはいえ私は、こうした現在の考え方は、ごく少数の自己視型臨死体験の分析をもとに組み立てられたものであることは十分承知している。したがって、さらに研究を重ねてゆく必要があるが、現在でも、さまざまな研究施設でさまざまな研究が実際に進行中である。*また私は、前章で行なった、臨死体験の従来的解釈に対する私の反論は、それだけでは体脱仮説が正しいことの証明にはならないことも十分承知している。本書では触れなかったが、他の解釈を用いれば、こうした事象をすべて説明できるかもしれないからである。とはいえ、本書で紹介した観察事実からすると、この体験を作話だとしてあっさり片づけることはできないし、したがって、通常の解釈に代わる、おそらくはさらに常識から隔った解釈を、厳密かつ科学的に検討する必要があると考えるものである。

では、自己視型臨死体験が、ある種の心・脳分離により起こった、真の体脱体験であることがわかったとしたらどうなのであろうか。しかしそれでもまだ、臨終に際してこの種の現象が、どのような形でなぜ起こるのか、という疑問が残る。この点について私の推測を申しあげると、自己視的な現象は、神経化学的なものかどうかはともかく、何らかのきっかけにより引き金を引かれるが、その引き金が引かれるのは、死の過程の特定の段階ではないかということである。しかしながらそれは、どうやら臨死状況には限られないらしい。たとえば、全身麻酔をかけられた時や（第六章参照）、本物の臨死体験を過去にしたことのある者の日常生活の中で起こった非臨死状況（第八章参照）でも、自己視型体験が報告されているからである。

しかし、超俗型臨死体験についてはどういうことが言えるであろうか。この場合は自己視型臨死体験とは違って、その出来事が事実かどうか確認する方法を私は知らない。とはいえ、こうした報

＊コネチカット大学心理学教授ケネス・リングは、臨死体験の研究を継続中であり、『いまわのきわに見る死の世界』（邦訳、講談社）と題された著書として多くの研究成果を発表している。イリノイ州イースト・ペオリアのジョン・オーデットら数名の医師も研究を行なっている。他に臨死体験の研究が行なわれているのは、ミシガン大学（ブルース・グレイソン）、アイオワ大学（ラッセル・ノイエス）、バージニア大学（イアン・スティーブンソン）、ウェスタン・ニュー・メキシコ大学（クレイグ・ランダル）、カリフォルニア大学バークレー校（チャールズ・ガーフィールド）、シアトル・パシフィック大学（アナリー・オークス）、コロラド州デンバー（フレッド・スクーンメイカー）である。また、臨死体験に関する研究成果や意見を交換するための国際的な場として、国際臨死体験研究学会が設立された。連絡先は、The International Association for Near-Death Studies,U-20,University of Connecticut,Storrs,CT.06268 U.S.A.
（訳註・現在の連絡先は　IANDS, P.O. Box 502, East Windsor Hill, CT. 06028-0502 U.S.A.）

告には、個々の人間がそれぞれ作話をしたとは考えにくいような一貫性が見られるし、複合型臨死体験の超俗的部分は、自己視的部分に引き続いて発生するし、体験者自身には、自己視的部分と同じくらい鮮明かつ現実的に感じられるのである。それで思い出されるのは、ネゴフスキーの臨床死の定義（一三〜一四ページ参照）である。ネゴフスキーの定義では、臨床死から生物学的死への移行が「断絶があると同時に連続的な過程」となっている(6)。もし臨死体験が、生物学的な死に移行する時に生理学的過程と平行して起こるものなら、臨死体験の自己視的および超俗的要素により同じパズルが成り立っていることになろう。臨死状態に陥った時にこのパズルのどのピース（つまり、自己視型、超俗型、複合型臨死体験）が出現するかは、これから明らかにされるべき無数の要因の複雑な絡み合いによって決定されることは、ほぼ確実である。

　臨死体験は、死後の世界をかいま見た結果なのであろうか。医師であり科学者である私としては、むろん、臨死体験は最終的な肉体の死の瞬間に訪れるはずの出来事と同じものだと断言することはできない。こうした体験は、生命が燃え尽きる瞬間に起こっている。こうした体験を報告した者は、死んだ後に蘇ったわけではなく、死の直前で救われたのである。したがって、きわめて厳密に考えると、こうした体験は臨死との出会い体験であって、死そのものとの出会いではない。私は、臨死体験を、心と脳が分離した証拠ではないかと考えているので、こうした現象がなぜ臨死の瞬間に起こるのか不思議でならない。物理的な脳から分離する心は、ある宗教的教義によれば、肉体の死後にも生存を続けるとされる「魂」と、本質的に同一のものだという可能性があるのであろうか。

どうやらこれは、臨死体験から生ずる究極的な疑問のようである。科学的事実や理論が宗教的教義や見解と交叉するのはここ、臨死の時点なのである。私は、自分の実生活の中で、本書に紹介した体験を語ってくれた人たちの証言に接して、心が大きく揺さぶられた。医師として私は、こうした体験が起こった医学的背景を検討し、身体的状態からすると生き続けることは絶望的と思われる患者が、少なからず生き続けていることに、心から驚嘆したのである。また私は、患者が意識不明で臨死状態に陥っている間に肉体から抜け出したという話にも、同じように関心をそそられた。このような出来事に対して私は、「科学的に検討」する態度を示したというよりは、こうした物語が繰り広げられるにつれ、喜びや悲しみの涙を流しながら耳を傾けたのである。ひとことで言えば、本書に紹介した人たちの生や死に深く関わったことにより、アルバート・アインシュタインのように、宇宙の法則を前にして謙虚な姿勢を余儀なくされたのである。かつてアインシュタインは、次のように述べた。

科学を真剣に追求している者は誰であれ、宇宙の法則の中に神の霊が顕在していることを確信するに至る。神の霊は人間の霊をはるかに凌《しの》ぎ、神の霊を前に人間は、自らの力のささやかなることを知り、謙虚にならざるを得ないのである。(7)

臨死体験をした者の大多数が繰り返し認めてきたものこそ、まさにこの「神の霊」なのである。

セイボム先生、私は神の御業だと思っているんです。そうとしか考えられないんです。神によってああいうことが起こったのですし、私をそのままこの世に戻さないようにすることもできたんです。こういう経験をさせていただいて、死後の世界があって、死んだら何もなくなってしまうわけではないということがわかりました（I―67）。

私が見せていただいたのと同じようなあのすごい神秘を見せられたら、そのとたん先生も、もうそれだけで恐怖はないはずだということがおわかりになりますよ。……神は私を死なせたくなかったのだと思います。……もし私をお望みでしたら、そのまま死なせたでしょう。……このものすごい神秘を私にちょっとのぞかせて、それからこの世に戻してやりたいと思われたんです（I―23）。

そして、死の瀬戸際で直面した筆舌に尽くせない真理によって、深く心を揺り動かされた人間の生活の中で生き続けるように思われるのは、まさにこの「神の霊」なのである。

わたしたちは、今は鏡にぼんやり映ったものを見ていますが、そのときには、顔と顔とを合わせて見ることになるでしょう。今は部分的にしか知りませんが、そのときには、わたしが神に知られているように、はっきり知ることになるでしょう。

コリントの信徒への手紙1　十三章十二節

付録

統計的方法の説明

この付録では、統計的な確率値（「p値」）を、二群の人間に対して行なわれた特定の観察結果の差を比較する目的で用いている。たとえば、病気Xにかかっている患者を死から救うために薬物Aが有効である、という仮説を考えてみよう。病気Xにかかっている患者一〇〇名を対象にこの仮説の検証を行なうためには、まず患者を半分に分け、一方を薬物Aを投与する治療群、もう一方を何の治療も行なわず放置しておく対照群とする。その結果、薬物Aで治療した群では、五〇名のうち三〇名までが死亡したのに対して、非治療群では五〇名全員が死亡したとしよう。統計的な分析法を用いて、治療群と非治療群の結果を比較すれば、薬物Aが、病気Xにかかっている患者を死から救ううえで本当に効果的かどうかが、統計的な意味で判定できる。また、その薬物療法を統計的に分析すれば、薬物Aが病気Xによる死から患者を救う効果があると言ってはまちがいになる確率を算出することもできる。もし、このまちがいの確率が五パーセント以下になれば、薬物Aには病気

Xによる死を防止する効果があると結論することが、統計的に意味がある（「有意」である）と言える。まちがいとなる確率が小さければそれだけ（つまり、「p値」が低ければ低いほど）、統計的にその結論が正しい率が高くなる。「p値」は小数点で表示され、五パーセントは0.05、二パーセントは0.02、一パーセントは0.01となる。以上のように、「p値」が五パーセント以下（p＜0.05）の場合には、二群の人間（この例では治療群と非治療群）の間に見られた差は、習慣的に「有意」な差とされる。病気Xを薬物Aで治療するというこの例では、「p値」は1パーセント以下になり、これは高度の有意差である。本書で「p値」を算出するのに用いた方法は、スチューデントのt検定とカイ自乗検定である。

表1　インタビュー対象者の個人的背景

インタビュー番号[1]	インタビューのタイプ[2]	年齢	性別	人種	居住地[3]	教育年数	職業	宗教	教会に通う頻度[4]	臨死体験を事前に知っていたか
1	未来志向	32	男	白	B/フロリダ	17	事務・セールス	プロテスタント	2	いいえ
2	未来志向	54	男	白	B/フロリダ	9	労務・軍務	プロテスタント	2	は い
3	未来志向	51	男	白	C/フロリダ	15	事務・セールス	プロテスタント	3	いいえ
4	未来志向	32	男	白	B/フロリダ	12	労務・軍務	不可知論	0	いいえ
5	未来志向	57	男	白	B/ジョージア	15	労務・軍務	不可知論	0	いいえ
6	未来志向	32	女	白	D/フロリダ	12	事務・セールス	プロテスタント	1	いいえ
7	未来志向	65	男	白	B/ジョージア	12	事務・セールス	プロテスタント	2	いいえ
8	未来志向	56	男	白	C/フロリダ	16	専門	カトリック	2	いいえ
9	未来志向	60	女	白	D/フロリダ	19	専門	ユダヤ教	1	いいえ
10	未来志向	51	男	白	C/インディアナ	7	労務・軍務	プロテスタント	2	は い
11	未来志向	60	男	白	B/フロリダ	14	事務・セールス	プロテスタント	1	は い
12	未来志向	75	男	白	C/フロリダ	10	労務・軍務	プロテスタント	4	いいえ
13	未来志向	66	男	白	B/フロリダ	12	事務・セールス	プロテスタント	3	いいえ
14	未来志向	50	男	白	B/フロリダ	16	専門	カトリック	4	いいえ
15	未来志向	35	男	白	B/ジョージア	14	労務・軍務	プロテスタント	4	いいえ

1　“s”は手術中の体験を示す。
2　「未来志向」は未来志向型インタビュー，「紹介」は紹介患者のインタビューを示す。
3　Aは辺地，Bは人口1万人以下の町村，Cは1万人―10万人の市町村，Dは人口10万人以上の都市部。
4　0は不可知論者，1は「通わない」，2は「ひと月に1回以下」，3は「ひと月に1―3回」，4は「毎週」。

16	未来志向	40	女	白	B/フロリダ	12	労務・軍務	プロテスタント	1	いいえ
17	未来志向	39	女	白	B/フロリダ	10	労務・軍務	プロテスタント	1	は い
18	未来志向	32	女	白	B/フロリダ	13	労務・軍務	プロテスタント	4	いいえ
19	未来志向	52	男	白	A/フロリダ	16	事務・セールス	不可知論	0	いいえ
20	未来志向	38	男	白	A/フロリダ	12	労務・軍務	プロテスタント	1	いいえ
21	未来志向	58	男	白	B/フロリダ	12	労務・軍務	プロテスタント	2	いいえ
22	未来志向	44	男	白	B/フロリダ	10	労務・軍務	プロテスタント	4	いいえ
23	未来志向	60	男	白	C/フロリダ	12	労務・軍務	カトリック	2	いいえ
24	未来志向	58	男	白	B/フロリダ	12	事務・セールス	プロテスタント	3	いいえ
25	未来志向	60	男	白	C/フロリダ	5	労務・軍務	プロテスタント	1	いいえ
26	未来志向	58	男	白	B/フロリダ	12	労務・軍務	カトリック	3	いいえ
27	未来志向	69	男	白	A/フロリダ	8	事務・セールス	プロテスタント	4	いいえ
28	未来志向	37	女	白	C/フロリダ	12	労務・軍務	不可知論	0	いいえ
29	未来志向	23	女	白	B/フロリダ	14	専門	プロテスタント	2	いいえ
30	未来志向	42	男	白	B/フロリダ	9	労務・軍務	プロテスタント	2	いいえ
31	未来志向	56	男	白	B/フロリダ	6	労務・軍務	プロテスタント	4	いいえ
32	未来志向	44	男	白	B/フロリダ	16	専門	不可知論	0	いいえ
33	未来志向	47	男	白	B/フロリダ	12	事務・セールス	プロテスタント	3	いいえ
34	紹　介	67	女	白	D/フロリダ	12	労務・軍務	プロテスタント	4	いいえ
35	紹　介	75	女	白	D/アラスカ	13	労務・軍務	カトリック	4	いいえ
36	紹　介	62	女	白	C/ウィスコンシン	12	労務・軍務	プロテスタント	2	いいえ
37	紹　介	55	女	白	C/フロリダ	16	専門	カトリック	3	いいえ
38	紹　介	49	男	白	D/フロリダ	16	事務・セールス	プロテスタント	1	いいえ
39s	紹　介	62	女	白	C/ペンシルベニア	12	労務・軍務	カトリック	4	いいえ
40s	紹　介	42	女	白	D/ニューヨーク	12	事務・セールス	カトリック	4	いいえ
41	紹　介	55	女	白	C/フロリダ	10	事務・セールス	プロテスタント	4	いいえ

インタビュー番号	インタビューのタイプ	年齢	性別	人種	居住地	教育年数	職業	宗教	教会に通う頻度	臨死体験を事前に知っていたか
42	紹介	50	男	白	C/ノースカロライナ	18	専門	プロテスタント	3	いいえ
43	紹介	60	女	白	C/フロリダ	12	労務・軍務	プロテスタント	3	いいえ
44	紹介	43	男	白	C/ニュージャージー	12	事務・セールス	カトリック	2	はい
45	紹介	60	女	白	C/オハイオ	12	労務・軍務	プロテスタント	1	いいえ
46	紹介	84	女	白	B/イリノイ	16	専門	プロテスタント	4	いいえ
47	紹介	63	男	白	C/フロリダ	12	専門	プロテスタント	1	いいえ
48s	紹介	52	女	白	B/フロリダ	12	事務・セールス	プロテスタント	4	はい
49	紹介	62	男	白	D/フロリダ	20	専門	プロテスタント	4	いいえ
50s	紹介	55	女	白	C/ミシガン	12	専門	カトリック	3	いいえ
51s	紹介	62	女	白	C/フロリダ	16	労務・軍務	プロテスタント	4	いいえ
52	紹介	54	男	白	C/イリノイ	14	事務・セールス	プロテスタント	4	いいえ
53	紹介	48	男	白	D/フロリダ	12	事務・セールス	プロテスタント	4	いいえ
54	紹介	73	女	白	C/フロリダ	19	専門	プロテスタント	1	いいえ
55s	紹介	60	男	白	C/テキサス	12	事務・セールス	プロテスタント	3	いいえ
56	紹介	53	男	白	A/フロリダ	11	事務・セールス	プロテスタント	4	いいえ
57	紹介	60	男	白	C/ミシガン	10	労務・軍務	カトリック	1	いいえ
58s	紹介	56	女	白	B/メリーランド	18	事務・セールス	プロテスタント	2	いいえ
59s	紹介	58	女	白	C/フロリダ	14	事務・セールス	プロテスタント	2	いいえ
60	紹介	45	男	白	B/ジョージア	16	専門	プロテスタント	2	いいえ
61	紹介	50	男	白	C/ペンシルベニア	12	労務・軍務	プロテスタント	3	いいえ
62	紹介	58	女	白	D/フロリダ	16	労務・軍務	プロテスタント	3	いいえ
63	紹介	46	男	白	B/ジョージア	12	労務・軍務	プロテスタント	2	いいえ

64	紹　介	24	女	白	C/フロリダ	16	専門	不可知論	0	いいえ
65	紹　介	54	男	白	D/ジョージア	12	労務・軍務	プロテスタント	4	いいえ
66	紹　介	55	男	白	D/ジョージア	9	労務・軍務	プロテスタント	1	いいえ
67	紹　介	62	男	黒	B/フロリダ	8	労務・軍務	プロテスタント	3	いいえ
68	紹　介	33	男	白	D/ジョージア	12	事務・セールス	プロテスタント	2	いいえ
69	紹　介	35	男	黒	D/ジョージア	19	専門	プロテスタント	1	いいえ
70s	紹　介	41	女	白	C/ミズーリ	16	事務・セールス	カトリック	1	いいえ
71s	未来志向	48	男	白	D/ジョージア	18	専門	プロテスタント	4	いいえ
72	未来志向	57	男	白	B/フロリダ	12	労務・軍務	不可知論	0	いいえ
73	未来志向	46	男	白	C/フロリダ	17	専門	プロテスタント	1	はい
74	未来志向	67	男	白	B/フロリダ	12	労務・軍務	プロテスタント	3	はい
75	未来志向	51	男	白	B/フロリダ	12	労務・軍務	プロテスタント	4	はい
76	未来志向	32	男	白	B/フロリダ	9	労務・軍務	プロテスタント	2	いいえ
77	未来志向	72	男	白	A/フロリダ	2	労務・軍務	プロテスタント	1	はい
78	未来志向	59	男	白	C/フロリダ	9	労務・軍務	プロテスタント	1	いいえ
79	未来志向	54	男	白	B/フロリダ	19	専門	不可知論	0	はい
80	未来志向	52	男	白	C/フロリダ	12	事務・セールス	プロテスタント	4	はい
81	未来志向	54	男	白	C/フロリダ	8	労務・軍務	プロテスタント	1	いいえ
82	未来志向	46	男	黒	D/フロリダ	12	事務・セールス	プロテスタント	3	はい
83	未来志向	49	男	白	B/フロリダ	14	労務・軍務	カトリック	3	はい
84	未来志向	70	男	白	C/フロリダ	9	事務・セールス	カトリック	4	いいえ
85	未来志向	45	男	白	B/ジョージア	12	労務・軍務	プロテスタント	3	いいえ
86	未来志向	56	男	白	C/ジョージア	11	労務・軍務	プロテスタント	1	いいえ
87	未来志向	56	男	白	D/ジョージア	16	事務・セールス	プロテスタント	4	はい
88	未来志向	58	女	白	C/フロリダ	11	事務・セールス	プロテスタント	3	はい
89	未来志向	27	男	白	C/フロリダ	14	労務・軍務	プロテスタント	1	はい

インタビュー番号	インタビューのタイプ	年齢	性別	人種	居住地	教育年数	職　業	宗　教	教会に通う頻度	臨死体験を事前に知っていたか
90	未来志向	64	男	白	B/フロリダ	6	労務・軍務	プロテスタント	4	いいえ
91	未来志向	44	男	白	A/ジョージア	12	専門	モルモン	4	はい
92	未来志向	28	男	黒	B/フロリダ	14	専門	プロテスタント	2	いいえ
93	未来志向	60	男	白	B/フロリダ	9	労務・軍務	プロテスタント	4	いいえ
94	未来志向	23	男	白	C/ジョージア	12	労務・軍務	プロテスタント	2	はい
95	未来志向	60	男	白	B/フロリダ	2	労務・軍務	プロテスタント	3	はい
96	未来志向	55	男	白	D/フロリダ	5	労務・軍務	不可知論	0	はい
97	未来志向	67	男	白	B/フロリダ	19	事務・セールス	プロテスタント	2	はい
98	未来志向	60	男	白	B/フロリダ	8	労務・軍務	プロテスタント	2	はい
99	未来志向	39	男	白	B/ジョージア	14	事務・セールス	プロテスタント	4	はい
100	未来志向	41	男	白	B/ジョージア	12	労務・軍務	プロテスタント	2	いいえ
101	未来志向	54	男	白	B/フロリダ	12	事務・セールス	不可知論	0	いいえ
102	未来志向	17	女	白	B/フロリダ	10	労務・軍務	プロテスタント	2	いいえ
103	未来志向	76	女	白	B/フロリダ	10	労務・軍務	プロテスタント	4	いいえ
104	未来志向	17	女	黒	A/フロリダ	9	労務・軍務	プロテスタント	3	はい
105	未来志向	61	男	白	B/フロリダ	12	事務・セールス	プロテスタント	2	いいえ
106	未来志向	37	男	白	B/フロリダ	16	専門	プロテスタント	1	はい
107	未来志向	75	女	白	D/フロリダ	16	事務・セールス	プロテスタント	4	いいえ
108	未来志向	73	女	黒	B/フロリダ	8	労務・軍務	プロテスタント	4	はい
109	未来志向	59	男	白	B/ジョージア	12	労務・軍務	プロテスタント	4	はい
110	未来志向	68	女	白	B/ジョージア	16	事務・セールス	プロテスタント	3	はい
111	未来志向	53	男	白	B/ジョージア	12	労務・軍務	プロテスタント	2	はい

112	未来志向	63	男	白	D/フロリダ	16	事務・セールス	プロテスタント	3	いいえ
113	未来志向	52	男	白	B/ジョージア	9	事務・セールス	プロテスタント	1	はい
114	未来志向	62	男	白	A/フロリダ	4	労務・軍務	プロテスタント	4	はい
115	未来志向	57	男	白	B/ジョージア	12	労務・軍務	プロテスタント	4	はい
116	未来志向	51	男	白	B/ジョージア	10	労務・軍務	プロテスタント	1	いいえ

表２　未来志向型のインタビューを行なった患者の個人的背景 臨死体験の有無による比較

		臨死体験のあった者（33名）	臨死体験のなかった者（45名）	
平均年齢		49歳	53歳	
性　　別	男性	26（79%）	38（84%）	
	女性	7（21%）	7（16%）	
人　　種	白人	33（100%）	41（91%）	
	黒人		4（ 9%）	
居住地（合衆国南東部）		32（97%）	45（100%）	
居住する市町村の大きさ				
	辺地	3（ 9%）	4（ 9%）	
	人口１万人以下	21（64%）	27（60%）	
	１万人から10万人	7（21%）	9（20%）	
	10万人以上	2（ 6%）	5（11%）	
平均教育年数		12.3年	11.5年	
職　　業				
	専門職	5（15%）	5（11%）	
	事務・セールス	10（30%）	13（29%）	
	労働・軍務	18（55%）	27（60%）	
宗　　教				
	プロテスタント	23（70%）	38（84%）	
	カトリック	4（12%）	2（ 5%）	
	不可知論者	5（15%）	4（ 9%）	
	その他	1（ 3%）	1（ 2%）	
教会に通う頻度＊				
	0	5（15%）	4（ 9%）	
	1—2	16（49%）	18（40%）	
	3—4	12（36%）	23（51%）	
臨死体験に関して事前に知っていた		4（12%）	27（60%）	$p<0.01$

＊教会に通う頻度：０は不可知論者，１は「通わない」，２は「ひと月に１回以下」，３は「ひと月に１－３回」，４は「毎週」。

表3　「心肺蘇生法に関する一般的知識を事前に持っていたかどうか」を検討するための対照患者の個人的背景

インタビュー番号	年齢	性別	人種	居住地	教育年数	職業	宗教	教会に通う頻度
1	55	男	黒	C/ジョージア	11	労務・軍務	プロテスタント	4
2	57	男	白	B/ジョージア	9	労務・軍務	プロテスタント	2
3	57	男	白	D/ジョージア	7	労務・軍務	プロテスタント	4
4	71	男	白	B/ジョージア	10	事務・セールス	プロテスタント	4
5	50	男	白	D/ジョージア	10	事務・セールス	プロテスタント	3
6	57	男	白	C/ジョージア	3	労務・軍務	プロテスタント	4
7	55	男	白	C/ジョージア	10	労務・軍務	プロテスタント	3
8	76	男	黒	D/ジョージア	5	労務・軍務	プロテスタント	4
9	57	男	白	D/ジョージア	14	専門	プロテスタント	4
10	56	男	白	D/ジョージア	12	事務・セールス	不可知論	0
11	64	男	白	C/ジョージア	8	事務・セールス	プロテスタント	3
12	49	男	白	B/ジョージア	8	労務・軍務	プロテスタント	4
13	56	男	白	B/ジョージア	10	事務・セールス	プロテスタント	1
14	61	男	白	D/ジョージア	11	事務・セールス	プロテスタント	4
15	68	男	白	B/ジョージア	15	事務・セールス	プロテスタント	2
16	69	男	白	B/ジョージア	9	事務・セールス	プロテスタント	2
17	64	男	白	C/ジョージア	12	労務・軍務	プロテスタント	4
18	53	男	白	D/ジョージア	9	労務・軍務	プロテスタント	3

インタビュー番号	年齢	性別	人種	居　住　地	教育年数	職　　業	宗　　教	教会に通う頻度
19	46	男	白	C/ジョージア	15	労務・軍務	プロテスタント	1
20	57	男	白	D/ジョージア	9	事務・セールス	プロテスタント	1
21	59	男	白	D/ジョージア	19	専門	カトリック	3
22	64	男	白	C/ジョージア	12	事務・セールス	プロテスタント	3
23	46	男	白	B/ジョージア	7	労務・軍務	プロテスタント	4
24	56	男	白	B/ジョージア	11	労務・軍務	プロテスタント	1
25	56	男	白	D/ジョージア	16	専門	プロテスタント	2

＊表の見方は表1を参照。

表 4　臨死の危機状況

インタビュー番号[1]	臨死状態からインタビューまでの時間	危機状況の内容	危機状況が発生した場所	意識不明に陥っていたと思われる時間	蘇生の方法[2]
1	1年	心停止	病院	1—30分	薬物
2	4年	心停止	病院	1—30分	除＋薬
3	4年	心停止	病院	1—30分	除＋薬
4	7年	心停止	病院	1—30分	薬物
5	4年	心停止	病院	1—30分	薬物
6	13年	事故	自動車	30分以上	維持
7	1日	心停止	病院	1—30分	除＋薬
8	7年	心停止	病院	30分以上	除＋薬
9	6年	心停止	病院	30分以上	維持
10	5年	心停止	病院	1—30分	薬物
11	1年	昏睡状態	病院	30分以上	維持
12	58年	昏睡状態	病院	30分以上	維持
13	1日	心停止	病院	30分以上	除＋薬
14	2年	心停止	病院	1—30分	除＋薬
15	1年	心停止	病院	30分以上	除＋薬
16	1年	心停止	病院	30分以上	薬物
17	1年	心停止	病院	1—30分	薬物
18	4ヵ月	昏睡状態	病院	30分以上	維持

1　インタビュー番号——“s”は手術中の体験を示す。
2　蘇生法——「なし」は自発的蘇生，「薬物」は投薬による蘇生，「除＋薬」は電気的除細動と投薬による蘇生，「維持」は維持的療法による蘇生。

インタビュー番号	臨死状態からインタビューまでの時間	危機状況の内容	危機状況が発生した場所	意識不明に陥っていたと思われる時間	蘇生の方法
19	4年	心停止	病院	1—30分	除＋薬
20	1ヵ月	心停止	駐車場	1—30分	なし
21	7ヵ月	心停止	病院	1—30分	薬物
22	1ヵ月	心停止	病院	1—30分	除＋薬
23	1ヵ月	昏睡状態	病院	30分以上	維持
24	1ヵ月	心停止	病院	1—30分	除＋薬
25	3年	心停止	病院	1—30分	薬物
26	4年	心停止	病院	1—30分	薬物
27	2年	心停止	病院	1—30分	除＋薬
28	2年	昏睡状態	病院	30分以上	維持
29	1年	心停止	病院	30分以上	薬物
30	12時間	心停止	病院	1分以内	なし
31	26年	事故	病院	30分以上	維持
32	5年	心停止	病院	1—30分	除＋薬
33	1年	心停止	病院	1—30分	除＋薬
34	2週間	心停止	病院	1—30分	除＋薬
35	45年	昏睡状態	病院	30分以上	維持
36	40年	昏睡状態	病院	30分以上	維持
37	17年	昏睡状態	病院	30分以上	維持
38	23年	昏睡状態	病院	1—30分	維持
39s	1年	手術	病院	1—30分	維持
40s	1年	手術	病院	30分以上	維持
41	19年	昏睡状態	病院	1—30分	維持

42	2年	心停止	病院	1—30分	薬物
43	1年	心停止	病院	30分以上	除＋薬
44	1年	昏睡状態	病院	30分以上	維持
45	15年	昏睡状態	病院	1—30分	維持
46	48年	昏睡状態	病院	30分以上	維持
47	8年	心停止	病院	1—30分	除＋薬
48s	22年	手術	病院	30分以上	維持
49	1年	昏睡状態	病院	1—30分	維持
50s	25年	手術	病院	30分以上	維持
51s	4年	手術	病院	30分以上	維持
52	2年	事故	自動車	30分以上	維持
53	1年	昏睡状態	救急車	30分以上	維持
54	11年	昏睡状態	病院	30分以上	維持
55s	1年	手術	病院	30分以上	維持
56	2ヵ月	心停止	病院	1—30分	除＋薬
57	1年	心停止	病院	1—30分	除＋薬
58s	2年	手術	病院	30分以上	維持
59s	37年	手術	病院	30分以上	維持
60	10年	心停止	病院	1—30分	除＋薬
61	8年	心停止	病院	1—30分	除＋薬
62	7年	心停止	自動車	1—30分	薬物
63	1年	心停止	病院	1—30分	除＋薬
64	3年	自殺	病院	30分以上	維持
65	8年	昏睡状態	病院	1—30分	薬物
66	1年	心停止	病院	1—30分	除＋薬
67	1年	心停止	病院	30分以上	除＋薬

インタビュー番号	臨死状態からインタビューまでの時間	危機状況の内容	危機状況が発生した場所	意識不明に陥っていたと思われる時間	蘇生の方法
68	10年	事故	ベトナム	30分以上	維持
69	14年	事故	ベトナム	30分以上	維持
70s	7年	手術	病院	30分以上	維持
71s	4年半	手術	病院	30分以上	除＋薬
72	4ヵ月	心停止	自宅	1—30分	なし
73	1ヵ月	心停止	自宅	1—30分	なし
74	1日	心停止	病院	1—30分	除＋薬
75	1日	心停止	病院	1分以内	薬物
76	2週間	心停止	病院	1分以内	除＋薬
77	1ヵ月	心停止	自宅	1分以内	なし
78	2年	心停止	病院	1—30分	除＋薬
79	5年	心停止	自宅	1—30分	薬物
80	1年	心停止	病院	1—30分	除＋薬
81	4ヵ月	心停止	自宅	1—30分	除＋薬
82	3年	心停止	自動車	1分以内	なし
83	3年	心停止	病院	1分以内	薬物
84	2週間	心停止	病院	1分以内	なし
85	1日	心停止	病院	1分以内	薬物
86	1ヵ月	心停止	病院	30分以上	除＋薬
87	1ヵ月	心停止	病院	1—30分	除＋薬
88	2週間	心停止	病院	1分以内	薬物
89	1年	昏睡状態	病院	30分以上	維持
90	2週間	心停止	病院	1—30分	薬物

91	2ヵ月	心停止	病院	1分以内	なし
92	9年	事故	ベトナム	1—30分	なし
93	1ヵ月	心停止	船	1分以内	なし
94	1年	心停止	病院	1—30分	除+薬
95	1ヵ月	心停止	自宅	1—30分	薬物
96	1ヵ月	心停止	病院	1—30分	除+薬
97	1年	心停止	自宅	1分以内	なし
98	4日	心停止	病院	30分以上	除+薬
99	5ヵ月	心停止	病院	1—30分	薬物
100	1年	昏睡状態	病院	30分以上	薬物
101	15年	心停止	病院	1—30分	薬物
102	1ヵ月	心停止	病院	30分以上	除+薬
103	11日	心停止	病院	1—30分	除+薬
104	16日	昏睡状態	病院	1—30分	維持
105	1ヵ月	心停止	病院	30分以上	除+薬
106	3ヵ月	心停止	病院	1—30分	除+薬
107	2週間	心停止	病院	1—30分	除+薬
108	5週間	心停止	自宅	1分以内	なし
109	6年	心停止	自宅	1—30分	薬物
110	2週間	心停止	病院	1分以内	なし
111	2年	心停止	病院	1—30分	薬物
112	4ヵ月	心停止	病院	1—30分	薬物
113	1ヵ月	心停止	病院	1—30分	除+薬
114	2年	事故	自動車	30分以上	維持
115	1年	心停止	病院	1—30分	除+薬
116	3ヵ月	心停止	病院	1—30分	除+薬

表5　手術中に発生した危機的状況

インタビュー番号	体験型	手術中の状況
19s*	自己視型	1978年に開心術が行なわれたが，合併症はなかった。
28s*	自己視型	1968年に胆嚢の手術が行なわれたが，合併症はなかった。
39s	超俗型	1976年に口腔外科手術が行なわれたが，麻酔に対して重篤なアレルギー反応を示した。
40s	超俗型	1977年に子宮切除。心臓に異常が発生した可能性があるが，当時の記録が入手できず。
48s	超俗型	1955年に出産した際に合併症を併発。
50s	超俗型	1952年に出産（臀部分娩）した際に合併症を併発，重篤な子癇前症も起こしていた。
51s	超俗型	1973年に腎臓の手術（腎切除）が行なわれたが，脾臓の裂傷が起こり，緊急の脾切除が施行された。
55s	超俗型	1976年に腹部大動脈瘤が破裂したため修復手術が行なわれたが，その際に出血性ショックが発生した（血圧40／0）。
58s	超俗型	1976年に卵巣嚢胞の切除手術が行なわれたが，合併症はなかった。
59s	超俗型	1940年に帝王切開が行なわれたが，出産に長時間を要したうえ，ショックを起こした。
68s*	自己視型	1969年にベトナムで下肢切断の緊急手術を行なった際重篤な出血性ショックを起こした。
70s	自己視型	1972年に椎間板ヘルニアの手術が行なわれた時，不整脈が出現した。
71s	超俗型	1975年に開心術が行なわれた際，心停止が発生した。

＊この患者たちは，手術以外の危機状況でも臨死体験をしている。
それについては別掲しておいた。

表6　手術とは無関係の状況で臨死状態に陥った患者に対して未来志向型インタビューを行なった時の，臨死状況の分析——臨死体験の有無による比較

	臨死体験のあった者（33名）	臨死体験のなかった者（45名）	
危機状況			
心停止	26（79%）	40（89%）	
昏睡状態	5（15%）	3（7%）	
事故	2（6%）	2（4%）	
場所			
病院	31（94%）	32（71%）	$p<0.02$
意識不明に陥っていたと思われる時間			
1分以内	1（3%）	13（29%）	$p<0.01$
1—30分	19（58%）	25（56%）	
30分以上	13（39%）	7（15%）	$p<0.02$
蘇生法			
なし	2（6%）	11（24%）	$p<0.05$
投薬	10（30%）	13（29%）	
除細動＋投薬	13（39%）	18（40%）	
維持的療法	8（25%）	3（7%）	$p<0.05$

表7　2回以上臨死状態に陥った患者の，集計に含まれていない臨死状態の分析

インタビュー番号	他に臨死状態に陥った回数	それに関連して起こった臨死体験
2	8—10回の心停止	なし
4	1回の心停止	なし
5	1回の昏睡	同じ型の臨死体験（表8参照）
11	1回の心停止	なし
12	1回の心停止	なし
14	1回の心停止	なし
16	1回の昏睡	同じ型の臨死体験（表8参照）
18	3—5回の昏睡	毎回同じ型の臨死体験（表8参照）
19	1回の心停止	なし
20	5—10回の心停止	なし
28	1回の昏睡	同じ型の臨死体験（表8参照）
45	1回の心停止	同じ型の臨死体験（表8参照）
54	3回の昏睡	2回の昏睡状態で臨死体験 1. 1—4，10の要素を伴ったもの（表9参照） 2. 1—4，10の要素を伴ったもの（表9参照）
60	1回の心停止	なし
62	合計8—10回の事故，心停止，昏睡状態	毎回同じ型の臨死体験（表8参照）
63	1回の心停止	1—3，5，7—10の要素を伴った臨死体験（表9参照）
66	1回の心停止	なし
73	5—10回の心停止	なし
77	1回の心停止	なし
82	1回の心停止	なし
84	1回の心停止	なし
88	1回の心停止	なし
89	1回の心停止	なし
91	5—10回の心停止	なし
93	1回の心停止	なし
96	1回の心停止	なし
97	1回の心停止	なし
101	1回の心停止	なし
105	1回の心停止	なし
106	1回の心停止	なし
108	5—10回の心停止	なし
110	2回の心停止	なし
113	1回の心停止	なし

表 8　臨死体験の型と要素

インタビュー番　号[1]	臨死体験の型[2]	臨死体験の要素（表 9 参照）									
		1	2	3	4	5	6	7	8	9	10
1	自己	○	○	○	○						○
2	超俗	○	○	○					○		○
3	複合	○	○	○	○	○		○		○	○
4	超俗	○	○	○					○		○
5	自己	○	○	○	○						○
6	自己	○	○	○	○						○
7	超俗	○	○	○						○	○
8	複合	○	○	○	○	○		○	○	○	○
9	超俗		○	○					○	○	○
10	超俗	○	○	○							○
11	自己	○	○	○	○						○
12	自己	○	○	○	○						○
13	自己		○	○	○						○
14	自己	○	○	○	○						○
15	超俗	○	○	○		○	○	○	○	○	○
16	複合	○	○	○	○				○	○	○
17	複合	○	○	○	○			○	○	○	○
18	超俗	○	○	○					○	○	○
19	自己	○	○	○	○					○	○
20	自己	○	○	○	○						○
21	超俗	○	○	○		○		○		○	○
22	超俗	○	○	○		○		○			○
23	自己	○	○	○	○						○
24	超俗	○	○	○					○	○	○
25	超俗	○	○	○					○	○	○
26	超俗	○	○	○		○					○
27	複合	○	○	○	○	○			○		○
28	自己	○	○	○	○						○
29	超俗	○	○	○		○				○	○
30	自己	○	○	○	○						○
31	自己	○	○	○	○						○
32	自己		○	○	○						○
33	超俗	○	○	○		○		○			○
34	超俗	○	○	○					○	○	○

1　インタビュー番号の“s”は手術中の体験を示す。
2　「自己」は自己視型，「超俗」は超俗型，「複合」は複合型臨死体験を示す。

表8 （続き）

インタビュー番号	臨死体験の型	臨死体験の要素（表9参照）1	2	3	4	5	6	7	8	9	10
35	複合	○	○	○	○				○	○	○
36	超俗		○	○				○	○		○
37	超俗	○	○	○					○	○	○
38	超俗	○	○	○		○		○			○
39s	超俗	○	○	○					○	○	○
40s	超俗	○	○	○			○	○	○	○	○
41	複合	○	○	○	○	○			○	○	○
42	自己	○	○	○	○						○
43	超俗	○	○	○		○		○	○	○	○
44	超俗	○	○	○					○	○	○
45	複合	○	○	○	○	○					○
46	自己	○	○	○	○						○
47	超俗	○	○	○					○		○
48s	超俗	○	○	○			○	○		○	○
49	超俗	○	○	○		○		○			○
50s	超俗	○	○	○		○			○	○	○
51s	超俗	○	○	○		○					○
52	超俗	○	○	○					○	○	○
53	複合	○	○	○	○				○		○
54	超俗	○	○	○					○	○	○
55s	超俗	○	○					○	○		○
56	超俗	○	○	○		○		○		○	○
57	複合	○	○	○	○			○	○	○	○
58s	超俗		○	○						○	○
59s	超俗	○	○	○					○	○	○
60	複合	○	○	○	○			○	○		○
61	超俗	○	○	○					○	○	○
62	超俗	○	○	○					○	○	○
63	自己	○	○	○	○						○
64	自己	○	○	○	○						○
65	超俗	○	○	○				○	○	○	○
66	超俗	○	○	○					○	○	○
67	自己	○	○	○	○						○
68	複合	○	○	○	○		○	○		○	○
69	自己		○	○	○						○
70s	自己	○	○	○	○						○
71s	超俗	○	○	○					○	○	○

表 9　手術とは無関係の状況で起こった 61例の臨死体験の要素とその出現頻度

要　素	頻度
1. 自分が死んだという感じ	92%
2. 落ち着き，安らかになる	100%
3. 肉体から離れる感じ	100%
4. 事物や事象を見る（自己視）	53%
5. 暗い空間	23%
6. 自分の一生をふり返る	3%
7. 光の存在	28%
8. 超俗的世界に入る	54%
9. 他者と出会う	48%
10. 肉体に戻る	100%

表10　手術とは無関係の状況で起こった臨死体験を
報告している61例の患者の個人的背景
臨死体験の要素（1―10）に関する各群間の比較

個人的背景	群分け		比較の結果
	群数	群分けの基準	
年齢	3	20―40，41―60，61―80歳	臨死体験の要素に関しては3群間に有意差はなかった
性別	2	男性，女性	9番目の要素で，女性群の出現率が有意（p<0.02）に多かったが，他の要素では有意差はなかった
人種	2	白人，黒人	黒人の数が少なすぎ，比較できず
居住地	2	合衆国南東部，その他	臨死体験の要素に関して群間に有意差はなかった
居住する市町村の大きさ	4	辺地，人口1万人以下，1万―10万人，10万人以上	臨死体験の要素に関して群間に有意差はなかった
教育年数	3	10年未満，10―12年，12年以上	教育年数の最長群と最短群の間には，臨死体験の要素に関して有意差はなかった
職業	3	労務・軍務，事務・セールス，専門職	9番目の要素で労務・軍務群の方が専門職群よりも有意（p<0.05）に多かったが，他の点では有意差なし
宗教	3	プロテスタント，カトリック，不可知論者	臨死体験の要素に関して群間に有意差はなかった
教会に通う頻度	3	不可知論者，「通わない」と「月1回以下」，「月に1―4回」	臨死体験の要素に関して群間に有意差はなかった
臨死体験について事前に知っていたかどうか	2	「はい」，「いいえ」	「はい」の数が少なすぎて比較できなかった

表11 手術とは無関係の状況で起こった61例の臨死体験の状況
臨死体験の要素（1—10）に関する各群間の比較

臨死の危機状況	群分け		比較の結果
	群数	群分けの基準	
型	3	心停止，昏睡状態，事故	臨死体験の要素に関しては3群間に有意差はなかった
場所	2	病院内，病院外	病院外の事例が少なすぎて比較ができなかった
意識不明に陥っていたと思われる時間	3	1分未満，1—30分，30分以上	臨死体験の要素に関しては3群間に有意差はなかった
蘇生の方法	4	なし，投薬，除細動＋投薬，維持	臨死体験の要素に関しては4群間に有意差はなかった
臨死状態に陥ってからインタビューまでの時間	4	1ヵ月以内，1ヵ月—1年，1—5年，5年以上	1ヵ月以内群と5年以上群の間には有意差はみられなかった

表12　超俗的世界の描写

インタビュー番号	描写
2	「古い農場の門」で行き止まりになっている「道」
4	「雲…薄い灰色をした雲」
8	ところどころに「雲」が浮かんでいる「濃い青」の空
9	花壇に生えている「美しい花」
15	「天国の黄金の門」につづいている「階段」
16	「丘や林や花」がある美しい「公園」
17	「まさにあの世…輝くばかりの明るい世界…本当の美しさ」
18	「向こう側に虹の色」が見える「ゆるやかな流れ」
24	「美しい青空…いろいろな色をした花が咲いている野原」
25	「世界が割れた」――何もかもが「銀色で，…ダイヤモンドや星みたい」であった
27	「すっかり晴れ渡ったきれいな夏の日に…雲の上を歩いている」
34	「美しい夕焼け…金でできているような木」に囲まれている「水」
35	「本当にすばらしい音楽に合わせて美しい光が脈打っているところ」
36	「雲」
37	そよ風に吹かれている「霞」
41	「すっかり明るくなった長い階段」
43	「向こう側に人」がいる「天国の門」
44	「光って見えた…黒い雲」
47	「すごくごつごつしたところ」と「最高にきれいな牧場の風景」を隔てている「柵」
52	「全員がそれぞれ違う国籍の…全員が芸術作品や工芸品をつくっている」人たちがいっぱいの風景
53	その時には閉じていた「黄金の門」
54	「山の頂上…上ではとにかく美しかった…天上の美しさ」
57	「あらゆる種類の花や木，美しいお花畑，太陽が美しかった…すばらしい幸せ」
60	「まわり中が明るい…雲」
61	「大きくうねっている雲，綿のような雲…かなり磨き込んだ金色の…錬鉄でできている，金の飾りのついた門」
62	「美しい木」のたもと，「ガリラヤ湖」のほとり
65	「言葉で表現できない」…美しい「パノラマ」
66	「きれいで青々とした牧場…牛が草をはんでいる…明るい天気のいい日」

表13 超俗型臨死体験の中で出会ったとされる霊その他の存在

インタビュー番号	霊その他の存在	交信内容の要約
3	神の霊	神に，もっと子どもたちと一緒にいさせてほしい，と「はっきり聞きとれるような大きな声」で頼んだ
8	生存中の子どもたちの霊	なし
	神の存在	神は，「大きな，とどろきわたるような」声で…「戻れ」まだ仕事が残っている，と言った
9	知らない司祭の霊	生きるか死ぬかについて司祭と言葉で話した
15	キリストの霊	「私に言葉をかけてくださった」が内容は思い出せない
16	死んだ父親の霊	父親が非言語的な身ぶりで「おいで，としきりに言った」
17	主や，死んだ親族や友人の霊	すべての霊は，「両手をあげて振りながら，戻れ…おまえの子どもたちや多くの人間がおまえを必要とするだろう」と言った
18	死んだ親族の霊	霊は「私を押し戻し」て「まだその時ではないという」
19	死んだ兄の霊	兄は「ここにいる」か「体に戻る」かどちらかを選ぶように言った
21	4人の知らない看護婦の霊	看護婦たちが「破壊活動」について言葉で質問していた
24	生存中の孫娘の霊	なし
25	死んだ母親とキリストの霊	霊が手招きしながら，「うちへおいで，うちへおいで」と言った
29	死んだ父親の霊	父親は，「戻って，おまえの妹と一緒に暮らせ。すべてはうまくいくだろう」と言った
34	死んだ親族の霊	死んだ夫が「両腕を広げて」迎えた。会話はなかった
35	神の霊	「祈りの中で神に，行きたいのですが，まだここで必要とされているのです，と言った」

表13 （続き）

インタビュー番号	霊その他の存在	交信内容の要約
37	死んだ父親の霊	父親は「しばらく母さんのところへ戻りなさい」と言った
38	「たくさんの人間」の霊	なし
41	主の霊	「お願いですから，今はお召しにならないでください。このままとどまらせて，子どもたちの面倒をみさせてください」と主に祈願した
43	キリストと知らない人間の霊	「あなたにはまだ，清めるべき小さな汚点がひとつある。それが清められたら迎えに来よう。今は戻りなさい」とキリストは言った
44	死んだ親族の霊	「みんな私の方に近づいてきて暖かく迎えてくれたんです…私に向かって腕を広げて」祖母は「またあとでね。今じゃないんだよ」と言った
52	ふたりの知らない男の霊	「ではこれからご案内申しあげます…もしいらっしゃりたくなければ，私たちは今までのように何とかやってまいります。…また後日ご一緒しますから」と霊は言った
54	知らない霊	「声」が「おまえはまだ行かせるわけにいかぬ。まだやるべきことが残っているではないか」と言った
56	ふたりの知らない男の霊	なし
57	死んだ親族の霊	なし
61	知らない「ローマ人」の男の霊	なし
62	神の霊	神は，「心配ない，大丈夫だ。私は今おまえを迎えにきたのではない」と言った
65	「天使」の霊	「何も言いませんでしたが全体的な交信がありました」
66	「羊飼い」の霊	なし
68	死んだ戦友の霊	全員が（言葉を用いることなく）「同情もしなければ悲しみも感じませんでした，…戻りたがってはいなかったですね…満足してる…」と語った

表14　臨死状態＊が死に対する恐怖心や来世信仰に及ぼす影響

死の恐怖	臨死体験あり（61名）	臨死体験なし（45名）	
増加	0	5	
不変	11	39	p＜0.001
減少	50	1	p＜0.001

来世信仰	臨死体験あり（61名）	臨死体験なし（45名）	
増加	47	0	
不変	14	45	p＜0.001
減少	0	0	p＜0.001

＊手術中の事例は含まれない

表15　44名の患者に対して臨死状態が及ぼす影響の追跡調査[1]

	臨死体験のあった者（26名）	臨死体験のなかった者（18名）	
テンプラー死の不安尺度得点[2]	3.62	6.39	p＜0.001
ディックスタイン死の不安尺度得点[3]	58.1	68.6	p＜0.005

標準得点 死の不安	低い	「ふつう」	高い
テンプラー尺度	—	6.77	11.62
ディックスタイン尺度	58.8	74.3	88.8

1　両尺度を返送した本研究の44名の対象患者。臨死体験があった者（26名）となかった者（18名）は，年齢，性別，人種，居住地，教育年数，職業，宗教，教会に通う頻度では特に差はなかった。

2　D. I. Templer, "The Construction and Validation of a Death Anxiety Scale," *J. Gen. Psychol.* 82: 165, 1970.

3　L. S. Dickstein, "Death Concern : Measurement and Correlates," *Psychol. Rep.* 30 : 563, 1972.

第11章　臨死体験の意味

1. R. S. Blacher, "Near-Death Experiences" (letter), *JAMA* 244: 30, 1980. Copyright 1980, American Medical Association. Reprinted by permission.
2. W. B. Weimer, "Manifestations of Mind," in *Consciousness and the Brain*, G. G. Globus, G. Maxwell and I. Savodnik, eds. (New York: Plenum Press, 1976), p. 18.
3. W. Penfield, *The Mystery of the Mind* (Princeton N.J., Princeton University Press, 1975), p. 73.
4. Ibid., pp. 39, 47.
5. Ibid., pp. 85, 48.
6. Gaevskaya, op. cit.
7. A. Einstein, *The Human Side*, Helen Dukas and Banesh Hoffmann, eds. (Princeton, N.J.: Princeton University Press, 1979), p. 33.

以上のうち、邦訳があるものを以下に掲げる。

第1章
1. ムーディ、R.A.『かいまみた死後の世界』評論社、1977年

第9章
10. キューブラー・ロス、E.『死ぬ瞬間』中公文庫、2001年

第10章
17. フロイド、S.『夢判断　上下』日本教文社、1994年

第11章
3. ペンフィールド、W.『脳と心の正体』法政大学出版局、1987年

8. R. Noyes, Jr., "Depersonalization in the Face of Life-Threatening Danger: A Description," *Psychiatry* 39: 19, 1976. Reprinted by permission.
9. R. Noyes, Jr., "The Experience of Dying," *Psychiatry* 35: 181, 1972.
10. R. S. Blacher, loc. cit. Reprinted by permission.
11. R. Noyes, Jr., and D. J. Slymen, "The Subjective Response to Life-Threatening Danger," *Omega, Journal of Death and Dying* 9: 4, 1979. Reprinted by permission.
12. R. Noyes, Jr., "Near Death Experiences: Their Interpretation and Significance," in *Between Life and Death*, ed. R. Kastenbaum (New York: Springer, 1978).
13. A. Lukianowicz, "Autoscopic Phenomena," *Arch Neurol Psychiatry* 80: 199, 1958. Copyright 1958, American Medical Association. Reprinted by permission.
14. Ibid., p. 200. Reprinted by permission.
15. Ibid., p. 202. Reprinted by permission.
16. Personal communication.
17. S. Freud, *The Interpretation of Dreams* (New York: Avon Books, 1965), p. 576.
18. N. Schnaper, "Comments Germane to the Paper Entitled 'The Reality of Death Experiences' by Ernst Rodin," *J Nerv Ment Dis* 168: 269, 1980. © 1980 The Williams & Wilkins Co., Baltimore, Md. Reprinted by permission.
19. Personal communication.
20. Personal communication.
21. L. Thomas, "A Meliorist View of Disease and Dying," *J Med Philos* 1: 212, 1976.
22. T. Oyama, T. Ji and R. Yamaya, "Profound Analgesic Effects of B-Endorphin in Man," *The Lancet* 8160: 122-4, 1980.
23. Ibid., p. 123.
24. Personal communication.
25. L. Roberts, "Activation and Interference of Cortical Functions," in *Electrical Stimulation of the Brain*, ed. D. E. Sheer (Austin: University of Texas Press, 1961), p. 547.
26. W. Penfield, "The Role of the Temporal Cortex in Certain Psychical Phenomena," *J Ment Sci* 101: 451, 1955.
27. Schnaper, loc. cit. Reprinted by permission.
28. A. M. Ludwig, "Altered States of Consciousness," *Arch Gen Psychiat* 15: 225, 1966. Copyright 1966, American Medical Association. Reprinted by permission.
29. Y. Henderson and H. W. Haggard, *Noxious Gases and the Principles of Respiration Influencing Their Action* (New York: American Chemical Society, 1927).
30. R. A. McFarland, "The Psychological Effects of Oxygen Deprivation (Anoxaemia) on Human Behavior," *Arch Psychol* (Columbia University) 145, 1932.
31. L. J. Meduna, "The Effect of Carbon Dioxide upon the Functions of the Brain," in *Carbon Dioxide Therapy* (Springfield, Ill.: Charles C. Thomas, 1950), pp. 23, 24, 28.
32. Ibid., p. 19.
33. Ibid., p. 35.

3. H. Feifel, S. Hanson, R. Jones and L. Edwards, in *Proceedings 75th Annual Conv APA*, 1967, p. 201.
4. J. Gosselin, E. Perez and A. Gagnon, in *Psychiatr J Univ Ottawa* 2: 120, 1977.
5. G. A. Garfield, "Elements of Psychosocial Oncology: Doctor-Patient Relationships in Terminal Illness," in *Psychosocial Care of the Dying Patient* (New York: McGraw-Hill, 1978), p. 103.
6. A. S. Relman, "Laetrilomania—Again," *New Engl J Med* 298: 215, 1978. Reprinted by permission.
7. J. L. Verrilli, "Laetrile" (letter), *New Engl J Med* 298: 854, 1978. Reprinted by permission.
8. J. G. Scott, ibid. Reprinted by permission.
9. Gosselin, Perez and Gagnon, loc. cit.
10. E. Kübler-Ross, *On Death and Dying* (New York: Macmillan, 1969).
11. V. H. Hine, "Altered States of Consciousness: A Form of Death Education," *Death Education* 1: 377-396, Washington, D.C.: © Hemisphere Publishing Corp., 1978. Reprinted by permission of the publisher.
12. A. N. Exton-Smith and M. D. Cautab, "Terminal Illness in the Aged," *The Lancet* 2: 305, 1961. Reprinted by permission.
13. J. H. Phillips, Panel presentations in *Caring for the Dying Patient and His Family* (New York: Health Sciences Publishing Corporation, 1973), p. 45.
14. Weisman and Hackett, op. cit., p. 232.
15. L. Thomas, "A Meliorist View of Disease and Dying," *J Med Philos* 1: 212, 1976.
16. W. B. Cannon, *Am Anthropologist* 44: 72, 1942.
17. C. Richter, in *The Meaning of Death*, ed. Herman Feifel (New York: McGraw-Hill, 1959).

第10章　臨死体験の解釈

1. R. Kastenbaum, "Temptations from the Everafter," *Human Behavior*, September 1977, p. 28. Reprinted by permission.
2. R. S. Blacher, "To Sleep, Perchance to Dream . . ." *JAMA* 242: 2291, 1979. Copyright 1979, American Medical Association. Reprinted by permission.
3. M. B. Sabom, "Near-Death Experiences" (letter), *JAMA* 244: 29, 1980. Copyright 1980, American Medical Association. Reprinted by permission.
4. Kastenbaum, op. cit., p. 30. Reprinted by permission.
5. B. M. Dlin, A. Stern and S. J. Poliakoff, "Survivors of Cardiac Arrest: The First Few Days," *Psychosomatics* 15: 61, 1974.
6. S. Freud, "Thoughts for the Times on War and Death," in *Collected Papers*, vol. 4 (New York: Basic Books, 1959).
7. R. Noyes, Jr., and R. Kletti, "Depersonalization in the Face of Life-Threatening Danger: An Interpretation," *Omega, Journal of Death and Dying* 7: 103, 1976. Reprinted by permission.

参考文献

Epigraph: L. Thomas, "Facts of Life," *New Engl J Med* 1977. Reprinted by permission.

はしがき

1. G. E. Burch, et al., "What Death Is Like," *Am Heart J* 76: 438, 1968. Reprinted by permission.

第1章　事の始まり

1. R. A. Moody, Jr., *Life After Life* (Covington, Ga.: Mockingbird Books, 1975).
2. J. G. Robson, "Measurement of Depth of Anaesthesia," *Br J Anaesth* 41: 785, 1969.
3. R. S. Blacher, "On Awakening Paralyzed During SurgeryÅ\A Syndrome of Traumatic Neurosis," *JAMA* 234: 67, 1975.
4. M. S. Gaevskaya, *Biochemistry of the Brain During the Process of Dying and Resuscitation* (New York: Consultants Bureau, 1964).
5. D. I. Templer, "The Construction and Validation of a Death Anxiety Scale," *J Gen Psychol* 82: 165, 1970.
6. L. S. Dickstein, "Death Concern: Measurement and Correlates," *Psychol Rep* 30: 563, 1972.

第6章　手術中の体験

1. Blacher, Loc. cit.
2. I. Silbergleit, "On Awakening Paralyzed During Surgery" (letter), *JAMA* 235: 1209, 1976.
3. H. D. Messer, ibid., 1210.
4. D. B. Cheek, "What Does the Surgically Anesthetized Patient Hear?" *Rocky Mountain Med J* 57: 49, 1960.

第9章　臨死体験が暗示するもの

1. H. E. Stephenson, Jr., *Cardiac Arrest and Resuscitation*, 4th ed. (St. Louis: G. V. Mosby Co., 1974, p. 733. Quote from R. L. MacMillan and K. W. Brown, "Cardiac Arrest Remembered," *Can Med Assoc J* 104: 889, 1971.
2. A. D. Weisman and T. P. Hackett, "Predilection to Death," *Psychosomatic Med* 23: 247, 1961. Copyright 1961 by The American Psychosomatic Society, Inc. Reprinted by permission of the publisher.

訳者後記

本書は、一九八六年五月に出版されて以来、おかげさまで、順調に版を重ねてまいりました。しばらく前から品切れ状態になっておりましたが、このたび、新装版を出すことになりました。そこで、あらためて訳文を読み返してみると、既に二〇年近く経っているためもあって、少々気になるところがあちこちに見つかりました。そのため、細かい直しを入れるとともに、少々時代遅れになった訳者後記も、全面的に改稿することにしました。そこで、この機会を借りて、日本の科学者たちが、臨死体験という遍《あまね》く知られた現象をどのように受け止めたかを振り返ってみたいと思います。

臨死体験という現象と日本

わが国の読者に臨死体験が初めて紹介されたのは、本書の出発点にもなった、レイモンド・ムーディの最初の著書『かいまみた死後の世界』が、一九七七年に評論社から翻訳出版された時でした。

当時、ハワイ大学に在籍していた（現在は、京都大学大学院人間・環境学研究科教授）カール・ベッカー（別華薫）氏が、本書の日本版初版への序文で書いているように、日本人には、この種の体験に昔からなじみがありました。しかし、通俗的な逸話としてではなく、現実のものとしてこの体験が取りあげられたのは、『かいまみた死後の世界』が最初だったのです。超心理学という分野では、もっと前から同種の体験が研究されてきていたのですが、ごく一部の専門家を除けば、それらの研究は全く知られていませんでした。ムーディの原著は一九七五年に出版されていますから、今年でちょうど三〇年経ったところです。

臨死体験の研究報告が最初に医学雑誌に載ったのは、本書の著者マイクル・B・セイボムによるものが最初でした。それは、本書の冒頭に登場するサラ・クルージガーとの共著論文で、一九七七年九月に『フロリダ医師会誌』に掲載されたものです。それ以降、現在に至るまで、一二〇件を越える論文が、医学や心理学の雑誌に掲載されています。救急医療や精神医学関係の専門誌にもたくさん載っていますが、最も多いのは、『ランセット *Lancet*』というイギリスの一流医学雑誌です。また、この雑誌には、本書で追究されているような、二元論的な立場で書かれた論文も掲載されています（一般の科学者は、心は脳の活動の結果として作られると考えていますが、心は脳から独立していると考える二元論的な立場の論文ということであれば、『アメリカ医師会誌』[註1]や『アメリカ精神医学雑誌』をはじめとする、いくつかの一流医学雑誌にも載っています）。これは、わが国の医学者や科学者にはほとんど知られていない事実でしょう。

アメリカでは、後に国際臨死研究学会の母胎となる学術団体が、一九七七年一一月に、ムーディやセイボムらによって創設されました。既にこの時点で、医療関係者を中心とする専門家たちが、臨死体験の組織的研究に取り組み始めたわけです。そして、一九八一年には、臨死体験の専門雑誌（*Anabiosis*＝現在の*Journal of Near-Death Studies*）が、国際臨死研究学会から創刊されています。編集委員には、ムーディやベッカー氏らとともに、セイボムもその名を連ねています。[註2] その後、この方面の研究は、大きく発展を遂げて現在に至っているわけですが、その間、わが国の、特に医療関係の専門家たちはどうしていたのでしょうか。

本訳書が出版されるまでにも、臨死体験やその近縁現象を扱った翻訳書は、ムーディの著書の他にも何点か出版されていました。代表的なものとしては、アメリカとインドの臨終時体験を比較した超心理学者カーリス・オシスらの『人間が死ぬ時』（たま出版、一九七九年刊。後に原著第二版が、日本教文社より『人は死ぬ時何を見るのか』という邦題で刊行された）、国際臨死研究学会初代会長の

註1 『アメリカ医師会誌』（一九七九年、二四二巻、二六五―二六七ページ）には、ヴァージニア大学精神科のイアン・スティーヴンソンらの「臨死体験――死後生存問題との関連」という論文すら掲載されています。なお、この雑誌は、『日本医師会誌』などの内輪の雑誌と違って、一流の医学雑誌です。

註2 本書の著者マイクル・B・セイボムは、心臓病専門医として、現在、アトランタ市内で開業しつつ、ふたつの病院で非常勤の医師を務めています。臨死体験の研究はその後も続けており、一九九八年には、第二作として『光と死 *Light & Death: One Doctor's Fascinating Account of Near-Death Experiences*』を出版しました。この著書も、本書と同じ日本教文社から翻訳出版されることになっています。

心理学者ケネス・リングの『いまわのきわに見る死の世界』（講談社、一九八一年刊）、世論調査で有名なジョージ・ギャラップの『死後の世界』（三笠書房、一九八五年刊）があります。本書は、それらに続いて、一九八六年六月に刊行されました。まもなく、朝日新聞書評欄に、生物学者・長野敬氏による書評が載ったこともあって、一般読者ばかりでなく、一部の医療関係者や科学者にも注目されたようです。しかしながら、ここまでの段階では、この現象に対する関心は個人的レベルに留まり、それほど大きな展開は見られませんでした。

その後、一九九一年三月に、NHKテレビ（総合および教育）で臨死体験が連続ドキュメンタリー番組として取りあげられました。そして、その番組で案内役を務めた評論家の立花隆氏が、『文藝春秋』誌でこの現象に関する連載を始めたことで、臨死体験の存在は一挙に知られるようになりました。それからは、新聞各紙が、〝死後の世界〟との関連で特集記事（たとえば、読売新聞＝九〇年六月一二日、産経新聞＝九〇年七月一〇日夕刊、日本経済新聞＝九〇年八月八日夕刊、朝日新聞＝九一年九月二一日夕刊、毎日新聞＝九一年一一月二日）を組み、映画や漫画でも取りあげられました。また、大学祭の医学部イベントとしてパネルディスカッション（東京大学医学部五月祭＝九二年五月二三日）も企画され、臨死体験を扱ったさまざまな著書が続々と翻訳出版されるという、一種の臨死体験ブームが到来しました。

その前後の専門家の動きとしては、まず一九九一年に、愛媛大学教育学部の社会心理学者・中村雅彦氏が、超心理学の視点から、『臨死体験の世界』（二見書房）という著書を出版しています。その翌年には、京都の朝日カルチャーセンターで、著名な哲学者や心理学者や精神科医が、それぞれの立場から臨死体験について講演しました。その記録は、『人間終末の風景』（大阪書籍、一九九三年刊）という本にまとめられました。また、この年には、ベッカー氏も、やはり超心理学的な視点で書いた『死の体験——臨死現象の探究』（法藏館）という著書を出しています。

わが国の臨死体験研究の現状

しかし、まことに残念ながら、そのあたりが限界だったようです。わが国では、臨死体験という現象に対して、通俗的かつ一時的な熱狂にほぼ終始し、それも次第に鎮静化して、現在に至っているわけです。結局、科学的、組織的な研究はほとんど行なわれませんでした。

もちろん、ごく少数の例外はあります。ひとつは、東京の杏林大学病院で、昏睡状態に陥った、あるいは昏睡状態に陥って同病院に入院してきた三八名の患者を対象に行なわれた調査です。その結果、一四名（三七パーセント）に臨死体験があったことがわかったそうです。この調査は、小規模ですが、対象を無作為に選択した前向き研究であるだけに重要です。この研究は、後に、同大学医学部高齢医学科の山村尚子氏により、『日本老年医学会雑誌』（一九九八年、第三五巻二号）に発表されています（なお、この研究は、同氏の博士論文にもなっています。この種の研究で博士号を取得したのは、わが国では同氏が初めてでしょう）。

もうひとつは、『臨床精神医学』誌（一九九六年、第二五巻一一号）に掲載された、ホスピスで有名な浜松の聖隷《せいれい》三方原《みかたばら》病院の森田達也氏らによる研究です。これは、終末期の譫妄《せんもう》状態の中で見られる〝幻覚〟を、緩和医療の視点から肯定的にとらえようとする試みです。従来は異常な症状として却下されてきた〝幻覚〟を、臨死体験との関連で見直そうとする姿勢は、これまでありませんでした。その点で、この研究は貴重なものと言えるでしょう。

学会での口頭発表が学会誌に掲載された研究も、ベッカー氏や先の山村氏によるものをはじめとして、いくつかあります（日本の医学関係雑誌の抄録集である『医学中央雑誌』にリストアップされた臨死体験関係の論文や記事は、オンラインで検索できる一九八三年以降では、それらを含めて、全部で二三件あります）。ただし、残念ながら評論的なものが多く、調査研究的なものはほとんどありません。興味深いのは、事実上すべてが〝応用〟を謳《うた》っていることでしょう。先の山村氏の論文は「終末医療における意義の検討」となっていますし、森田氏の論文は「緩和ケアの視点からみた一考察」、ベッカー氏の論文は「臨床的応用」となっているのです。これが、わが国の臨死体験研究の現状であり、わが国の科学の実態です。

もちろん、応用が悪いということではありません。それどころか、実際の医療に役立つものであることはきわめて重要です。しかし、その一方で、ものごとの本質を追究したいという願望が人間の心に潜んでいるのも、まぎれもない事実でしょう。応用とは無関係に、「ただ知りたいから調べたい」という願いが、科学の出発点になるわけです。

著名な神経学者であった故豊倉康夫氏は、自らの体験を、わが国の代表的な精神医学専門誌である『精神医学』（一九九一年、第三三巻六号および一〇号）に、二回にわたって発表しています。豊倉氏は、「若いときから『脳と心』の謎について苦悩に満ちた葛藤の中で考えあぐねて過ごし」てこられたそうです（私信、二〇〇二年三月一日付）。この体験報告は、科学的探究という脈絡で書かれているため、応用を目的にした、わが国の他の報告とは少々異なっています。

欧米の研究にも、さまざまな意味で治療に役立たせるためのものが多いのは事実ですが、この体験の原因を科学的な立場から検討している研究も、決して少なくありません。ただし、本書の第一〇章を見るとわかるように、脳内の現象として説明しようとする研究が圧倒的多数を占めます。そして、その論争は、医学雑誌の誌上で行なわれているのです。その点も、わが国の現状とは大きく異なるところでしょう。しかしながら、心が脳から離れて存在するかどうかを明らかにする目的で臨死体験の研究を進めている研究者は、欧米でも、かつてのアメリカ心霊研究協会（ＡＳＰＲ American Society for Psychical Research）および心霊研究財団（ＰＲＦ Psychical Research Foundation）の研究グループや、現在でも活動を続けているヴァージニア大学精神科（人格研究室）のグループを除けば、ほとんどないのが実情です。その点で、本書は、きわめて例外的な著書と言えるでしょう。

日本という国と科学者の姿勢

わが国は、一三〇〇年以上の昔から、今なお実用に耐える巨大な木造建築を造り、一二五〇年前には世界最大の大仏像を鋳造し、江戸時代以前から、遠くヨーロッパにまで廉価で良質の銅を輸出していたほどの、世界に冠たる技術大国です。周知のように、その伝統は今なお続いています。しかしながら、日本は科学の国ではありませんでした。

とはいえ、明治以前にも、科学者と呼ぶべき人物がひとりもいなかったわけではありません。科学者とは、科学的方法――つまり、主として実験と観察――を使って、宇宙の森羅万象に関する真理を追究しようとする人たちのことです。しかし、そのような人たちがいても、研究は個人の関心の枠内で終始してしまい、組織的な形ではほとんど行なわれなかったのです。要するに、科学の伝統がなかったということなのですが、伝統がなかったこと自体が問題なわけではありません。必要なら、これから伝統を作っていけばよいだけのことでしょう。問題は、それを実現しようとする意志が、明治以降のわが国の科学者にあったかどうか、また、現在の科学者にあるかどうかです。

明治になって、欧米の哲学や科学や技術が、わが国に本格的に導入されました。科学分野としては、物理学や化学など、応用性の高いものや技術的色彩の濃いものは、わが国にも迅速かつ完全に定着しました。それは、明治初年の東京大学に動物学講座を作った、大森貝塚の発見者としても名高いエドワード・S・モースが、驚嘆しながら述べている通りです。

西洋医学も、そもそも実用的、技術的側面が大きいため、それなりに定着、発展しましたが、同じ医学でも、精神医学のように、暗黙のうちに技術がほとんど役立たないと考えられている分野では、少々事情が違っていました。それは、英語圏の医学雑誌に掲載された、わが国の精神科医による論文が、他科の論文と比べて圧倒的に少ないという事実からわかります（未だに英米が世界の医学研究の覇権を握っているのは、きわめて理不尽なこととはいえ、動かし難い事実なので、これがとりあえずの指標になるわけです）。

結局、わが国で開発された精神医学方面の技術としては、分裂病（昨今の用語では〝統合失調症〟）治療のために考案された生活臨床や、神経症の自己治療体験から編み出された森田療法や、宗教的な修行法から生まれた内観療法などが、その数少ない例外になるわけです（ただし、内観療法を形作ったのは、専門家ではなく一般人でした）。その中で、実践は別として海外の専門家にも広く知られているのは、おそらく森田療法だけでしょう。このように、世界で通用するような普遍性の高い研究は、特に理論面の研究は、わが国ではほとんど行なわれませんでした[註3]。

ところで、このような点に関連してわが国は、〝猿まねの国〟などという、ありがたくない評価を海外から受けてきましたが、それは、二重の意味で正しくありません。ひとつは、海外から得た知識や技術を、単に模倣するのではなく、多くの場合、日本風に加工し、場合によっては大幅に違うものにしてしまうからです。これは、単なるまねを越えた、高度な創造活動です。もうひとつは、それとは逆に、一部の科学分野が、わが国独自のフィルターのために、長い時間をかけても、外部から入って来にくいことです。このように、わが国は、西洋のものをすべて取り入れるわけではありません。医学方面で典型的な実例としては、偽薬（プラシーボ）効果として知られる現象の研究があげられます。

偽薬効果と呼ばれる現象は、わが国でも、薬剤師や検査技師などを除く医療従事者の間では、ごくふつうに知られていますし、新薬の研究に際してばかりか、臨床の場面でも、日常的に利用されています。そして、その驚嘆すべき効果が絶えず確認されているのです。とはいえ、そこまでは、偽薬の技術的、応用的な側面です。

それに対して、薬効を持たないはずの偽薬になぜ効果があるのか、という根本問題があります。ここで、暗示という概念が浮かびやすいでしょうが、これは、単なる暗示効果ではありません。もちろん、暗示という現象も、人間の持つ隠された能力を探究するうえできわめて重要です（笠原、一九九五年）が、偽薬効果は、いわゆる被暗示性（暗示へのかかりやすさ）とは無関係であることがわかっているのです。

しかしながら、ことは、それだけに留まりません。本来の薬効とは逆の効果が観察されることもあるのです。たとえば、吐き気のある人に、「これを飲めば吐き気が止まります」と言って、催吐剤（吐き気を催させる薬）を服用させると、吐き気が強くなるはずの薬を飲まされたにもかかわらず、吐き気が治まる人が多いという結果すら得られています（Wolf, 1950）。つまり、薬の化学成分よりも言葉のほうに反応する人が多いことになるわけです。ここには、人間の心が持つ、計り知れない力がかかわっていることがわかるでしょう。

その〝心の力〟は、暗示効果と総称される現象はもちろんですが、多重人格障害の人格変化に伴って一瞬のうちに起こる身体的変化などにも、大きく関与しているはずです（笠原、一九九九年）。ちなみに、多重人格障害は、北米ばかりでなく、近年、わが国でも多発していますから、今ではかなり身近な疾患になっています。

偽薬効果という現象については、欧米では二千を越える大量の文献が存在します。にもかかわらず、わが国では、偽薬効果自体の研究は、事実上全く行なわれていないのです。この極端な差は、どのように説明すればよいのでしょうか。この方面の研究がわが国の科学者にほぼ完全に避けられていることは、三年前に専門家向けに出版した拙編書『偽薬効果』（春秋社、二〇〇二年刊）が、医

註3　わが国の精神医学で唯一とも言える例外は、小坂英世による治療技法および治療理論です。しかし、この技法は、海外どころか、わが国でもほぼ完全に無視されてきました。この問題については、拙著『幸福否定の構造』（春秋社、二〇〇四年刊）を参照のこと。ついでながら、わが国では、土居健郎氏の〝甘え〟概念が有名ですが、この概念は、海外ではほとんど知られていません。一九六六年以降に発表された世界中の医学・心理学関係の論文がオンラインで検索できるＰＵＢＭＥＤで調べると、甘えという言葉が含まれている論文は一九件あることがわかります。しかし、そのほとんどが、土居氏をはじめとする日本の研究者によるものです。〝甘え〟概念が海外で認知されていないのは、これが日本人の心性を説明するための概念であり、普遍性に乏しいためなのでしょう。

学や心理学の関係者にほとんど無視されていることからもわかります。
この厳然たる事実を見ると、わが国では、純粋に科学的な研究はほとんど関心を持たれないのではないか、という思いがさらに強まります。そればかりではなく、超常現象の研究がそうであるように、心の力が関与している現象の科学的研究は、わが国では欧米よりもはるかに避けられやすいということなのかもしれません。その理由はともかくとして、もしそうであれば、この問題は、わが国で臨死体験の科学的研究が行なわれない理由とも共通してきます。将来的には、このきわめて重要な側面の研究をする分野として、科学社会学に倣《なら》って、〝科学心理学 psychology of science〟という新分野が作りあげられることになるかもしれません。
以上の理由から、私は、一九九一年に次のような予測をしました。

〔わが国では〕死後の世界の存在を検証する死後生存研究としての臨死研究は、今後もほとんど関心を持たれないだろうが、〝死の臨床〟などへの応用としての臨死研究は、いずれ日本でも行われるようになるのではなかろうか。私としては、この〔前半の〕予測が外れることを祈るが、いずれにせよ、時が経つのを待つしかないのであろう（『春秋』八・九月号、八ページ）。

一四年後の現在、わが国の状況を振り返ってみると、最初からわかりきっていたこととはいえ、前半の予測が当たったのはまちがいありません。しかし、これまで述べてきたことからわかるように、後半の予測のほうは、ほとんど当たらなかったと言えるでしょう。これは、きわめて残念なことです。応用を前提としない純粋な科学的研究は別にしても、臨死体験の応用的研究が、いずれ、本当の意味でわが国に根づくことはあるのでしょうか。その功罪はともかくとして、結局のところ、その選択は科学者に委ねる以外ありません。それにしても、わが国は、今後とも技術の国に終始するのでしょうか。

二〇〇五年一月三日

笠原敏雄

参考文献

K・オシス、E・ハラルドソン（一九九一年）『人は死ぬ時何を見るのか』日本教文社

笠原敏雄（一九九一年）「臨死研究と日本」『春秋』八・九月号（通巻第三三一号）

笠原敏雄（一九九五年）『隠された心の力――唯物論という幻想』春秋社

笠原敏雄編（一九九九年）『多重人格障害――その精神生理学的研究』春秋社

笠原敏雄編（二〇〇二年）『偽薬効果』春秋社

笠原敏雄（二〇〇四年）『幸福否定の構造』春秋社

豊倉康夫（一九九一年a）「臨死体験の記録」『精神医学』第三三巻六号、一〇号

豊倉康夫（一九九一年b）「臨死体験の記録――死直前のEuphoriaは『物質』によるものか」『精神医学』第三三巻一〇号

豊倉康夫（二〇〇二年）「私信」三月一日付

C・ベッカー（二〇〇二年）「臨死体験の臨床的応用」『死の臨床』第二五巻一号

森田達也（一九九六年）「終末期せん妄にみられる幻覚の意味　緩和ケアの視点からみた一考察」『臨床精神医学』第二五巻一一号

山村尚子（一九九八年）「臨死体験――終末医療における意義の検討」『日本老年医学会雑誌』第三五巻二号

Sabom, M.B., and Kreutziger, S. (1977). Near-death experiences. *Journal of the Florida Medical Association*, 64, 648-50.

Sabom, M. (1998). *Light & Death: One Doctor's Fascinating Account of Near-Death Experiences*. Grand Rapids, MI: Zondervan Publishing House.

Stevenson, I., and Greyson, B. (1979). Near-death experiences: Relevance to the question of survival after death. *JAMA, 242*, 265-67.

Wolf, S. (1950). Effects of suggestion and conditioning on the action of chemical agents in human subjects: The pharmacology of placebos. *Journal of Clinical Investigation, 29*, 100-9.

〔訳者略歴〕笠原敏雄（かさはら　としお）

一九四七年生まれ。七〇年、早稲田大学第一文学部心理学科卒業。東京都八王子市の永野八王子病院、北海道小樽市の医療法人北仁会石橋病院、東京都大田区の医療法人社団松井病院に勤務の後、九六年四月、東京都品川区に〈心の研究室〉開設、現在に至る。著書に『懲りない・困らない症候群——日常生活の精神病理学』、『幸福否定の構造』（以上、春秋社）、『超心理学読本』（講談社プラスα文庫）、『希求の詩人・中原中也』（麗澤大学出版会）その他が、編著書に『多重人格障害——その精神生理学的研究』、『偽薬効果』（以上、春秋社）その他が、訳書に『前世を記憶する子どもたち』（日本教文社）、『生まれ変わりの研究』（日本教文社）その他がある。

連絡先　〒一四一—〇〇三一品川区西五反田二—一〇—八—五一四　心の研究室
電子メール　kasahara@02.246.ne.jp
ホームページ　http://www.02.246.ne.jp/~kasahara/

新版《しんぱん》「あの世《よ》」からの帰還《きかん》

――臨死体験《りんしたいけん》の医学的研究《いがくてきけんきゅう》

初版発行――平成一七年二月二五日

著者――マイクル・B・セイボム
訳者――笠原敏雄（かさはら・としお）

発行者――岸　重人
発行所――株式会社日本教文社
東京都港区赤坂九―六―四四　〒一〇七―八六七四
電話　〇三（三四〇一）九一一一（代表）
〇三（三四〇一）九一一四（編集）
FAX　〇三（三四〇一）九一一八（編集）
〇三（三四〇一）九一三九（営業）
振替＝〇〇一四〇―四―五五五一九
印刷――東洋経済印刷
製本――牧製本印刷
装幀――清水良洋（Push-up）
●日本教文社のホームページ　http://www.kyobunsha.co.jp/

Recollections of Death
by Michael B. Sabom

ISBN4-531-08143-9　Printed in Japan

精神生物学《サイコバイオロジー》——心身のコミュニケーションと治癒の新理論
●アーネスト・L・ロッシ著　伊藤はるみ訳

私たちの心は、遺伝子の発現をも左右する！　時間生物学と体内の情報伝達ルートから、心とからだの結びつきの謎を解明し、あらゆる癒しの理論を統合した、革新的な心身相関療法の全体像。

¥3600

プラシーボの治癒力——心がつくる体内万能薬
●ハワード・ブローディ著　伊藤はるみ訳

経験豊かな臨床医が、偽薬（プラシーボ）反応のメカニズムを解き明かすとともに、その反応を利用してからだの治癒力を最大限に発揮させる方法を、豊富な実例をまじえて提示する。

¥2300

心が生かし 心が殺す——ストレスの心身医学
●ケネス・R・ペルティエ著　黒沼凱夫訳　上野圭一解説

ストレスと慢性病との深い結びつきを、脳・内分泌系・社会心理面から多面的に解明。米国心身医学の権威による、世界8カ国語で読まれてきた大ロングセラー。「心と行動が、あなたの生死を分ける」

¥2200

それぞれの風景——人は生きたように死んでゆく
●堂園晴彦著

「厳かな死」を迎えるために、今私たちにできること……寺山修司の薫陶を受け、唐牛健太郎らを看取ったがん専門医が、多くの終末期患者たちから学んだ、生と死の風景。感動の医療エッセイ。

¥1700

自己治癒力——イメージのサイエンス
●ジーン・アクターバーグ著　井上哲彰訳

伝承医療と現代医療を概観しつつ、心と身体の相関関係を実証。身体機能に影響を与える“イメージ”を系統的に活用し、読者をあらゆる苦痛から解放！　医療関係者も必読の書。

¥2243

イメージの治癒力——自分で治す医学
●M・L・ロスマン著　田中万里子・西澤哲訳

人間に本来備わっている自己治癒力、生体防御力を活性化させる、イメージと思考とリラクセーションの驚くべきパワー！　難病をも克服し全人的な健康を獲得する、初のイメージ療法入門書。

¥1730

各定価（5%税込）は、平成17年2月1日現在のものです。品切れの際はご容赦ください。
小社のホームページ http://www.kyobunsha.co.jp/ では様々な書籍情報がご覧いただけます。